AF546912

PROF. DR. MAREK GLEZERMAN

FRAUEN
sind anders krank.
MÄNNER
auch.

mosaik

Buch

Forschung, Diagnose, Behandlung – auf nahezu allen medizinischen Gebieten wird oft nur vom Mann ausgegangen. Prof. Dr. Marek Glezerman, einer der weltweit renommiertesten Forscher zum Thema geschlechtsspezifische Medizin, hat ein leicht verständliches und hochspannendes Buch geschrieben, das unmissverständlich klarstellt: Wir müssen ganz dringend umdenken, wenn wir eine wirksamere Medizin haben wollen, die das Wohl der Patienten tatsächlich in den Mittelpunkt stellt.

Autor

Prof. Dr. Marek Glezerman ist Professor emeritus für Geburtsheilkunde und Gynäkologie, Direktor des Forschungszentrums für Geschlechtsspezifische Medizin am Rabin Medical Center, Vorsitzender des Fachbereichs Geschlechtsspezifische Medizin an der Universität Tel Aviv und bis 2017 Präsident der »International Society for Gender Medicine«. Er hat an den Universitäten von Frankfurt und Paris studiert und lebt heute in Tel Aviv.

Amos Oz, der Verfasser des Vorworts, ist der wohl weltweit bekannteste israelische Schriftsteller, dessen über 30 Werke in 42 Sprachen übersetzt wurden.

PROF. DR. MAREK GLEZERMAN

FRAUEN
sind anders krank.
MÄNNER
auch.

Warum wir eine geschlechtsspezifische Medizin brauchen

Vorwort von Amos Oz

Aus dem Amerikanischen von Imke Brodersen

mosaik

Die amerikanische Originalausgabe erschien 2016 unter dem Titel »Gender Medicine« bei The Overlook Press, Peter Mayer Publishers, Inc., New York/London.

Alle Ratschläge in diesem Buch wurden vom Autor und vom Verlag sorgfältig erwogen und geprüft. Eine Garantie kann dennoch nicht übernommen werden. Eine Haftung des Autors beziehungsweise des Verlags und seiner Beauftragten für Personen-, Sach- und Vermögensschäden ist daher ausgeschlossen.

Sollte diese Publikation Links auf Webseiten Dritter enthalten,
so übernehmen wir für deren Inhalte keine Haftung,
da wir uns diese nicht zu eigen machen, sondern lediglich
auf deren Stand zum Zeitpunkt der Erstveröffentlichung verweisen.

Dieses Buch ist auch als E-Book erhältlich.

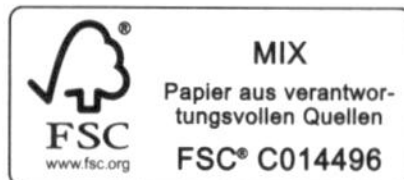

Verlagsgruppe Random House FSC® N001967

1. Auflage
Deutsche Erstausgabe März 2018
Copyright © 2016 der Originalausgabe: Marek Glezerman
Copyright © 2016 des Vorworts: Amos Oz
Copyright © 2017 der deutschsprachigen Ausgabe:
Wilhelm Goldmann Verlag, München,
in der Verlagsgruppe Random House GmbH,
Neumarkter Str. 28, 81673 München
Umschlag: *zeichenpool
Umschlagmotiv: shutterstock/peart
Redaktion: Antje Steinhäuser
Satz: Uhl + Massopust, Aalen
Druck und Bindung: GGP Media GmbH, Pößneck
Printed in Germany
JT • Herstellung: IH
ISBN 978-3-442-39331-2

www.mosaik-verlag.de

Dieses Buch ist meinem engsten Familienkreis gewidmet:
Meiner geliebten Frau und besten Freundin Zvia,
meinen geliebten Töchtern Shira, Maya und Tamar,
meinem besten Freund Avi, der auch mein Bruder ist,
und meinen fünf Enkeln – die große Freude in meinem Leben.

Inhalt

VORWORT VON AMOS OZ:

Die Suche nach dem kleinen Unterschied

In meinem Roman *Mein Michael* von 1968 berichtet uns die zentrale Figur Hannah, dass ihr verstorbener Vater über Männer und Frauen zu reden pflegte, »als sei schon die bloße Existenz zweier verschiedener Geschlechter eine Unordnung, die das Leid auf der Welt vermehre, eine Unordnung, deren Folgen Männer und Frauen mit allen ihnen zur Verfügung stehenden Kräften mildern mussten.«[1]

Wie sehr er sich irrte, dieser alte Mann! Denn in Wahrheit ist die bloße Existenz zweier derart unterschiedlicher Geschlechter eines der erstaunlichsten Geschenke, die uns zugestanden wurden – zusammen mit dem Leben an sich, mit dem Glück von Liebe und Elternschaft, dem Glück der Kreativität.

Und dennoch haben Ärzte über Generationen hinweg diesen Unterschied missachtet, wie Marek Glezerman es in diesem ebenso faszinierenden wie innovativen Werk schildert. Genauer gesagt: Ganze Generationen von Ärzten sahen in Frauen nichts als eine etwas andere Art Mann, vielleicht eine etwas mangelhafte oder schwächere Ausgabe des Mannes, doch (abgesehen von der Gebärfähigkeit) im Wesentlichen identisch mit dem »Original«.

Bis zum heutigen Tag werden Mädchen und Frauen vielerorts mit denselben Methoden, denselben Medikamenten und vielfach sogar denselben Dosierungen behandelt wie Männer. Die Ergebnisse sind häufig schädlich, mitunter jedoch katastrophal. Der Grund dafür ist Glezerman zufolge die Tatsache, dass Forscher und Pharmakonzerne neue Arzneimittel viele Jahre lang vornehmlich an Männern getestet haben, unter anderem weil der männliche Körper nicht den Veränderungen durch die monatliche Menstruation unterliegt, was Experimente einfacher und kostengünstiger macht. All dies mag auch mit einem wichtigen Trend der Gegenwart in Verbindung stehen, den Glezerman in seinem Buch nicht erwähnt, und zwar die Modevorgaben, die moderne Frauen auffordern, sich wie Männer zu kleiden, männliche Verhaltensweisen und Gewohnheiten zu übernehmen und sich zumindest bis zu einem gewissen Punkt an eine von Männern geformte Welt anzupassen – als unauffällige, aber entscheidende Voraussetzung, um in der Gesellschaft und am Arbeitsplatz als gleichberechtigtes Individuum einen höheren Status zu erlangen.

Das revolutionäre Konzept der Gendermedizin, das mit Glezerman einen wichtigen Fürsprecher, Pionier und Vorreiter in Israel und auf der Welt gefunden hat, beruht auf einem Konzept wahrer menschlicher Gleichberechtigung, das über die gegenwärtige Bedeutung hinausgeht: Gleichberechtigung bedeutet nämlich nicht, »dass wir alle gleich sind«, ganz im Gegenteil. Wahre Gleichberechtigung bedeutet, dass jeder Mensch, jede Gruppe und jedes Geschlecht dasselbe Recht auf sein oder ihr Anderssein hat.

Marek Glezermans Buch richtet sich nicht an Wissenschaftler und Forscher (denen es dennoch unbedingt ans Herz zu legen ist). Geschrieben wurde es für neugierige Leser, die sich gern überraschen und aufklären lassen, die Spaß daran haben, neue und provozierende Dinge über sich, über andere Menschen und über die Welt zu erfahren. Wie viele andere Ärzte vor ihm, ob Dr. Tschechow oder Dr. Arthur Conan Doyle, weiß auch Marek Glezerman, wie man eine spannende Geschichte erzählt, eine Geschichte voller Überraschungen, mit Auf und Ab, mit starken, eigenständigen Frauen, die besonders gut kommunizieren konnten, und mit Männern, die in gewisser Weise stark waren und im Laufe der Evolution viele wichtige Dinge gelernt haben, wobei sie in Bezug auf die Kommunikation häufig lieber von den Frauen lernen sollten. Abgesehen von den vielen Fakten, die dieses Buch über Männer und Frauen und über Gendermedizin liefert, verhilft es uns in erster Linie zu spannenden Einblicken in die Verbindungen zwischen Körper und Seele, zwischen Krankheit und Emotionen, zwischen Schmerzen und unserer Fähigkeit, diese auszudrücken, zwischen dem Gehirn in unserem Kopf und dem zweiten, sehr komplexen und entschiedenen Gehirn in unserem Verdauungssystem. Sagen wir nicht selbst, dass wir manchmal auf unseren Verstand und manchmal auf unser Bauchgefühl hören? Glezermans Buch bestätigt diese Tatsache. Der Bauch denkt oft ohne Kopfbeteiligung und ohne, dass wir uns seiner überhaupt bewusst sind. (Aktuell erleben wir konkret, wie praktisch eine komplette Nation einschließlich ihrer Anführer direkt aus dem Bauch und nur aus dem Bauch heraus denkt…)

Dieses Buch präsentiert faszinierende Beispiele für die Unterschiede zwischen dem weiblichen und dem männlichen Gehirn, Unterschiede, die bereits im Mutterleib angelegt wurden. Selbst unsere sexuellen Vorlieben entstehen teilweise schon vor der Geburt.

Ein anderes Kapitel basiert ausdrücklich auf der neuen Gendermedizin, obwohl sein Inhalt indirekt deutlichen Bezug zu den Werken von Shakespeare und Virginia Woolf, Agnon und Dahlia Ravikovitch nimmt. Es geht darin um die unterschiedliche Schmerzempfindung. Wer ist schmerzempfindlicher, Männer oder Frauen? Welche Schmerzarten nehmen Frauen stärker wahr als Männer? In welchen Lebensabschnitten? Dieses Kapitel schildert auch Diskussionen, die an den Grundfesten bestehender Konventionen rütteln und Vorurteile zu geschlechtsspezifischen Aspekten von Herzkrankheiten und Erkrankungen des Sexualsystems bis hin zu *geschlechtsspezifischen* Aspekten bezüglich des vorgeburtlichen Lebens im Mutterleib zerschlagen (auch die Vorurteile von Ärzten).

Hinzu kommt ein sensationelles Detail, nämlich die gut etablierte und schlüssige Einschätzung, dass im Reich der Evolution aus medizinischer Sicht eigentlich die Männer das schwächere Geschlecht sind. Das männliche Chromosom unterliegt einem Prozess der Verschlechterung, und es ist ausgesprochen wahrscheinlich, dass der Mann innerhalb der nächsten 200 000 Jahre vom Antlitz der Erde verschwindet. (Unserer Ansicht nach sollten die Vereinten Nationen den Mann damit dringend zur bedrohten Art erklären. Wobei dies vermutlich für die gesamte Menschheit gilt, wenn man überlegt, was wir im Fernsehen so sehen.)

All diese Erkenntnisse werden in *Gendermedizin* vorgestellt, humorvoll und in einem faszinierend klaren, flüssigen Erzählstil, der beim Leser (zumindest bei mir) sehnsüchtige Erinnerungen an den guten, alten Hausarzt von einst heraufbeschwört, jemanden, der bei der Behandlung noch

Zeit hatte, mit seinen Patienten zu reden, ihnen die Dinge verständlich zu erklären, Geschichten zu erzählen, laut nachdachte und faszinierende Erinnerungen und Einblicke mit uns teilte, die auf tiefer Weisheit und Lebenserfahrung beruhten. Der Arzt, der dieses Buch verfasst hat, weckt aber nicht nur Erinnerungen, sondern erzählt zugleich eine revolutionär neue Geschichte über uns, eine Geschichte, die viele überlieferte Grundsätze der Medizin auf den Kopf stellt und uns mit provozierenden, neuen Beobachtungen konfrontiert. Nicht nur zum eigenen Körper. Und nicht nur in Bezug auf die Medizin der Zukunft. Weit mehr als das: Glezerman ermöglicht uns auch sozial und kulturell, ja, sogar politisch ganz neue Sichtweisen.

Der Untertitel der hebräischen Version dieses provozierenden Buches lautet *Auf dem Weg zum Offensichtlichen.* Zu Recht. In der Wissenschaft und mitunter sogar außerhalb der Wissenschaft galt stets, dass etwas, was gestern noch unglaublich erschien, heute eher neugierig macht, herausfordert und Streit hervorruft, ehe es morgen offensichtlich ist.

Ich habe dieses Buch verschlungen wie einen Thriller. Und wie es einem oft mit Thrillern ergeht, sagte ich mir am Ende: »Das habe ich doch eigentlich längst gewusst.« Der Ausdruck »Gendermedizin« ist neu. Unser intuitives Wissen, dass Männer und Frauen in mancherlei Hinsicht unterschiedlich sind, ist natürlich alt – so alt wie die Menschheit selbst. Seit dem Aufkommen der Gendermedizin und der Veröffentlichung dieses lesenswerten, beredten Buches ist das, was wir immer gespürt, immer vermutet und immer überlegt haben, endlich offensichtlich.

Vorbemerkung des Autors

Dieses Buch ist für alle, die mehr über die Wunder des menschlichen Körpers erfahren möchten. Entstanden ist es aus einer Vorlesungsreihe für Laien in Zusammenarbeit mit der Universität Tel Aviv, die 2013/2014 ausgestrahlt wurde. Später wurde die Reihe auf Hebräisch als Buch veröffentlicht und seither viermal nachgedruckt. Für die englische Ausgabe habe ich das Buch noch einmal komplett umgeschrieben und um fünf neue Kapitel erweitert – in die deutsche Ausgabe sind außerdem weitere Ergänzungen und Aktualisierungen eingebracht worden.

In der gegenwärtigen Form richtet sich das Buch nach wie vor an Laien, wird aber hoffentlich auch Ärzten, Studierenden, Sanitätern, Krankenpflegern, Psychologen, Physiotherapeuten, Ernährungsfachleuten und allen anderen von Nutzen sein, die sich mit der Diagnose und Behandlung von Männern und Frauen befassen. Darüber hinaus gehe ich davon aus, dass alle Patienten (oder potenzielle Patienten) sich für dieses Buch interessieren dürften und mindestens ein bis zwei Punkte finden, die sie auf sich persönlich beziehen können. Die Hardcover-Ausgabe von 2016 enthielt über 280 Literaturhinweise und ein ausführliches Stichwortverzeichnis, damit Leser sich gründlicher in die Bereiche einarbeiten können, die ihnen besonders wichtig sind. In der Zwischenzeit habe ich viele Anfragen von Studenten und Kollegen erhalten, die um weitere Quellenangaben baten. Dieser Bitte bin ich selbstverständlich gerne nachgekommen.

Man muss dieses Buch keineswegs von Anfang bis Ende oder auch nur in der vorgegebenen Reihenfolge lesen. Abgesehen von den Kapiteln »Das Leben im Mutterleib, Teil 1« und »Das Leben im Mutterleib, Teil 2«, »Geschlechtsspezifische Aspekte bei der Fortpflanzung« und »Der unerfüllte Kinderwunsch« sowie »Männer – das schwächere Geschlecht« und »Ist der Mann vom Aussterben bedroht?«, die aufeinander aufbauen, kann jedes Kapitel für sich stehen. Der Grundtenor des gesamten Buches basiert auf der Einsicht, dass alle Körpersysteme bei Mann und Frau zwar ähnlich aussehen, aber unterschiedlich funktionieren und bei einer Erkrankung unterschiedlich auf Behandlungen ansprechen können. Ich habe zwar versucht, für dieses Buch die wichtigsten Themen zu wählen, doch aus Platzgründen musste ich dabei vieles auslassen, darunter Schlaf, Reisemedizin, Chirurgie, Geriatrie, Pädiatrie, Pulmonologie, Ophthalmologie, Onkologie, Dermatologie, Transplantationsmedizin, Grundlagenforschung, Psychologie und Sexualwissenschaften. All diese Gebiete sind für die Gendermedizin hochinteressant und werden hoffentlich anderweitig weiterverfolgt werden.

Eine Anmerkung zur Wortwahl: Um der Einfachheit willen verwende ich lieber einzelne Pronomen (sie/ihr oder er/sein) anstatt in jedem Fall die männliche und die weibliche Form zu nennen (sie/er oder ihr/sein). Im Zweifelsfall sind normalerweise beide Geschlechter gemeint. Ebenso werde ich in diesem Buch stets von Gendermedizin sprechen, obwohl es streng genommen um »geschlechts- und genderbasierte Medizin« geht. Wenn ich über den Fötus oder das

Ungeborene spreche, unterscheide ich nicht zwischen Fötus und Embryo, und wenn ich eine Schwangere als »Mutter« bezeichne, ist mir durchaus bewusst, dass die Mutterschaft eigentlich erst mit der Entbindung beginnt. Vor allem aber sei gesagt: Wenn ich Unterschiede zwischen den Geschlechtern herausarbeite, meine ich damit nicht, dass *alle* Männer oder *alle* Frauen sich in dieser oder jener Hinsicht unterscheiden. Es gibt fast überall gewisse Überlappungen, und nicht alle Männer oder alle Frauen haben alle männlichen oder weiblichen Eigenheiten. Mir ist auch bewusst, dass viele Theorien und Hypothesen, die in diesem Buch vorgestellt werden, nicht überall akzeptiert werden und dass durchaus andere Theorien und Hypothesen existieren könnten, von denen ich nichts weiß. So ist die Medizin: Wir stoßen oft auf andere Ansichten und auf wissenschaftliche Daten, die einander zu widersprechen scheinen, aber gleichzeitig jeweils für sich korrekt sein mögen. Solche Kontroversen darzustellen, würde den Rahmen dieses Buches sprengen. In meinem Buch geht es um Menschen, die von Menschen behandelt werden. Darum kann es kein Schwarz und Weiß und kein absolutes Richtig oder Falsch geben.

Ihr Prof. Dr. Marek Glezerman

Anmerkung des Verlags:
Im Sinne des Autors wurde bei der Übersetzung ins Deutsche um der besseren Lesbarkeit willen zumeist die männliche Pluralform gewählt – bitte denken Sie sich bei Begriffen wie »Wissenschaftler« die engagierten »Wissenschaftlerinnen« und bei »Ärzten« die kompetenten »Ärztinnen« ausdrücklich hinzu.

EINLEITUNG

Was ist Gendermedizin?

Im Laufe der sechs Millionen Jahre währenden menschlichen Evolution übernahmen Männer und Frauen unterschiedliche Aufgaben, um das Überleben der eigenen Art zu sichern. Neben einigen anderen Gründen haben sich aufgrund der Spezialisierung der Männer auf Jagd und Kampf sowie der Spezialisierung der Frauen auf Sammeln und die Versorgung von Angehörigen bei den Funktionsweisen der Körpersysteme von Mann und Frau bestimmte genetische Unterschiede herausgebildet.

Trotz der Tatsache, dass uns die speziellen gender- und geschlechtsbezüglichen Unterschiede zwischen Männern und Frauen zunehmend bewusst werden, verharrt die Medizin in der Praxis bis heute stur in der Vergangenheit. Wir lesen regelmäßig von Untersuchungen, denen zufolge Frauen – beispielsweise bei einem Herzinfarkt – ganz andere Symptome entwickeln als Männer, und dass die Unkenntnis solcher Unterschiede eine erhöhte Sterblichkeit und schlechtere Behandlung nach sich zieht. Es ist an der Zeit, die Medizin mit unserem neuen Verständnis für gender- und geschlechtstypische Unterschiede ins 21. Jahrhundert zu führen, und mit diesem Buch möchte ich Gespräche anregen, wie wir dies erreichen können. Vor einer Weile wurde ich um Rat gebeten. Es ging um eine junge Frau, bei der aufgrund wiederholter epileptischer Anfälle immer wieder Veränderungen der Medikation erforderlich waren. Es stellte sich heraus, dass ihre Anfälle häufiger und schwerer auftraten, wenn sie in der zweiten Zyklushälfte war. Zu diesem Zeitpunkt wird unter anderem verstärkt Progesteron ausgeschüttet, ein Hormon, das Mittel gegen Epilepsie in gewissem Maße neutralisieren kann. Die angemessene Behandlung für diese Frau lag also nicht in einer Umstellung der Medikamente, sondern in einer Dosiserhöhung während dieses speziellen Zeitfensters. Ihr Neurologe akzeptierte diesen Vorschlag, und das Problem war gelöst. Dieses Beispiel verdeutlicht, wie das Verständnis für die physiologischen Unterschiede zwischen Mann und Frau einen Behandlungsansatz erfolgreich beeinflussen kann.

Die menschliche Entwicklung

Aus kosmischer Sicht entspricht die Geschichte der Menschheit eher dem Bruchteil einer Sekunde. Dennoch hat sich unsere genetische Ausprägung über Millionen Jahre hinweg entwickelt. Begonnen hat alles vor etwa vier bis sechs Millionen Jahren. Es vergingen zwei Millionen Jahre, bis unsere Vorfahren lernten, Werkzeuge zu verwenden. Nach einer weiteren Million Jahre stellten wir uns auf die Hinterbeine und wurden zum *Homo erectus* – dem aufrecht gehenden Menschen. Eine Million Jahre darauf tauchten die ersten Neandertaler auf, und vor etwa 100 000 Jahren schließlich unsere heutige Spezies, der *Homo sapiens* (»der weise Mensch«).

Im Gegensatz zu dieser langen genetischen Entwicklung spielte sich die uns bekannte kulturelle Entwicklung des Menschen – die Bibel, die ägyptischen Pyramiden, Philosophie, Mathematik, Medizin, Landwirtschaft und dergleichen – erst in den letzten 5000 bis 10 000 Jahren ab. Erst vor 25 Generationen lernten wir, den Kompass so zu nutzen, dass wir damit Meere und ganze Ozeane überqueren konnten, und erst vor 20 Generationen entstand die mechanische Uhr, mit deren Hilfe wir die Zeit messen und in genaue Einheiten unterteilen können. In (relativ) rascher Abfolge erfanden wir das Mikroskop, die Druckerpresse, die Dampfmaschine und das Automobil. Hinzu kamen die revolutionären Entwicklungen, die Menschen in den letzten 80 Jahren – nur zwei Generationen – zustande gebracht haben: Die Entdeckung des Penizillins und des Insulins, die Millionen Menschen das Leben gerettet haben, bemerkenswerte Entdeckungen auf Gebieten wie Landwirtschaft, Bauwesen, Mechanik, Optik, Transportwesen, Luftverkehr und der Erforschung des Universums, aber auch die Entwicklung von Massenvernichtungswaffen. Und was ist mit der jüngsten Generation? Parallel zu derselben exponentiellen Kurve an Erfindungen und Innovationen haben wir Instrumente entwickelt, dank derer unsere Welt kaum noch wiederzuerkennen ist: PC, Internet, Smartphone und soziale Netzwerke, all dies entstand innerhalb von nur einer Generation und hat insgesamt eine völlig neue Umgebung geschaffen, die sich enorm von der unserer technisch weniger fortgeschrittenen Vorfahren unterscheidet.

Was können wir daraus lernen?

Zunächst einmal verlief die Entwicklung des Menschen die meiste Zeit langsam und über lange Zeiträume linear. Wenn die Lebensbedingungen und insbesondere das Klima auf unserem Planeten sich im Verlauf der Jahrmillionen änderten, passten unsere Vorfahren sich an. Wärmeperioden und Eiszeiten haben sich auf der Erde mehrfach abgewechselt, und diese Veränderungen führten zum Verschwinden bestimmter prähistorischer Ausprägungen des Menschen. Gleichzeitig tauchten andere Spezies auf und konnten sich ausbreiten. Menschen lernten, auf zwei Beinen zu stehen, entdeckten den Gebrauch des Feuers, zähmten Tiere und erfanden den Ackerbau. All diese Ereignisse spielten sich über einen größeren Zeitrahmen hinweg ab und haben letztlich unsere Fähigkeiten, mit unserer jeweiligen Umwelt fertigzuwerden, verbessert und erhebliche biologische Veränderungen forciert.

Kultur, Technik und der menschliche Körper

Während unsere Biologie auf eine lange Geschichte zurückblickt, haben die meisten massiven Veränderungen unsere Lebensweise erst in den letzten 100 bis 150 Generationen stattgefunden, also in den letzten Jahrtausenden. In dieser Phase nahm die Menschheitsentwicklung deutlich an Fahrt auf, wie Ray Kurzweil es in seiner Pionierarbeit »Menschheit 2.0«[1] darlegt. Darin erklärt Kurzweil, wie die menschliche Biologie, die bis vor kurzem sehr langsam fortgeschritten ist, erzwungenermaßen mit dem schwindelerregenden Tempo der technischen Entwicklungen fertigwerden muss, die um uns herum ablaufen. Diese Beschleunigung betrifft alle Bereiche unseres Lebens, ganz besonders aber die Gesundheit. Während wir immer fortschrittlichere Techniken zur Krankheitsbehandlung und zur Erweiterung unserer begrenzten menschlichen Fähigkeiten entwickeln, geht das kollektive Wissen über die lange Geschichte des menschlichen Körpers verloren – und damit einer der grundlegenden Faktoren zur Funktionsweise unserer Körper.

Im Verlauf unserer Existenz hatte unsere Spezies ausreichend Zeit, sich an ihre Umgebung anzupassen. So haben wir Eigenschaften, Kenntnisse und Fähigkeiten entwickelt, die angesichts natürlicher Gefahren das Überleben und Fortbestehen der Art sichern konnten. Laut Darwin hatten diejenigen, die sich am besten an ihre Umwelt anpassten, am lernfähigsten waren und passende Fähigkeiten entwickeln und an ihren Nachwuchs weitergeben konnten, bessere Überlebenschancen als diejenigen, die dies nicht vermochten. Mit der Zeit wurden solche Vorteile damit Teil unserer genetischen Struktur, die an spätere Generationen weitervererbt wurden.

Das bedeutet wiederum, dass unsere Körper allem modernen Schnickschnack zum Trotz bestimmte Verhaltensweisen unserer Ahnen verinnerlicht haben. Um unsere Biologie zu verstehen, müssen wir uns zunächst vor Augen halten, wie unsere frühen Vorfahren gelebt haben (schon vor zwei Millionen Jahren in Höhlen) und wie ihr damaliges Verhalten noch heute unsere Gesundheit beeinflusst. Genaue

Aufzeichnungen aus der Zeit des prähistorischen Höhlenmenschen fehlen natürlich, sodass wir uns auf Hypothesen, Mutmaßungen und spärlich gesäte Beweise verlassen müssen. Es gibt jedoch starken Grund zu der Annahme, dass die soziale Rollenverteilung – die im Laufe der menschlichen Entwicklung bemerkenswert statisch blieb – zu signifikanten äußerlichen und physiologischen Unterschieden zwischen beiden Geschlechtern geführt hat. Dieser Unterschied, der in der Medizin gegenwärtig kaum beachtet wird, bildet die Grundlage für die moderne gender- und geschlechtsspezifische Medizin.

Geschlechterrollen

Wir dürfen davon ausgehen, dass das Bedürfnis nach einer Rollenverteilung zwischen Männern und Frauen in erster Linie mit der Fortpflanzung und der unterstützenden Sozialstruktur zu tun hatte. Das Wichtigste dabei war der Instinkt, Kinder zu bekommen und großzuziehen, um das Fortbestehen der eigenen Art zu sichern. Die Frauen, die Kinder zur Welt brachten, stillten und aufzogen, waren naturgemäß stärker an die Höhle oder später ihren dauerhaften Wohnsitz gebunden. Während und nach der Schwangerschaft waren sie besonders verwundbar und schutzbedürftig. Ihre Hauptaufgabe bestand somit darin, eine Schwangerschaft gefahrlos zu überstehen, Kinder aufzuziehen, das »Nest« zu versorgen und durch das Sammeln von Nahrung rund um den Wohnplatz ihren Anteil zur allgemeinen Wirtschaftsform beizusteuern. Den Männern kam die Aufgabe zu, die Gruppe zu beschützen und über das Erjagen von Wild proteinreiche Nahrung zu beschaffen. Zur Erfüllung dieser Aufgaben waren im männlichen und im weiblichen Körper unterschiedliche Entwicklungen erforderlich, die zu körperlichen Merkmalen geführt haben, die auch beim modernen Menschen noch vorliegen. Besonders auffällig ist dabei die Körpergröße. Männer sind durchschnittlich acht bis zehn Prozent größer als Frauen und haben rund 20 bis 30 Prozent mehr Muskelmasse.

Dass Männer größer, breiter und stärker sind, ist ein Vorteil, der heute überflüssig erscheinen mag, zumal sich unsere Sozialstruktur seit prähistorischen Zeiten erheblich verändert hat. Man könnte sogar das Gegenteil behaupten: Manche Merkmale des körperlich überlegenen Mannes sind für die Gesellschaft heute eher hinderlich als förderlich. Die höhere Aggressivität des Mannes (aufgrund seiner Hormonlage und seiner Körperkraft) ist eine der Ursachen für Gewalt in der Gesellschaft insgesamt und insbesondere gegen Frauen. Die meisten Gewaltverbrechen werden von Männern verübt. Wenn Maskulinität sich nicht ausgerechnet in Form von mehr Körperkraft und Muskelmasse ausdrücken würde, wäre das Problem der Gewalt gegenüber Frauen weniger allgegenwärtig. Was einst überlebenswichtig war, erscheint heute mitunter nicht nur überflüssig, sondern sogar lebensfeindlich.

Die Unterschiede: einige Beispiele

Ein weniger offensichtliches Relikt der männlichen Biologie betrifft die Schmerztoleranz. Der männliche Jäger konnte seine eigenen Überlebenschancen und die seiner Familie dank einzigartiger Fähigkeiten und Merkmale erhöhen. Als Jäger und Krieger entwickelten Männer eine höhere Schmerztoleranz als Frauen. Auf diesen Genderunterschied gehe ich in Kapitel 10 »Genderabhängige Schmerzwahrnehmung und Schmerzbewältigung« näher ein. Schmerzen ertragen zu können galt in alten Zeiten vermutlich wie noch heute als Zeichen für Männlichkeit. Die biologische Grundlage für diese größere Schmerztoleranz ist das männliche Hormon Testosteron.[2] Schon im Alter zwischen 30 und 40 Jahren geht der Testosteronspiegel beim Mann allmählich zurück und mit ihm auch die Schmerztoleranz. Ältere Männer klagen nicht einfach vermehrt über Schmerzen; sie sind tatsächlich schmerzempfindlicher als in ihrer Jugend.

Auch die verbalen Fähigkeiten von Männern und Frauen sind unterschiedlich stark ausgeprägt, was wiederum eine interessante Bedeutung für die Gehirnfunktion hatte. Für Männer war Sprache ein Medium, das entscheidende Informationen übermittelte. Auf der Jagd war überflüssiges Reden nicht nur unnötig, sondern es konnte auch die Beute verjagen oder unerwünschte Aufmerksamkeit von Raubtieren oder Feinden erregen. Frauen hingegen, die gemeinsam zum Nahrungssammeln aufbrachen, hatten mehr Kommunikationsfreiheit. Sie kommunizierten miteinander über die

Pflanzen, die sie bei der Arbeit entdeckten, stellten Fragen und warnten einander vor möglichen Gefahren.

Im Zeitalter moderner Bildgebungsverfahren bekommen solche Unterschiede neue Bedeutung. Die funktionelle Magnetresonanztomographie (fMRT) gestattet die Aufzeichnung der Gehirnaktivität unter unterschiedlichen Bedingungen. Wenn eine Person beispielweise ärgerlich oder traurig ist, wenn sie lacht oder verschiedene Denkprozesse ablaufen, sieht man, welche Hirnregionen aktiv werden. Forscherteams stellten überrascht fest, dass identische Aktivitäten im männlichen Gehirn andere Areale aktivieren als im weiblichen Gehirn. Zum Beispiel wurde bei verbalen Aktivitäten bei Männern eine bestimmte Region in der linken Gehirnhälfte angesprochen, wohingegen bei Frauen andere Regionen in beiden Gehirnhälften reagierten.[3] Das führte zu der These, dass Männer ein einziges Sprachzentrum haben, wohingegen die meisten Frauen zwei oder mehr besitzen. Was wiederum eine biologische Begründung für ein Talmud-Sprichwort wäre: »Zehn Maße der Rede stiegen in die Welt hinab: Neun davon nahmen die Frauen.« Aus Sicht der Gendermedizin ist dies ein signifikanter Unterschied: Wenn ein Schlaganfall bei einer Frau das Sprachzentrum beeinträchtigt, spricht sie besser auf die Behandlung an und erholt sich im Allgemeinen schneller als ein Mann, dem etwas Vergleichbares zugestoßen ist.[4] Die zentrale Bedeutung der verbalen Aktivität bei Frauen könnte auch einer der Gründe sein, weshalb Mädchen früher sprechen als Jungen und warum sie sich ein breiteres Vokabular aneignen. Im Durchschnitt sind die verbalen Fähigkeiten bei Frauen höher entwickelt als bei Männern, und das beginnt schon in der frühen Kindheit.[5,6,7]

Auch die Immunsysteme von Männern und Frauen unterscheiden sich infolge von sehr alten geschlechtsspezifischen Rollenverteilungen. In den Jahrmillionen der Menschheitsentwicklung waren vor allem die Frauen – ob allein oder in Gruppen – für die Kinder verantwortlich. Außerdem haben Mütter ihre Kinder so lange wie möglich gestillt. Deshalb waren Säuglinge und Kleinkinder ihren Müttern körperlich deutlich näher als ihren Vätern, ein Muster, das noch heute besteht. (Männer übernehmen erst in jüngerer Zeit und in bestimmten Gesellschaftsschichten der entwickelten Länder eine aktivere Rolle in Bezug auf die Betreuung kleiner Kinder.)

In der Gendermedizin spielt der Umstand, dass das Wohlergehen und Erziehen der Kinder historisch gesehen Frauensache war, eine besondere Bedeutung. Der enge körperliche Kontakt, den diese Rolle mit sich brachte, bedeutete für Frauen ein höheres Risiko, sich bei ihren Babys und Kleinkindern mit Infektionskrankheiten anzustecken. Zum besseren Schutz entwickelten sie daher ein robusteres Immunsystem als Männer. Von diesem Erbe profitieren Frauen bis heute in Form einer geringeren Infektanfälligkeit. Allerdings hat die Medaille ihre Kehrseite, denn Frauen neigen verstärkt zu Autoimmunkrankheiten, bei denen das Immunsystem Amok läuft und den eigenen Körper angreift, anstatt ihn zu schützen.[8] Mittlerweile sind über 70 Autoimmunkrankheiten bekannt, die größtenteils deutlich mehr Frauen als Männer befallen. Hierzu zählen Arthritis (vier Mal mehr betroffene Frauen als Männer), Autoimmunthyreoiditis (acht Mal mehr betroffene Frauen als Männer) und Lupus erythematodes (zehn Mal mehr betroffene Frauen als Männer).

Auf orthopädischem Gebiet bestehen andere Genderunterschiede, die gesundheitlich unterschiedliche Entwicklungen in Gang gesetzt haben. Im Laufe von Jahrmillionen haben die Frauen aufgrund ihrer Verantwortung für die Kinder feinmotorisch geschicktere Hände entwickelt, was sich bis heute beobachten lässt. Bei den meisten Frauen ist das Daumengelenk deutlich beweglicher als bei Männern.[9] Auch hier gilt, dass der Vorteil dieser erhöhten Feinmotorik heutzutage eher in den Hintergrund rückt, die Frauen jedoch weiterhin einen Preis dafür zahlen. So beginnt Arthritis bei Frauen häufig am Daumengelenk.

Abschließend sind Frauen aufgrund ihrer Beckengröße, die für die Gebärfähigkeit entscheidend ist, anfälliger für Knieverletzungen. Als der Mensch vor etwa drei Millionen Jahren zum aufrechten Gang überging, mussten Frauen eine andere Haltung entwickeln als Männer. Sie halten das Gleichgewicht, indem sie die Knie im Stehen stärker durchdrücken. Dadurch lastet auf ihren Knien ein höheres Gewicht, und deshalb treten Knieverletzungen bei Sportlerinnen zwei bis acht Mal häufiger auf als bei männlichen Sportlern.[10]

Wegen ihrer Spezialisierung auf den Umgang mit den Kleinsten mussten Mütter auch in der Lage sein, Säuglingen am Gesicht abzulesen, was sie brauchten. Aus diesem Grund ist die Fähigkeit, insbesondere Mimik, aber auch Körpersprache insgesamt zu verstehen, bei Frauen im Allgemeinen stärker entwickelt als bei Männern[11] (siehe Kapitel 12 »Männer – das schwächere Geschlecht«). Die weibliche Intuition stützt sich in hohem Maße auf diese Fähigkeiten, die für Frauen bis heute charakteristisch sind. Aus Sicht der

Gendermedizin ist das Erkennen nonverbaler Signale wichtig für die Arzt-Patienten-Kommunikation (Kapitel 14 »Die Arzt-Patienten-Beziehung aus männlicher und weiblicher Sicht«). Das sind nur einige der vielen Beispiele, die ich in diesem Buch ansprechen möchte. Sie demonstrieren, wie sehr die Umwelt des prähistorischen Menschen noch heute den Körper formt und nach wie vor unsere Gesundheit beeinflusst. Wenn wir eine Medizin entwickeln wollen, die den körperlichen Ansprüchen von Männern und Frauen gleichermaßen gerecht wird, müssen wir diese geschichtlichen Faktoren verstehen.

* * *

Gendermedizin: eine vielseitige Disziplin

Das zentrale Ziel der Gendermedizin ist die Anerkennung physiologischer und pathophysiologischer Unterschiede zwischen Männern und Frauen bei der Behandlung ihrer Körper. Die meisten derartigen Unterschiede haben sich im Verlauf der Jahrmillionen unserer Evolution herausgebildet und existieren bis heute, obwohl wir davon kaum noch profitieren. Das unbestreitbare Vorliegen dieser Unterschiede erfordert jedoch, dass der ärztliche Berufsstand offen anerkennt, dass Männer und Frauen in Bezug auf ihre Gesundheit unterschiedliche Bedürfnisse haben.

Wir brauchen mehr Untersuchungen zu Krankheiten, die beide Geschlechter betreffen, sich aber jeweils unterschiedlich manifestieren. Wir müssen begreifen, warum bestimmte Erkrankungen bei Männern und Frauen nicht in derselben Häufigkeit und mitunter auch unterschiedlich schwer auftreten. Wir müssen auch herausfinden, wie Medikamente auf das jeweilige Geschlecht wirken und in welchem Ausmaß sie bei Männern und Frauen jeweils unterschiedliche Nebenwirkungen hervorrufen. Und wir müssen lernen, wie sich die Ergebnisse aus Tierversuchen auf beide Geschlechter des Menschen übertragen lassen.

Diagnoseprozesse hängen unter anderem davon ab, wie gut ein Diagnoseinstrument für Männer und Frauen geeignet ist. Doch auch das Geschlecht desjenigen, der die Diagnose stellt, beeinflusst das Ergebnis. Angesichts all dieser Punkte will die Gendermedizin Krankheiten neu definieren und als Speerspitze für präzisere, spezialisierte Diagnose- und Behandlungsverfahren für Männer und Frauen dienen. Damit ist Gendermedizin für alle Fächer der Medizin und für vieles mehr von Bedeutung. Letztlich ist dieser neue Blickwinkel auf den Menschen für jeden Berufszweig wichtig, der sich um Männer und Frauen kümmert, und natürlich für jeden Menschen, der behandelt, versorgt oder gepflegt wird. Deshalb möchte ich ein breites Themenspektrum aus unterschiedlichen Fachgebieten ansprechen. Ich beginne mit einigen grundsätzlichen Erläuterungen zu Gendermedizin und personalisierter Medizin (auch als individualisierte oder auch Präzisionsmedizin bezeichnet). Da Genderunterschiede schon im vorgeburtlichen Leben ihren Ursprung haben, widme ich diesem Thema zwei Kapitel. In einem ergänzenden Kapitel geht es um die gern ausgeblendete Frage, wie Stress, dem eine Schwangere ausgesetzt ist, ihr ungeborenes Kind beeinflussen und später psychische Probleme hervorrufen kann, die sich bei Männern und Frauen unterschiedlich äußern. Bei der Frage, welche Körpersysteme ich unter dem Genderaspekt näher beleuchten wollte, musste ich eine Wahl treffen. Jedes Organ, jedes Körpersystem und jedes Fach der Medizin hätte jede Menge Beispiele für Genderunterschiede bieten können. Ich habe das Herz und das Verdauungssystem ausgewählt, doch es hätten sich auch andere Systeme angeboten. Kein Buch über Gendermedizin kann das Sexualsystem ausklammern, wo die offensichtlichsten genderspezifischen Themen verankert sind, sodass ich auch dazu zwei Kapitel geschrieben habe. Vier Kapitel befassen sich mit übergreifenden Themen wie Schmerzen, der Temperaturregulierung oder gendertypischen Aspekten der Arzt-Patienten-Beziehung, wobei letzteres wiederum einige Ausführungen über das allgemeine Kommunikationsverhalten erforderlich macht. Abschließend – und um zu betonen, dass Gendermedizin mehr ist als ein ambitionierter Vorstoß der Gynäkologie – widme ich zwei Kapitel mit provozierendem Titel dem Mann.

Bevor wir uns nun den Genderunterschieden zuwenden, sollten wir die Begriffe Gendermedizin und personalisierte Medizin voneinander trennen. Da dieses Thema häufig zu Diskussionen führt, gehe ich gleich im ersten Kapitel ausführlicher darauf ein.

1. Biologisches und soziokulturelles Geschlecht und die personalisierte Medizin

Begriffsklärung von Männlichkeit und Maskulinität, Weiblichkeit und Femininität, biologischem und soziokulturellem Geschlecht (Gender). Wie beeinflussen unsere Gene und unser Lebensumfeld Gesundheit und Krankheit?

Eines möchte ich von vorneherein klarstellen: Der Begriff Gendermedizin ist streng genommen nicht richtig. Ich habe diesen Begriff der Einfachheit halber gewählt, und ehe wir uns näher mit den medizinischen Dimensionen von Geschlecht und Gender befassen, möchte ich die Unterschiede zwischen diesen beiden eng verknüpften, aber doch unterschiedlichen Konzepten veranschaulichen.

Der Begriff *Gender* stammt ursprünglich aus der Soziologie und bezieht sich auf eine Gruppe Menschen in der Gesellschaft, die gemäß bestimmter einzigartiger Merkmale dieser Gruppe – wie Kultur, Sozialgefüge, Bräuche, Verhalten, Werte und Geschlecht – zusammengefasst werden. In diese Genderdefinition fällt auch das soziokulturelle Geschlecht, also die Rolle in der Gesellschaft, Selbstdefinitionen und gesellschaftliche Erwartungen, wie man sich kleidet und viele andere Punkte. Gendermerkmale sind dabei fließend, sie können sich mit der Zeit oder je nach Umgebung ändern. Sie sind nicht biologisch festgelegt, sondern eher vom jeweiligen sozialen Umfeld. Gender ist also kein unveränderliches Kennzeichen, sondern eher etwas, was jemand tut, wie er oder sie handelt und sich in einer bestimmten Umgebung verhält (und nicht was jemand ist).[1]

Das Geschlecht hingegen ist (zumindest beim Menschen) biologisch und im Erbgut definiert. Wir unterscheiden zwischen dem **genotypischen Geschlecht** (ob jemand ein Y-Chromosom hat oder nicht) und dem **phänotypischen Geschlecht** (die individuelle Ausprägung dieser Chromosomenstruktur und der Gene in Bezug auf die äußere Erscheinung und die Eigenschaften). Die Genexpression, die insgesamt das phänotypische Geschlecht erzeugt, kann auch von weiteren Faktoren wie der Epigenetik und hormonellen Prozessen beeinflusst werden. (Hierzu komme ich später und in den Kapiteln 2 und 3 »Das Leben im Mutterleib, Teil 1« und »Das Leben im Mutterleib, Teil 2«).

In der Tierwelt ist das Geschlecht fließender und nicht zwingend von den Chromosomen bestimmt. Bei Schildkröten und Krokodilen wird das Geschlecht von der Umgebungstemperatur zur Zeit des Schlüpfens bestimmt. Schildkröten, die bei unter 27 Grad Celsius aus dem Ei schlüpfen, werden Männchen, diejenigen, die bei höheren Temperaturen schlüpfen, werden Weibchen. Bei Krokodilen ist es genau umgekehrt.[2] Manche Fische, die in Korallenriffen leben, können ihr Geschlecht wechseln – von weiblich zu männlich oder andersherum –, wenn bestimmte Umweltauslöser vorliegen, zum Beispiel, wenn das dominante Männchen der Gruppe stirbt. Dieser Wechsel umfasst das äußere Erscheinungsbild, die Sexualorgane, die Sexualdrüsen und die Fähigkeit, Spermien zu erzeugen. Der ganze Prozess dauert nur wenige Tage.[3]

Während die Natur viele Beispiele für die Fälle bereithält, in denen das Geschlecht eher von Umweltbedingungen als von einer starren Chromosomenstruktur bestimmt wird, sind die meisten Säugetiere biologisch auf männlich oder weiblich festgelegt. Veränderungen der Chromosomenstruktur erfordern weit mehr als einen Todesfall in der Familie. Sie entstehen durch winzige evolutionäre Veränderungen über den Verlauf von Tausenden bis Zehntausenden von Jahren.

Das biologische Geschlecht scheint also fest verankert zu sein, doch seit diejenigen, die in LGBTQ-Kategorien (lesbisch, schwul, bisexuell, transgender und fraglich) fallen, zunehmend sichtbar werden und Gleichstellung einfordern, sehen wir, dass die genetischen Eigenschaften des männlichen und des weiblichen Geschlechts keineswegs bedeuten, dass Männlichkeit und Weiblichkeit biologisch verankert und nicht für Grundeigenschaften verantwortlich sind. Vielmehr beruhen unsere Konzepte von Männlichkeit und Weiblichkeit auf Gesellschaft und Erziehung, sozialen Wertesystemen und geschlechtstypischen Rollenzuweisungen und unterliegen einem raschen Wandel. So können bestimmte Berufe oder Verhaltensweisen innerhalb weniger Jahre ihre maskuline oder feminine Note verlieren. Denken Sie nur daran, wie rasch sich Vorstellungen von »femininer Kleidung« in der Modewelt verändern oder wie maskulines Verhalten in unterschiedlichen Kulturen und zu unterschiedlichen Zeitpunkten innerhalb dieser Kulturen definiert wird. Die Kategorien Geschlecht und Sexualität sowie die sozialen Unterkategorien von Männlichkeit und Weiblichkeit sind weder binär noch schließen sie einander gegenseitig aus. Biologische und soziale Kategorien existieren entlang eines Kontinuums, und es gibt unvermeidbare Überlappungen zwischen diesen Unterteilungen. Das heißt, die Linien, die umweltbedingte und biologische Veränderungen einerseits und Weiblichkeit und Männlichkeit andererseits trennen, sind eher unscharf. Gendermedizin – die Disziplin, die all diese Aspekte des biologischen und soziokulturellen Geschlechts beachtet – müsste also eigentlich als **geschlechts- und genderbezogene Medizin** bezeichnet werden oder noch besser als **gender- und geschlechtsbewusste Medizin.**

Nachdem dies geklärt ist, möchte ich darauf eingehen, wie Gendermedizin diese speziellen Faktoren anspricht und einbezieht, um dem individuellen Patienten besser gerecht zu werden. Die nachfolgende Grafik beschreibt Struktur und Interessensgebiete der Gendermedizin. Die Basis bilden die Chromosomen, sozusagen als biologische Hardware. Die nächste Schicht sind die biologischen Veränderungen, denen Männer und Frauen im langen Verlauf der Evolution unterworfen waren. Diese biologischen Anpassungen haben unseren Vorfahren gestattet, bestimmte Bedürfnisse im Zusammenhang mit ihren sozial definierten Genderrollen zu bedienen, wo die Männer eher Jäger und Verteidiger waren und die Frauen sammelten und für die Kinder zuständig waren. Diese Veränderungen wurden genetisch von Generation zu Generation weitergereicht, und dieses Erbe bildet die Grundlage für die wichtigsten biologischen Unterschiede zwischen den Geschlechtern, die wir beim Menschen heute beobachten.

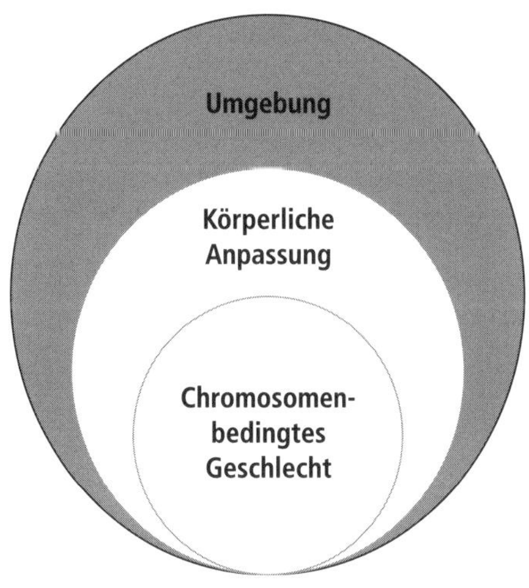

Definition Gendermedizin

Körperliche Anpassung bezieht sich auf die Anpassung des menschlichen Körpers an die Rollenanforderungen, die Menschen im Verlauf der Jahrmillionen ihrer Evolution erfüllt haben.

Umgebung bezieht sich auf die Anpassung des menschlichen Körpers an die Rollenanforderungen, die Menschen in der jeweiligen Gesellschaft aktuell ausfüllen.

Abschließend habe ich diese biologischen, im Erbgut verankerten Ebenen um eine zusätzliche Schicht ergänzt, die soziale und umgebungsbedingte Einflüsse enthält, also die Schicht des soziokulturellen Geschlechts (Gender). Alle Komponenten des Gesamtgebildes stehen in engem Zusammenhang mit Gesundheit und Krankheit.

Wie ich nachfolgend erklären werde berücksichtigt Gendermedizin sowohl den soziokulturellen Genderaspekt als auch dessen biologischen Anteil. Beides trägt entscheidend zum Verständnis der Arbeitsweise des Körpers (und deren Störungen) bei und wie wir Patienten heute am effektivsten behandeln können.

Umweltbezogene Gendermedizin

Umweltbezogene Gendermedizin berücksichtigt, dass gendertypisches Verhalten und gesellschaftliche Normen sich auf die Körper von Frauen und Männern sehr unterschiedlich auswirken können. Zur Erklärung führe ich einige Beispiele an:

- Frauen sind anfälliger für die Infektionskrankheit Trachom, die zur Erblindung führen kann. Die unterschiedlichen Erkrankungsziffern beruhen in erster Linie auf Umweltfaktoren und Genderrollen. Das Trachom wird durch bestimmte Bakterien – Chlamydien – verursacht, die durch Fliegen übertragen werden. Die Fliegen werden von Sekreten um Augen und Mund von Kindern angezogen, die in schlechten hygienischen Verhältnissen leben; so ist die Krankheit beispielsweise in Dörfern im Sudan sehr verbreitet. Die Kinder erkranken, und ihre Mütter erkranken wiederum über den engen Kontakt zu den Kindern. Weil in dieser Region praktisch ausschließlich die Frauen für die Kinder zuständig sind, stecken sie sich weitaus häufiger an als Männer.

- Ähnlich ist es bei der Ansteckung mit Schistosomiasis (auch als Bilharziose bezeichnet), die über den Wurm Schistosoma übertragen wird. Dieser Parasit erreicht eine Länge von sieben bis 20 Millimeter, lebt vornehmlich in Flüssen und Seen in Afrika und in Ostasien und dringt über die Haut in den Körper ein. Anschließend nistet er sich in den inneren Organen seines Wirts ein, was bis zum Organversagen führen kann. Von dieser Krankheit sind etwa 200 Millionen Menschen auf der Welt betroffen, in erster Linie Frauen. Warum? In vielen Regionen, wo die Schistosomiasis verbreitet ist, sind Frauen für die Wäsche und das Putzen zuständig. Demzufolge stehen sie deutlich länger barfuß in Flüssen und sind einem höheren Risiko ausgesetzt, mit dem Parasiten in Kontakt zu kommen. Bei umgekehrter Rollenverteilung – wenn die Männer mehr Zeit in den verseuchten Flüssen verbringen würden – wären vermutlich mehr Männer von der Erkrankung betroffen.
- Malaria, die von einem Einzeller hervorgerufen wird, der von der Anopheles-Mücke übertragen wird, ist bei Männern deutlich stärker verbreitet. In den Regionen der Welt, wo diese Mücken häufig sind, verlangen kulturelle und religiöse Normen, dass Frauen sich von Kopf bis Fuß bedecken. Dadurch sind sie besser vor Moskitostichen geschützt als die Männer, die mehr nackte Haut zeigen.
- Das Karpaltunnelsyndrom, eine verbreitete Erkrankung, bei der als Reaktion auf ständig wiederkehrende Belastungen der Medianusnerv im Karpaltunnel des Handgelenks eingeklemmt wird, ist bei Frauen doppelt so häufig wie bei Männern.[4,5] Das liegt daran, dass Arbeiten, die

mit sich wiederholenden Hand- und Handgelenksbewegungen verbunden sind – zum Beispiel Kellnern und insbesondere Tastaturschreiben –, als typische Frauenberufe gelten. Denken wir einmal an eine Schreibkraft, die 400 Anschläge pro Minute schreibt. Innerhalb ihres achtstündigen Arbeitstags schafft sie rund 190 000 Anschläge. Wenn für jeden Anschlag auch nur 20 Gramm Kraft erforderlich sind, sind ihre Handgelenke im Laufe dieses Tages vier Tonnen Kraft ausgesetzt!

Diese Beispiele belegen, dass wir verstehen müssen, wie das Sozialgefüge sich gendertypisch auswirkt. Nur so können wir gezielte Maßnahmen zum besseren Schutz der menschlichen Gesundheit einleiten.

Biologische Gendermedizin

Trotz der Wichtigkeit der genderbezogenen Umweltaspekte habe ich mich als Arzt dafür entschieden, in diesem Buch vor allem die biologischen Aspekte der Gendermedizin zu behandeln. Die funktionellen Unterschiede zwischen Männern und Frauen entspringen unterschiedlichen Evolutionsverläufen beider Geschlechter während unserer langen Geschichte, und diese Entwicklung ist in unsere genetische und biologische Veranlagung übergegangen. Dieser Unterschied drückt sich auf vielerlei Weise aus, ob im Herzgefäßsystem (Kapitel 5 »Frauenherzen ticken anders«), im Verdauungssystem (Kapitel 6 »Magen, Darm und Genderfragen« und Kapitel 7 »Der Darm: Mikrobiom und zweites Gehirn«), im Schmerzempfinden und in der Reaktion auf Schmerzen (Kapitel 10 »Genderabhängige Schmerzwahrnehmung und Schmerzbewältigung«), im Immunsystem oder in der Verarbeitung von Arzneimitteln. Doch trotz des bereits vorhandenen Wissens zu diesem Thema wurden und werden Untersuchungen zu den meisten Erkrankungen und Arzneimitteln vornehmlich an Männern sowie an männlichen Versuchstieren durchgeführt. Bei einigen wenigen Erkrankungen beim Mann, wie Osteoporose, Depression oder Brustkrebs, ist das Gegenteil der Fall; hier ziehen wir aus Daten, die bei Frauen gewonnen wurden, Rückschlüsse auf die Männer. Aufgrund von klinischen Erfahrungen mit dem einen Geschlecht diagnostische Rückschlüsse auf das andere Geschlecht zu ziehen, ist allerdings, als würde man anhand eines Models mit einem männlichen Durchschnittskörper Abendgarderobe für Damen entwerfen. Es wird Zeit für einen Paradigmenwechsel in der Medizin. Es wird Zeit für eine Hinwendung zur Gendermedizin.

Gendermedizin oder personalisierte Medizin?

Ehe wir tiefer in die Gendermedizin einsteigen, möchte ich jedoch das Thema ansprechen, das in den letzten Jahren die Diskussionen zur Zukunft des Gesundheitswesens beherrscht, nämlich die personalisierte Medizin. Zum ersten Mal in der Geschichte ist das Rohmaterial des menschlichen Körpers entziffert. Dank der Kartierung des menschlichen Genoms können wir verstehen, welchem Rezept die Körperzellen bei Wachstum und Entwicklung folgen. Diese

Möglichkeit, den Körper auf zellulärer und molekularer Ebene zu analysieren, dürfte das Bild der Medizin grundlegend verändern. Schon jetzt ist es vielfach möglich, genetische Veranlagungen zu diagnostizieren, Aussagen zur Entwicklung genetisch bedingter Krankheiten zu machen, die künftige Fruchtbarkeit und das Auftreten körperlicher und psychischer Erkrankungen abzuschätzen und Präventionsmaßnahmen zur Abwendung künftiger Krankheiten einzuleiten, entweder über eine personalisierte Behandlung oder zumindest über individuelle Vorschläge, mit denen der oder die Einzelne sich auf das Eintreten bestimmter Erkrankungen vorbereiten kann.

Auf vielen Gebieten sehen wir den Erfolg der personalisierten Medizin schon jetzt. So berichteten amerikanische Wissenschaftler[6] bereits 2012 von der erfolgreichen Entschlüsselung des fetalen Genoms eines Menschen über das mütterliche Blut, und zwar im ersten Schwangerschaftsdrittel. Mit dieser Technik ist es möglich, eine Unverträglichkeit zwischen der mütterlichen Blutgruppe und der des Ungeborenen so früh festzustellen, dass man rechtzeitig Gegenmaßnahmen einleiten kann, um bei diesem Ungeborenen und später Neugeborenen eine Erkrankung zu verhindern, ohne *alle* Schwangeren behandeln zu müssen, bei denen man allein aufgrund ihrer Blutgruppe eine solche Unverträglichkeit vermuten könnte. Auch auf dem Gebiet der Krebsbehandlung konnten Onkologen und andere Wissenschaftler mit personalisierter Medizin große Erfolge erzielen.

Angesichts des schier grenzenlosen Potenzials, das durch die Entschlüsselung des menschlichen Erbguts entstanden ist, und der sinkenden Kosten für individuelle Genanalysen eröffnen sich ungeahnte Möglichkeiten. Theoretisch könnte man einem Labor einen Tropfen Speichel oder Blut vorlegen und dadurch Gene entdecken, die irgendwann einmal beispielsweise den Blutdruck steigen lassen könnten. Man könnte Arzneimittel, die den Ausbruch der Krankheit verhindern sollen, so an die individuelle Genstruktur anpassen, dass die meisten Nebenwirkungen vermieden würden. Vorsorgeuntersuchungen wären ebenso überflüssig wie kostspielige Behandlungsversuche nach dem Prinzip von »Trial and Error«. Der Blick auf das Genom würde Ärzten und Patienten alles Nötige verraten und – zu einem Bruchteil der Kosten – in die Lage versetzen, alle Maßnahmen zu ergreifen.

Selbst die persönliche Begegnung zwischen Arzt und Patient könnte entfallen, weil alle Antworten und Empfehlungen direkt aus dem Labor kämen. Die Möglichkeit, direkt für den Endkunden zu testen, existiert schon jetzt zu unterschiedlichen Zwecken, zum Beispiel, um Paare gemäß ihrem Genom zusammenzuführen. Ein kommerzielles Schweizer Unternehmen bietet gegen eine erschwingliche Gebühr bereits genetische Kompatibilitätstests für verschiedene Einsatzgebiete an, beispielsweise die Anziehungskraft zwischen zwei Partnern, Interessensgebiete und sogar die Chancen für eine erfolgreiche Familiengründung. In einer idealen Welt würde jeder Mensch, der ein medizinisches Problem hat, auf der Basis von bezahlbaren, problemlos verfügbaren und umfassenden Informationen zum eigenen Genom behandelt werden. Alle nötigen Behandlungsmethoden, ob medizinische Geräte, Arzneimittel oder

Eingriffe wären exakt auf diese Informationen abgestimmt und würden rechtzeitig eingesetzt werden. Ob Kind oder hochbetagt, schwarz oder weiß, Mann oder Frau wäre irrelevant, und auch die persönliche Anamnese wäre weniger wichtig. Daher stellt sich vielleicht die Frage, warum man sich überhaupt mit Gendermedizin auseinandersetzen sollte, wenn die Wissenschaft sich auf eine derart unglaubliche Behandlungsvielfalt zubewegt. Warum Zeit verschwenden, um andere diagnostische und therapeutische Methoden einschließlich Gendermedizin zu entwickeln?

Zunächst einmal beruhen die meisten Krankheiten nicht allein auf genetischen Faktoren, sondern auf einem Zusammenspiel von Genen und Umwelt. Wir müssen weiterhin epigenetische Veränderungen einbeziehen, denn dieselben Gene können sich unterschiedlich ausdrücken.[7,8] Was bedeutet das? Die Genetik befasst sich mit der Struktur des Genoms und mit Veränderungen im genetischen Material, also den DNA-Molekülen. Die Epigenetik hingegen konzentriert sich auf erbliche Genregulation, die nicht auf Veränderungen des molekularen DNA-Spektrums beruht. Strukturelle Veränderungen an Chromosomen und Genen brauchen Jahrtausende oder Zehntausende an Jahren, bis sie sich durchsetzen, doch epigenetische Prozesse können innerhalb von nur einer Generation ablaufen. Bei Mäusen wurden Hunderte von Genen entdeckt, die sich im Gewebe von Männchen oder Weibchen jeweils unterschiedlich ausdrücken.[9] Auf die Epigenetik gehe ich in den Kapiteln 2 und 3 »Das Leben im Mutterleib, Teil 1« und »Das Leben im Mutterleib, Teil 2« näher ein.

Zweitens bedeutet die Entschlüsselung des menschlichen Genoms nicht unbedingt, dass die Wissenschaftler es in all seinen Feinheiten durchschauen. Der unbekannte Anteil ist nach wie vor deutlich größer als das, was wir wissen. Wir haben zwar gelernt, wie man die Genomsequenzen liest, doch an der biologischen Bedeutung der »Wörter«, die wir erfassen, und ihren Beziehungen und Querverbindungen untereinander, knobeln wir nach wie vor. Es werden zwar regelmäßig Anomalien in den Gensequenzen des Genoms entdeckt, doch über deren künftige klinische Relevanz tappen wir noch immer im Dunkeln – zumal an vielen Krankheiten mehr als ein Gen beteiligt ist. Es gibt zahllose mögliche Kombinationen. Der Blick auf das Genom gleicht in gewisser Hinsicht einem Blick ins Universum. Wir können unsere Galaxie kartieren und katalogisieren, doch was wissen wir schon über die Eigenschaften der jeweiligen Sterne?

Drittens bedeutet die Entwicklung neuer technischer Methoden nicht zwangsläufig, dass man diese auch vernünftig umsetzen oder der Allgemeinheit zugänglich machen kann. Vor 80 Jahren wurden die Antibiotika entdeckt, doch nach wie vor sterben Jahr für Jahr Millionen Menschen an gut behandelbaren Infektionskrankheiten, meist weil die passenden Medikamente ihnen nicht zugänglich sind. Schon vor 40 Jahren begann die Entwicklung monoklonaler Antikörper gegen Krebs – das sind Antikörper, die aus einer einzigen Zelle eines bestimmten Krebstyps erzeugt werden.[10] Damals prophezeite die Wissenschaft, dass diese Antikörper eines Tages die Ausgangsbasis für spezielle Arzneimittel sein könnten, mit denen man gezielt die Zellen angreifen könnte, aus denen die Antikörper stammten. Man verglich das Vorgehen gerne mit einer »Briefbombe«, die nur einem ganz bestimmten Ziel gilt. Auf dieses Vorgehen wurden große Hoffnungen gesetzt, der Sieg über den Krebs schien greifbar nahe. Doch obwohl diese Technologie für diverse diagnostische und therapeutische Ansätze sehr effektiv ist (in den USA werden jährlich rund 30 monoklonale Antikörper zum Wert von 20 Milliarden Dollar verkauft), ist der Krebs nach wie vor nicht besiegt, und aus vielerlei Gründen erscheint dies auch in absehbarer Zukunft unwahrscheinlich. Bis dahin diagnostizieren und behandeln wir Krebs mit wachsendem Erfolg auch durch andere Methoden.

Viertens bestehen in Bezug auf die personalisierte Medizin ernsthafte ethische Bedenken[11] und Kontroversen zur Frage, wie man mit dem umfangreichen Informationsschatz zum individuellen genetischen Code verfahren sollte. Im Informationszeitalter sind Datenschutz und Geheimhaltung nicht nur politisch und geschäftlich ein zentrales Thema, sondern auch in Bezug auf Medizin und Gesundheitswesen. Die möglichen Nachteile für den Einzelnen, wenn Behörden, Arbeitgeber, mögliche Partner oder Versicherungsgesellschaften auf persönliche Informationen zu Gesundheitszustand, Krankheiten und mögliche künftige Erkrankungen Zugriff hätten, sind kaum auszudenken.

Ergänzend müssen wir uns der Frage stellen, wie solche Informationen angemessen genutzt werden dürfen, sobald sie vorliegen. Die Überprüfung, ob die Blutgruppen einer Schwangeren und ihres Ungeborenen kompatibel sind oder nicht, ist ein gezielter Gentest, der klare therapeutische Bedeutung hat. Doch was ist mit Krankheiten, für die kein Heilmittel bekannt ist? Was ist, wenn man feststellt, dass ein Ungeborenes in 40 Jahren wahrscheinlich eine bestimmte Krankheit entwickelt, die dann behandelbar sein mag oder auch nicht? Wie sollen die werdenden Eltern sich dann verhalten? Wie sollen wir mit ungewissen Informationen zu unklaren Risiken verfahren? Bei der Pränataldiagnostik stellen sich Fragen wie: In welchen Ausmaß sollten wir beim Menschen Perfektion anstreben? Wann und wie sollte ein Paar bestimmen, in welchem Ausmaß mangelnde Perfektion das Leben nicht verdient? Ich will hier keineswegs das Recht einer Frau in Frage stellen, im Rahmen bestimmter Normen, Gesetze und Grenzen eine Schwangerschaft abzubrechen. Dennoch lässt sich nicht bestreiten, dass im Zusammenhang mit Gentests komplizierte ethische Fragen aufkommen. Allgemeine Gentests beim Ungeborenen gehen zumeist nicht mit der Möglichkeit einer genaueren Diagnostik einher, sodass Eltern vielfach vor der schweren Entscheidung stehen, ob die Schwangerschaft beendet werden sollte oder ob sie lieber abwarten wollen, ob die Vorhersage sich tatsächlich bewahrheitet. Das ist psychisch sehr belastend.

Abschließend müssen wir uns angesichts der ständig wachsenden Informationsfülle zum Genom fragen, wie die Ärzteschaft sicherstellen soll, dass ihre Patienten über anwendbare neue Entdeckungen Bescheid wissen. Sagen wir mal, ich habe mich einem Gentest unterzogen, und diese Informationen schlummern nun in der Akte meines Hausarztes. Die Medizin schreitet ständig voran, und zwei Jahre später schält sich nun eine neue Information zum menschlichen Genom heraus, die auf ein erhöhtes Risiko für eine bestimmte Krankheit hinweist und auf mich persönlich zutrifft. Nach welchem Schema soll dafür gesorgt werden, dass der Arzt im Hinblick auf mein Genom auf dem Laufenden bleibt? Wo sollen diese Informationen gespeichert werden? Über welche neuen Entwicklungen sollte ich informiert werden und von wem? Und was ist, wenn ich von strittigen Informationen überhaupt nichts erfahren möchte? Was ist mit der Datensicherheit? Was ist mit den Kosten? Ganz zu schweigen davon, was es psychisch für einen gesunden Menschen bedeutet, wenn er oder sie sich mit frischen Informationen zur persönlichen gesundheitlichen Zukunft auseinandersetzen soll. Möchte wirklich jeder Patient solche Informationskurven wie den Aktienkurs des eigenen Depots verfolgen? Wenn die Wissenschaft technisch dazu in der Lage ist, Informationen über die individuelle Gesundheit bereitzustellen, sollte der oder die Einzelne diese – auf Wunsch – einsehen und in bestimmten Fällen nach professioneller Beratung nutzen dürfen. Wie das jedoch erfolgen kann, ist derzeit weitgehend ungeklärt.

Gendermedizin hingegen geht nicht mit derart vielen ethischen Problemen einher, ganz im Gegenteil. Ethische Fragen entstehen eher, wenn die Medizin den Genderaspekt *nicht* berücksichtigt. Sollte Gendermedizin somit als vorübergehender Zwischenschritt auf dem Weg zur personalisierten Medizin betrachtet werden? Die Antwort lautet Nein. Die personalisierte Medizin ist zweifellos ein wichtiges Stadium für den medizinischen Fortschritt, aber kein Ersatz für alles, was wir gegenwärtig haben. Im Rahmen eines umfassenden, auf Fakten basierenden Medizinverständnisses stellt sie eine neue Komponente dar. Selbstverständlich sollte die Medizin nicht nur die persönliche und die Familienanamnese von Patienten, die Ergebnisse körperlicher Untersuchungen und ergänzender Testverfahren berücksichtigen, sondern auch genetische Informationen.

Allerdings sollten auch das individuelle Wertesystem eines Patienten, Lebensweise, Gewohnheiten, Umweltfaktoren und natürlich Alter und Geschlecht in die Behandlung einfließen. Hier kommt die Gendermedizin ins Spiel. Es geht um ein vollständigeres Bild, das der Einzigartigkeit des Individuums und seines Körpers entspricht. Aus all diesen Puzzlesteinchen können Ärzte für jedes Individuum eine umfassende persönliche Diagnose und einen passenden Behandlungsplan erstellen.

Personalisierte Medizin und Gendermedizin sind nicht vergleichbar. Sie laufen auf unterschiedlichen ethischen und technischen Ebenen ab und haben unterschiedliche Ziele. Die personalisierte Medizin zählt zu den wichtigsten technischen Umwälzungen der modernen Medizin, kann jedoch fachlichen medizinischen Rat und ärztlichen Spürsinn nicht ersetzen. Es wird immer leichter sein, sich einfach den Patienten anzusehen und offensichtliche Merkmale einzubeziehen, die für die Entscheidungsfindung wichtig sind, darunter Alter, Größe, Abstammung und natürlich Geschlecht. Die meisten medizinischen Dienstleistungen werden auch weiterhin auf heute bekannten und noch zu entwickelnden Diagnosemethoden und Therapieansätzen beruhen. Gendermedizin konkurriert nicht mit personalisierter Medizin und ist auch kein Zwischenschritt zur ausgefeilten Technik der personalisierten Medizin. Es geht dabei nämlich nicht um Technik, sondern um ein breiteres Verständnis für die medizinische Bedeutung der Unterschiede zwischen den

Geschlechtern. Eigentlich liegt das auf der Hand, doch die Schulmedizin hat diese Sichtweise viel zu lange ignoriert. Im Rest des Buches werden wir versuchen, mit dem Mangel an Wissen gründlich aufzuräumen.

Ich fange ganz am Anfang an: Wie beeinflussen Genderelemente die Entwicklung im Mutterleib?

2. Das Leben im Mutterleib, Teil 1

Die Weichenstellung für spätere Gesundheit und Krankheit im Mutterleib. Diese sogenannte fetale Programmierung betrachten wir im Hinblick auf geschlechtsspezifische Fragen. Welche Rolle spielen Genetik, Epigenetik und die hormonelle Umgebung in der Gebärmutter, und welchen Einfluss hat all dies auf das spätere Leben?

Ich erinnere mich nach wie vor lebhaft an eine Nachtschicht vor beinahe 40 Jahren. Wie stolz ich war! Als junger Bereitschaftsarzt zu Beginn meiner Facharztausbildung in Gynäkologie und Geburtshilfe hatte ich bei einer Erstgebärenden – zu ihrer großen Überraschung! – festgestellt, dass sie Zwillinge gebären würde, und beide Kinder erfolgreich entbunden. Erst als ich dabei war, den Dammschnitt der jungen Mutter zu vernähen, bemerkte ich das dritte Baby. Womit ich in dieser Nacht Gelegenheit bekam, gesunde Drillinge zu entbinden.

Wie wenig wir damals doch über das Leben im Mutterleib wussten. Das heranreifende Baby war unseren Augen verborgen und entzog sich unserem Verstehen. In der Medizin ging man damals davon aus, dass der Fötus während seiner Reifung allein auf sich selbst konzentriert sei. Die Vorstellung war, dass das Baby in einer geschützten Umgebung heranwächst, wo es von der Außenwelt isoliert ist und diese nicht wahrnimmt. Wir glaubten, das Kind würde sich ohne Rücksicht auf die Bedürfnisse der Mutter alles holen, was es für seine Entwicklung bräuchte. Für die Mutter blieb das wachsende Kind in ihrem Bauch ein Mysterium, von dem sie bis zur Geburt nicht einmal das Geschlecht kannte. Sie wusste auch nicht, wie ihre Lebensweise, ihr Alltag und ihre Ernährung sich – zum Guten oder zum Schlechten – auf das Baby auswirkten. Bis in die Neunzigerjahre war es üblich, dass Schwangere rauchten, Alkohol tranken oder Medikamente nahmen, ohne sich darüber im Klaren zu sein, auf welche Weise dies ihr Kind beeinträchtigen könnte.

Dass Frauen und die Gesellschaft insgesamt nicht darüber nachdachten, wie der wachsende Fötus von der Außenwelt beeinflusst wird, klingt überraschend: Immerhin glauben die Menschen seit Urzeiten, dass die Erlebnisse der Schwangeren sich auf die Entwicklung des Ungeborenen auswirken. Vor fast 2500 Jahren schrieb der griechische Arzt Hippokrates, dass die Gefühlswelt der Frau das Aussehen ihres Babys beeinflusse. Die alten Griechen glaubten, dass eine Mutter, die während der Schwangerschaft schöne Dinge betrachtet, auch ein schönes Kind zur Welt bringt, während das Betrachten hässlicher Dinge zu einem hässlichen Kind führen würde. Ferner würde das Kind einer Frau, die in der Schwangerschaft auf jemanden wütend wäre, dem Objekt ihres Zorns gleichen, und wenn eine Frau den Mond bewundern würde, würde ihr Kind psychische Probleme haben. (Das englische Wort für Wahnsinn, *lunacy*, stammt vom lateinischen Wort für Mond, *luna*, ab.) Andere wiederum waren der Meinung, dass eine Lippen-Kiefer-Gaumen-Spalte entsteht, wenn eine Mutter während der Schwangerschaft aus einem gesprungenen Glas trinkt, und dass die Intelligenz von den Lesegewohnheiten der Mutter abhängt. Überliefert ist auch die Vorstellung, dass das Kind einer Mutter, die während der Schwangerschaft Wein trinkt, mit einem Feuermal zur Welt kommt – eine angeborene Hautverfärbung, die an einen Fleck von dunklem Rotwein erinnert. Solche abergläubischen Ideen zeugen von dem intuitiven Wissen, dass das, was eine Schwangere erlebt, sich auf das Ungeborene übertragen kann und seine kognitive und körperliche Entwicklung beeinflusst. Allerdings mündete dieser Instinkt nicht in systematischen, wissenschaftlich begründbaren Empfehlungen für Schwangere, wie sie im Alltag das wachsende Ungeborene bestmöglich unterstützen können.

In den letzten Jahrzehnten hat es in diesen Bereichen erhebliche Veränderungen gegeben. Dank der Ultraschalltechnik können wir den Fötus in der Gebärmutter beobachten und verschiedene Krankheitsbilder diagnostizieren und behandeln (oder zumindest darauf vorbereitet sein, sie unmittelbar nach der Geburt zu behandeln). Das Ungeborene ist damit zum Patienten geworden und die Geburtshilfe zur Medizin für die werdende Mutter und ihr Kind avanciert. Vor über 40 Jahren sagte Ian Donald, der Vater des modernen Ultraschalls, voraus: »Die ersten 40 Wochen der Existenz könnten sich medizinisch als weitaus wichtiger erweisen als die folgenden 40 Jahre.«[1] Erst jetzt begreifen wir die enorme Bedeutung dieser Prophezeiung zumindest ansatzweise, wissen den Prozess der fetalen Programmierung zu schätzen und erkennen – für unsere Zwecke überaus wichtig – die Unterschiede in der Entwicklung des männlichen und des weiblichen Fötus. Der unpersönliche Begriff *fetale Programmierung*, der aus der Computersprache übernommen wurde, scheint der Auffassung zu widersprechen, dass der Fötus bereits seine einzigartige genetische Ausstattung mitbringt und somit keine weitergehende »Programmierung« benötigt. Dieser Begriff vermittelt jedoch die Vorstellung, dass die Genexpression nicht allein von den individuell ererbten Genen abhängig ist, sondern einen komplexen Prozess spiegelt. Vor kurzem wurde der Begriff »**Entwicklungsbedingte Ursprünge von Gesundheit und Krankheit**« geprägt.

Die fetale Programmierung ist in der Medizin ein relativ junger Begriff. Er beruht auf der Ansicht, dass die Umgebung des sich entwickelnden Ungeborenen nicht nur für die Kindheit, sondern bis weit ins Erwachsenenalter einen ganz erheblichen Einfluss auf dessen spätere Gesundheit hat. Untersuchungen zufolge kann die intrauterine Umgebung sogenannte Setpoints, also Bezugspunkte, für Faktoren wie Körpergewicht und Körpertemperatur beeinflussen, aber auch die Funktionen der körperlichen und psychischen Systeme. Der individuelle Körper wird sein Leben lang ein Gleichgewicht anstreben, das auf diesen Setpoints beruht, und dies wiederum kann sich über verschiedene Kanäle bis weit in die nachfolgenden Generationen fortsetzen.

Im Gegensatz zur Terminologie ist das Konzept hinter der fetalen Programmierung jedoch keineswegs neu. In seinem futuristischen Roman *Schöne neue Welt* lieferte Aldous Huxley schon 1932 eine haarsträubende Beschreibung, wie man Embryonen auf den Beruf – und die Kaste – vorbereiten könnte, den sie einmal einnehmen sollten.[2] Der Direktor der Brutzentrale erklärt darin, wie Embryonen, die später in tropischen Klimazonen arbeiten sollen, in der Brutzentrale gegen Tropenkrankheiten geimpft werden. Embryonen, die für die Arbeit in Chemiewerken vorgesehen sind, werden Blei und anderen giftigen Substanzen ausgesetzt; wer Flugzeuge bauen soll, wächst in vibrierenden Aufzuchtflaschen auf; wer unter besonders schwierigen Bedingungen arbeiten soll, ohne aufzubegehren, wird auf eine geringe geistige Kapazität programmiert und mittels Sauerstoffentzug und Alkohol abgestumpft. Mit der Beschreibung dieser »schönen« neuen Welt und ihrer moralischen und rechtlichen Risiken war Huxley seiner Zeit um Jahrzehnte voraus. Die von ihm geschilderten Methoden der künstlichen Befruchtung sind heute als In-vitro-Fertilisation (IVF), also die Zeugung im Reagenzglas, bekannt, und wir kennen auch die Auswirkungen von Umweltfaktoren auf das Ungeborene.

Genetik und Epigenetik, Genotyp und Phänotyp

Bevor wir weiter ins Detail gehen, sollten wir uns bewusst machen, wie Gene vererbt werden und was sie eigentlich tun.

Ein Genotyp ist die genetische Blaupause, die wir von Vater und Mutter erben. Jeder Mensch besitzt ein Genom mit etwa 20000 bis 30000 Genen, und Gene, die nicht mutiert sind, werden unverändert im »Ist-Zustand« an nachfolgende Generationen weitergereicht. Veränderungen der genetischen Strukturen und der Genaktivität dauern

Jahrhunderte bis Jahrtausende. Das menschliche Genom hat sich beispielsweise über Jahrmillionen hinweg unter anderem beständig an die Klimaveränderungen auf der Erde anpassen können.

Ein Gegenteil von Evolution ist die Revolution, eine fundamentale Veränderung, die zügig abläuft. Wenn innerhalb von einer Generation eine Veränderung erforderlich ist, wie ich es im nächsten Kapitel erläutern werde, kann diese nicht über den langen Evolutionsprozess auf der Ebene des Genotyps stattfinden, sondern muss sich auf der Ebene der Genexpression abspielen. Dort entscheidet sich, ob und wie Gene für körperliche und psychische Merkmale in Erscheinung treten. Solche schnellen Veränderungen der ursprünglichen genetischen »Betriebsanleitung« untersucht die Epigenetik.

Die griechische Vorsilbe *epi-* bedeutet »in der Nähe von« oder »über«, und die Epigenetik ist einer der Mechanismen, die schnelle Veränderungen bewirken können. Solche Prozesse auf molekularer und biochemischer Ebene verändern nicht etwa das Erbgut (die DNA), sondern die Art, wie diese Gene operieren. Sie fungieren wie ein Schalter, der bestimmte Gene aktiviert, deaktiviert oder ihre Aktivitäten verändert. Außerdem können sie in diverse Korrekturmechanismen des genetischen Materials eingreifen. Epigenetische Veränderungen entstehen über einen oder mehrere der folgenden drei Prozesse: Histonmodifikationen, Mikroveränderungen der RNA und DNA-Methylierung. Dass bei Mäusen eine erhöhte DNA-Methylierung in der weiblichen Plazenta beobachtet wurde, wäre eine teilweise Erklärung, weshalb weibliche Feten besser vor schädlichen exogenen Einflüssen geschützt sind als männliche.[3]

Epigenetik ist gewissermaßen das Werkzeug, das der Umgebung gestattet, die Umsetzung der genetischen Blaupause eines Organismus gezielt zu beeinflussen, ohne die Blaupause selbst anzurühren. Auf diese Weise wirken epigenetische Veränderungen in der Plazenta, welche die Genexpression beeinflussen, auf die Fetalentwicklung ein.

Es gibt viele Beispiele für geschlechtsspezifische epigenetische Veränderungen, die unser Verständnis für die Gendermedizin verbessern. Eine dieser Veränderungen bezieht sich zum Beispiel auf das Sättigungshormon Leptin, welches das Hungergefühl hemmt. Wenn die Leptinrezeptoren in der Plazenta epigenetisch durch DNA-Methylierung stumm geschaltet werden, reagieren männliche Neugeborene lethargisch und hypotonisch. Weibliche Neugeborene hingegen sind nicht betroffen.[4]

Der Phänotyp ist ein Ergebnis der epigenetischen »individuellen Interpretation« der vorhandenen genetischen »Anleitung«, einschließlich körperlicher und psychischer Eigenschaften sowie bestimmter Verhaltensweisen. Man könnte den Genotyp als die Wurzel bezeichnen und den Phänotyp als die Pflanze, deren Wachstum von den Umweltbedingungen abhängig ist. Aus der Perspektive der fetalen Programmierung hat die Umgebung im Mutterleib potenziell enormen Einfluss auf epigenetische Prozesse und ist somit entscheidend für die Herausbildung des Phänotyps. Um die Sache noch komplizierter zu machen, können epigenetische Veränderungen vorübergehend aber auch irreversibel sein und an künftige Generationen weitervererbt werden.[5] Stellen Sie sich an dieser Stelle eineiige Zwillinge vor, die entstehen, wenn ein Embryo sich in zwei Embryonen teilt. Beide haben dieselbe genetische Anlage. Häufig, aber keineswegs immer, sind sie äußerlich nicht zu unterscheiden. Mitunter besteht kaum eine Ähnlichkeit. Solche äußerlichen Unterschiede beruhen normalerweise auf einem epigenetischen Prozess, den einer oder beide Zwillinge im Mutterleib durchlaufen haben. Es ist also letztlich nicht allein der Genotyp, der Aussehen und Gesundheit festlegt, sondern eher die Art, wie er sich ausdrückt. Und diese Ausdrucksweise (»Expression«) unterliegt Einflüssen von Faktoren innerhalb und außerhalb der mütterlichen Gebärmutter. Inzwischen können wir diese Umgebungen zumindest in gewissem Maße steuern.

Junge oder Mädchen? Wie Hormone und Gene das Geschlecht festlegen

Am Tag 11 nach der Befruchtung öffnet sich für etwa sechs Stunden eines der entscheidendsten Entwicklungsfenster im Leben eines Mäusefötus.[6] Diese sechs Stunden bestimmen, ob die Maus phänotypisch als Männchen oder als Weibchen geboren wird. Von den Chromosomen her war das Geschlecht bereits zum Zeitpunkt der Befruchtung festgelegt, doch phänotypisch stehen alle Optionen offen. Wenn während dieses Zeitfensters nichts geschieht, entwickelt sich der Fötus – unabhängig von seinen Chromosomen – zum Weibchen und bildet auch Eierstöcke aus. Beim Menschen verläuft dieser Prozess ähnlich, wobei das exakte Zeitfenster dafür bei uns noch nicht feststeht. Der Mechanismus und die daran beteiligten Gene scheinen jedoch bei allen Säugetieren gleich zu sein.

Wenn das männliche Y-Chromosom vorliegt und aktiviert wird, entwickeln die (anfangs noch primitiven) Sexualdrüsen des Fötus sich zu Hoden und beginnen, große Mengen des männlichen Hormons Testosteron auszuscheiden. Danach beginnt die Entwicklung des Fötus zum Mann. Das Gen, das für die Festlegung auf das männliche Geschlecht verantwortlich ist, heißt wegen seiner Position auf dem Y Chromosom SRY (»**S**ex Determining **R**egion of the **Y**-Chromosome«).[7] Sofern das SRY-Gen aber ein zweites Gen mit dem Namen SOX9 nicht aktiviert und sofern die Signalkaskade nicht vollendet wird, entwickelt sich die Sexualdrüse automatisch zu einem Eierstock. Der Eierstock ist in dieser Hinsicht allerdings auch nicht komplett passiv. Offenbar »will« auch er sich spontan in einen Hoden verwandeln, wird jedoch von einem Gen mit dem Namen FOXL2 davon abgehalten, das diesen Impuls wiederum unterdrückt. Nicht von ungefähr benannte der Autor seinen Artikel daher »FOXL2 gegen SOX9: Der lebenslange Kampf der Geschlechter«.[8]

Bei Mäusen lässt sich das SRY-Gen während eines Zeitraums von maximal zwei Tagen nachweisen. In den Hodenzellen des Mannes hingegen lässt es sich lebenslang nachweisen. Eine erhöhte Testosteronproduktion in den Hoden des Fötus hat entscheidenden Einfluss auf die Herausbildung geschlechtlicher Unterschiede.

Der Bibel zufolge hat Gott zuerst Adam geschaffen und später Eva. Genanalysen und die Entwicklung der Eierstöcke und Hoden legen jedoch nahe, dass es eher umgekehrt war. Ohne das Y-Chromosom und die Aktivierung des dort verankerten SRY-Gens würde ein menschlicher Fötus sich zur Frau entwickeln. Insofern könnte man den Mann als Sonderversion der Frau definieren.

Die Vorstellung, dass die Entwicklung eines männlichen Fötus allein von der hormonellen Umgebung abhängt, wäre natürlich eine übermäßige Vereinfachung. Die Bedeutung der Genetik bei der Festlegung der Zellfunktion beider Geschlechter zeigte sich sehr eindrucksvoll bei der Untersuchung seltener gynandromorpher Finken.[9] Gynandromorph bedeutet, dass der Phänotyp Merkmale beider Geschlechter hat (griechisch: *gyne* = weiblich; *andro* = männlich). Das Besondere an diesen Vögeln ist, dass ihr rechtes Gehirn und die rechte Körperhälfte genetisch männlich ist, während die linke Gehirnhälfte und die linke Körperhälfte genetisch weiblich ist (Abbildung 1). Die Federn auf der rechten Körperseite sehen aus wie beim Männchen, die auf der linken wie beim Weibchen. Zudem funktioniert der Eierstock auf der linken Seite des Vogels korrekt, wohingegen der Hoden auf der rechten Seite nur unzureichend funktioniert. Der Fink verhält sich sexuell wie ein normales Männchen, kann sich aber nicht fortpflanzen. Sehr interessant sind hier die Schaltkreise im Gehirn zum Gesang: Neurologische Gesangsschaltkreise sind für Vögel von entscheidender Bedeutung, weil die Art des Gesangs großen Einfluss auf seine Fähigkeit hat, einen Sexualpartner zu finden. Deshalb unterscheiden sich diese Schaltkreise nicht nur artspezifisch, sondern auch in Bezug auf Männchen und Weibchen derselben Art. Bei diesem Fink sind die Gesangsschaltkreise in beiden Gehirnhälften zwar unterschiedlich ausgeprägt aber maskuliner als die bei normalen Finkenweibchen.

Was war bei diesem Finken im Verlauf der Entwick-

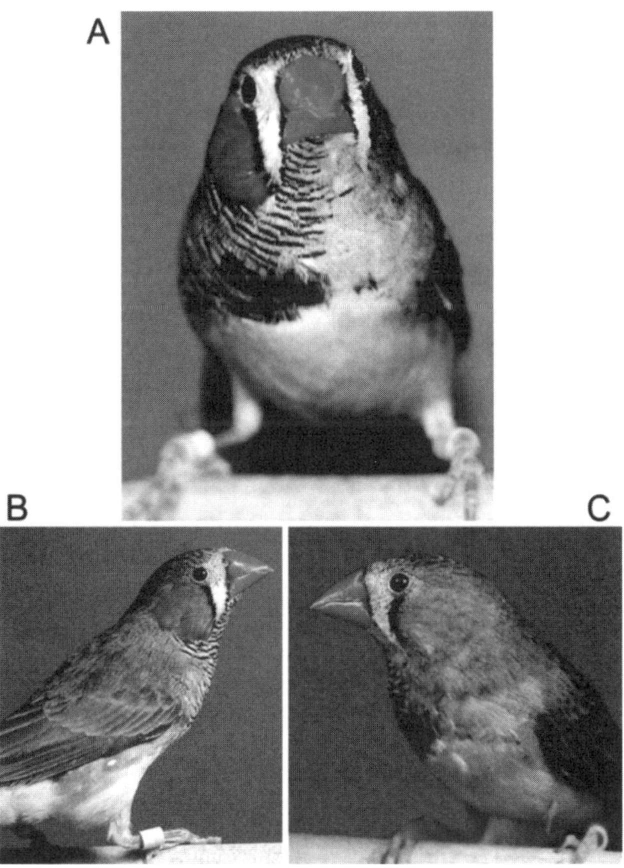

Abbildung 1: Gynandromorpher Fink

Genehmigter Nachdruck. Agate et al, 2003.
Copyright (2003) National Academy of Sciences, USA

lung los? Er muss als Fötus männlichen Hormonen ausgesetzt gewesen sein, sonst hätte er keinerlei männliche Eigenschaften entwickelt. Dass dieser Fink jedoch nicht nur weibliche Merkmale, sondern auch eine so ausgeprägte weibliche Genetik zeigt, ist ein Hinweis auf andere genetische Einflüsse. In diesem Fall scheinen sich alle Zellen des Körpers und des Gehirns trotz des Einflusses des männlichen Hormons an ihre Genstruktur »erinnert« zu haben. Selbst wenn also kein Zweifel besteht, dass die Umgebung, in der die Fetalentwicklung stattfindet, einen entscheidenden Einfluss auf kognitive Merkmale und Verhalten des gesamten Phänotyps hat, spielen die Gene bei der Festlegung des phänotypischen Geschlechts ebenfalls eine wichtige Rolle.

Wie komplex die Vorgänge während der Entwicklung sind, lässt sich auch am Wachstumstempo des Ungeborenen erkennen, das sowohl von Hormoneinflüssen als auch von genetischen Einflüssen abhängig ist. Wenn sein Wachstum allein auf dem intrauterinen Testosteronspiegel beruhen würde, würde das Wachstumstempo männlicher Kinder ab dem Zeitpunkt, zu dem die Hoden zu arbeiten beginnen (etwa in der siebten Woche der Entwicklung), das der weiblichen Kinder rasch in den Schatten stellen. Wir konnten jedoch anhand von rund 900 IVF-Schwangerschaften in Folge über Ultraschallmessungen nachweisen, dass männliche Feten in der Frühschwangerschaft schon *vor* dem erwarteten Beginn intrauteriner Testosteronsekretion größer sind.[10] Es müsste also schon vor dem Einsetzen hormoneller Veränderungen einen wichtigen genetischen Wachstumsfaktor geben.

Hormone in der Gebärmutter

Sobald sich nach Aktivierung oder Nichtaktivierung des SRY-Gens die Sexualdrüsen entwickeln, schlagen männliche und weibliche Feten unterschiedliche Entwicklungswege ein. Etwa in der neunten Schwangerschaftswoche (die ab dem ersten Tag der letzten Periode der Mutter vor der Schwangerschaft berechnet wird, also der siebten Woche nach der Befruchtung entspricht) beginnen die Hoden, Testosteron zu erzeugen. Etwa in der 14. bis 18. Schwangerschaftswoche erreicht das Testosteron Spitzenwerte, die beinahe denen eines erwachsenen Mannes entsprechen. Testosteron hat auf den Fötus vielfältige Wirkungen, beispielsweise auf die Entwicklung der Sexualorgane oder auf das Wachstumstempo.

Die Einflüsse von Testosteron auf die Entwicklung der Sexualorgane sind schon seit langem bekannt. 1959 injizierten amerikanische Forscher schwangeren Meerschweinchen Testosteron. Daraufhin entwickelten die Feten unabhängig von ihrer chromosomalen Anlage männliche Sexualorgane.[11] Geringere Testosteronmengen führten dazu, dass weibliche Meerschweinchen nach der Geburt ein männliches Sexualverhalten zeigten.

Testosteron hat bei Säugetieren einen signifikanten Einfluss auf die Gehirnentwicklung, insbesondere auf Unterschiede zwischen dem männlichen und dem weiblichen Gehirn. Die Ergebnisse dieser Entwicklung haben einen entscheidenden Einfluss auf »männliche« Verhaltensweisen nach der Geburt und über das Leben hinweg und können beispielsweise das Spielverhalten prägen. Schwedische Forscher konnten nachweisen, dass Mädchen mit angeborener Nebennierenhyperplasie (CAH), die pränatal mit einem hohen Testosteronspiegel einhergeht, maskulin besetzte Spielzeuge wie Lastwagen bevorzugten. Die Gruppe fand auch eine direkte Korrelation zwischen Testosteronspiegel und der Bevorzugung von Jungenspielzeug.[12]

Der Einfluss der Androgene (männliche Hormone) *in utero* auf die Entwicklung von neurologischen Eigenschaften und Verhaltensweisen wurde in Tierversuchen zweifelsfrei nachgewiesen. Testosteron könnte sogar an der Entstehung der sexuellen Orientierung und sexuellen Identität beteiligt sein. Hohe Testosteronspiegel bei weiblichen Embryonen (oder Neugeborenen) führen häufig zu typisch männlichen Verhaltensmustern. Umgekehrt führt die Kastration neugeborener männlicher Ratten zu typisch weiblichem Verhalten. Das Zeitfenster, in dem die Testosteronmenge die künftige Entwicklung des Individuums entscheidend prägt, ist von Art zu Art verschieden. Bei Menschenaffen und Menschen öffnet es sich vor der Geburt; bei Ratten hingegen findet die Festlegung unmittelbar nach der Geburt statt. Die Ergebnisse sind jedoch ähnlich.

Der Hormonspiegel in der Gebärmutter scheint auch psychische Eigenschaften und Verhalten des Einzelnen nach der Entbindung zu beeinflussen. In England nahm ein Forschungsteam Fruchtwasserproben von Schwangeren und beobachtete dann bis zu 48 Monate nach der Entbindung die Verhaltensweisen der Kinder. Dabei bestimmten sie die Menge des männlichen Hormons Testosteron in den Proben und verglichen die fetalen Testosteronmengen mit der späteren Entwicklung der Kinder.[13] Im Alter von zwölf Monaten stellten Mädchen deutlich mehr Augenkontakt her als Jungen, und dieser Augenkontakt – ein Zeichen sozialer Kommunikation – war umso geringer, je höher das fetale Testosteron gewesen war. Anschließend verglich man die Entwicklung dieses Effekts im Alter von 18 bis 24 Monaten. Mädchen hatten einen deutlich größeren Wortschatz als Jungen, und es herrschte eine signifikant gegenläufige Korrelation von fetalem Testosteron und Wortschatz. Das heißt auch hier: Je mehr fetales Testosteron, desto geringer der Wortschatz.

Die fetale Programmierung betrifft praktisch jeden Aspekt des künftigen Lebens, nicht nur Gesundheit und Krankheit. Ein etwas ausgefallenes Beispiel dafür ist die künftige Risikofreude in Finanzangelegenheiten. Das dürfte wenig überraschen. Die Testosteronmenge, der wir im Mutterleib ausgesetzt sind, hat maßgeblichen Einfluss auf die »männliche« Gehirnentwicklung und das spätere Risikoverhalten von Männern. Daher lässt sich der intrauterine Testosteronspiegel auch mit der individuellen späteren Bereitschaft in Verbindung bringen, auf beruflicher Ebene bestimmte Risiken einzugehen. Für eine Studie an 550 MBA-Studenten der Universität Chicago[14] wurde die finanzielle Risikobereitschaft mit dem mutmaßlichen Testosteronspiegel der Studenten und Studentinnen vor ihrer Geburt verglichen. Zum Beispiel fragte man die Teilnehmer, wie viel Dollar sie zahlen würden, um nicht an einer Lotterie mit 50-prozentiger Gewinnchance teilzunehmen, bei der man entweder alles verlieren oder aber 200 Dollar gewinnen konnte. Dabei verhielten sich Frauen generell risikoscheuer als Männer. Mit zunehmender Testosteronmenge stieg die Bereitschaft, sich auf finanzielle Risiken einzulassen, sowohl bei den Frauen als auch bei den Männern. Da der intrauterine Hormonspiegel für die Untersuchung nicht verfügbar war, wurden zwei indirekte Messwerte eingesetzt.

Der erste war das Verhältnis zwischen der Länge des Zeigefingers und der Länge des Ringfingers. Viele Studien deuten darauf hin, dass die Länge des Ringfingers davon abhängt, wie viel Testosteron im Mutterleib vorgelegen hat: Je höher die intrauterine Testosteronmenge, desto länger ist der Ringfinger, und desto geringer ist der verhältnismäßige Unterschied zwischen Ring- und Zeigefinger. Dieses Verhältnis ist bei Männern üblicherweise geringer als bei Frauen. Warum der Ringfinger von Testosteron beeinflusst wird, ist unklar, sodass diese Theorie durchaus in Frage gestellt wird. Dennoch lässt sich dieser Wert als Hinweis auf den intrauterinen Testosteronspiegel einsetzen.

Der zweite indirekte Hinweis war ein Test, mit dem die persönliche Fähigkeit ermittelt wurde, die Emotionen eines anderen Menschen am Gesicht zu erkennen. Dabei werden den Teilnehmern 36 Bilder von Augenausdrücken vorgelegt, und sie müssen unter verschiedenen Deutungsmöglichkeiten wie Ärger, Leidenschaft, Angst und anderen auswählen. Ursprünglich wurde dieser Test für Störungen aus dem autistischen Formenkreis entwickelt. Heute dient er auch zur Messung der Empathiefähigkeit. Offenbar schneiden Menschen, die im Mutterleib mehr Testosteron ausgesetzt waren, in diesem Test schlechter ab.[15]

Um die indirekten Rückschlüsse auf den intrauterinen Testosteronspiegel zu untermauern, ermittelten die Forscher auch den tatsächlichen Testosteronspiegel der Probanden.

Mutter-Kind-Botschaften

Zu den wichtigsten Aspekten der intrauterinen Programmierung zählt die Reaktionsweise des Ungeborenen auf die Informationen, die er über die Welt außerhalb des Mutterleibs erhält. Auf der Basis der »Botschaften«, welche die Mutter über die Außenwelt vermittelt, passt der Fötus über epigenetische Mechanismen seine Physiologie an. So wird die Langsamkeit genetischer Veränderungen ausgeglichen und das Baby auf die spezielle Umgebung vorbereitet, die es nach seiner Geburt vorfinden wird. Wenn der Fötus von der Mutter korrekte Informationen erhält, ist das Neugeborene auf die Herausforderungen, denen es sich später stellen muss, gut vorbereitet.

Wenn die erwartbaren Herausforderungen jedoch nicht mit den vom Fötus entwickelten Anpassungsmechanismen übereinstimmen, könnte dies für das Baby von Nachteil sein. Wenn eine Frau in der Schwangerschaft beispielsweise stark gestresst ist und daher Stresshormone auf den Fötus übertragen werden, kann dieser später besonders wachsam sein und bedrohliche Situationen erwarten, also mehr Angst zeigen. In einer tatsächlich gefährlichen Außenwelt kann dies hilfreich sein. Wenn ein Kind jedoch in eine ruhige, geschützte Umgebung hineingeboren wird, so können sich seine Vermutungen über seine Umwelt zusammen mit raschen Veränderungen der Aufmerksamkeit als Aufmerksamkeitsstörung oder gar Paranoia niederschlagen (siehe Kapitel 4 »Stress in der Schwangerschaft«).

Ein weiteres Beispiel für eine falsche Anpassung an die

Umgebung ist Fettleibigkeit. Wenn die werdende Mutter dem Kind vermittelt, dass die Außenwelt ein schwieriger Ort ist, wo es wenig zu essen gibt, wird der Fötus darauf programmiert, bei jeder sich bietenden Gelegenheit Kalorien zu speichern. In einer Umgebung, in der die Nahrung tatsächlich knapp ist, ist diese Grundprogrammierung ein Überlebensvorteil. Wenn es jedoch reichlich Nahrung gibt, besteht ein hohes Risiko, dass das Baby irgendwann übergewichtig wird (siehe nächstes Kapitel). Um diese Hypothese zu überprüfen, gewährten amerikanische Forscher trächtigen Schafen nur einen begrenzten Zugang zum Futter.[16]

Sobald die jungen Lämmer dann freien Zugang zu Futter hatten, überfraßen sie sich und wurden dick. Die eingeschränkte Nahrungszufuhr für die Mütter könnte für die Feten also ein Signal gewesen sein, dass für diese nach der Geburt nur wenig Nahrung bereitsteht. Wenn das Nahrungsangebot hingegen auch nach der Geburt knapp blieb, entwickelten sich solche Lämmer ähnlich wie die von Müttern, die in der Schwangerschaft nach Belieben fressen durften. Wenn die Erwartungen des Fötus also mit den Bedingungen der Außenwelt übereinstimmen, wird daraus ein Überlebensvorteil. Bei einem Missverhältnis hingegen steigt das Krankheitsrisiko.

Die zutreffende oder fehlerhafte Information, die durch die Mutter vermittelt wird und das künftige Diabetesrisiko beeinflusst, beruht offenbar auf ihrem Gewicht und ihrer Gewichtszunahme während der Schwangerschaft. Aus Sicht des Fötus spielt es keine Rolle, ob eine unzureichende Gewichtszunahme in der Schwangerschaft durch Hunger oder durch eine selbst auferlegte Diät zustande kommt.

Wenn die Mutter zu wenig Kalorien zu sich nimmt, bedeutet dies für den Fötus, dass nicht genug Kalorien vorhanden sind. Also kommt es zu einer epigenetischen Anpassung. Deshalb ist es wichtig, dass die Gewichtszunahme während der Schwangerschaft im empfohlenen Rahmen bleibt und nicht massiv in die eine oder andere Richtung abweicht.

Wühlmäuse vermitteln ein weiteres interessantes Beispiel für mütterliche Botschaften. Wühlmäuse, die im Herbst geboren werden, haben ein dickeres Fell als solche, die im Frühling zur Welt kommen. Bei der Geburt bedeutet das dickere Fell zwar noch keinen unmittelbaren Überlebensvorteil, doch sobald der Winter näher rückt, schützt es das wachsende Jungtier. Die Geburt mit einem dickeren Fell vor der kalten Jahreszeit ist sozusagen eine vorgeburtliche Investition in die Zukunft. Inzwischen weiß man, dass die Tageslänge zum Zeitpunkt des Eisprungs bei weiblichen Wühlmäusen die Melatoninausschüttung beeinflusst. Diese Botschaft erreicht die Ungeborenen und hat wiederum Einfluss auf die Fellmenge.[17]

Eine leichter anwendbare Erkenntnis bezieht sich auf Lebensmittelvorlieben beim Menschen. Auch hier spielt die fetale Programmierung eine Rolle. Da bestimmte Aromen aus der Nahrung einer Schwangeren ins Fruchtwasser übergehen, ist der Fötus in gewissem Maße den kulinarischen Vorlieben seiner Mutter ausgesetzt. Da Geschmacksvorlieben stark kulturell bedingt sind, erhält der Fötus auf diese Weise bereits Informationen über die kulturelle Umgebung der Mutter – also das Umfeld, in das er hineingeboren wird. Studien zufolge bevorzugen Babys die Geschmacksrichtungen, denen ihre Mütter während der Schwangerschaft ausgesetzt waren.[18] Zudem deuten Studien darauf hin, dass Feten auch andere Dinge lernen, darunter typische Eigenarten der Muttersprache oder ihre musikalischen Vorlieben. So vermitteln werdende Mütter ihren Kindern mannigfache Hinweise auf die kulturelle Umgebung, in die sie hineingeboren werden.

Fetale Programmierung als Überlebensstrategie

Die fetale Programmierung dient bei weitem nicht nur dazu, das individuelle Ungeborene auf das Erwachsenenleben einzustimmen. Aus übergeordneter Sicht trägt sie auch zum Überleben der gesamten menschlichen Spezies bei. Unter Extrembedingungen wie Hunger, Naturkatastrophen oder Krieg scheint das Geschlechterverhältnis bei Neugeborenen zugunsten der Mädchen auszuschlagen. Ein Beispiel hierfür waren das Erdbeben 1995 im japanischen Kobe und die nachfolgenden Katastrophen. Die Wissenschaft vermutet, dass dieses veränderte Verhältnis – abnehmende Anzahl an neugeborenen Jungen im Vergleich zu Mädchen – auf eine erhöhte Anzahl spontaner Aborte männlicher Feten bei stark gestressten Frauen zurückgeht. Schon vor 40 Jahren vermuteten Trivers und Willard[19] bei der Untersuchung dieses Phänomens, dass es aus evolutionärer Sicht sinnvoll sein dürfte, schwache männliche Feten abzustoßen, die sich im Zweifelsfall schlechter vermehren können als ein schwaches Mädchen. Damit kann die Frau erneut schwanger werden und ein Mädchen oder einen kräftigeren Jungen gebären. Nachfolgende Studien konnten diese Beobachtung bestätigen.[20]

Dieser sogenannte Trivers-Willard-Effekt (TWE) wurde für eine Studie des Geschlechterverhältnisses bei den Kindern der Milliardäre auf der Forbes-Liste angewendet.[21] Wie gemäß dem TWE zu erwarten, besteht in den wirtschaftlich bestgestellten Kreisen ein signifikanter Geburtenüberschuss zugunsten der Söhne. Unter gesicherten ökonomischen Verhältnissen geht der Körper der Mütter somit das Risiko ein, den »schwächeren« Nachwuchs aufzuziehen. Die Ergebnisse einer mathematischen Analyse aus den USA anhand schwedischer Geburtsregister aus den Jahren 1751 bis 1912 können diese Hypothese eindeutig stützen.[22] Es zeigte sich, dass die Lebenserwartung der Männer, die in den Jahren geboren wurden, in denen insgesamt mehr Frauen zur Welt kamen, höher war.

Diese Erkenntnis deutet darauf hin, dass nach der Auslösung eines Selektionsmechanismus, der starken weiblichen Nachwuchs bevorzugt, nur besonders robuste männliche Feten überleben. In diesem Zusammenhang könnte die fetale Programmierung auf »selektiven Fetozid« unter besonders ungünstigen Umweltbedingungen eine extreme Variante des Darwin'schen Ausleseprinzips »Survival of the fittest« darstellen, bei dem nur die am besten Angepassten überleben. Falls diese Hypothese zutrifft, bedeutet dies, dass unter extremen Bedingungen intrauterine Zielwerte für die Überlebensfähigkeit erzeugt werden und männlichen Feten unterhalb dieser Zielwerte eher ein spontaner Abort droht.

Es ist denkbar, dass die erhöhte Anzahl von Spontanaborten männlicher Feten auf der erhöhten Abortbereitschaft der von den Umweltbedingungen gestressten Mütter beruht. Vielleicht greift das mütterliche System aber auch in die intrauterine Umgebung ein und leitet dort je nach Geschlecht und Robustheit den gezielten Spontanabgang von Feten ein. Dieser Theorie zufolge müssten Männer, die in eine schwierige Umgebung hineingeboren wurden, kräftiger sein, weil die Geburt schwacher Männer durch die Mechanismen des Spontanaborts blockiert wird.

Intrauterine Umgebung und Intelligenz

Und was ist mit der Intelligenzentwicklung? Wenn die mütterliche Kommunikation zu physiologischen Anpassungen des Fötus führen kann, gilt das dann auch für das Gehirn?

Bei der alten und zeitweise heftigen Debatte zur Frage Gene oder Erziehung ging es immer wieder um die Vererbbarkeit des IQ – ein fruchtbares Pflaster für abscheulich rassistische Theorien und Ideologien. Um jedoch zu wissenschaftlichen, stichhaltigen Ergebnissen zu gelangen, müssen wir nicht nur die Gene beachten, sondern auch die unterschiedlichen Umgebungen, in der ein Mensch und seine Intelligenz sich entwickeln. Häufig zitierte Beispiele für derartige Umgebungen sind das häusliche und soziale Umfeld sowie das Erziehungssystem. Meiner Ansicht nach gehört auch die Gebärmutter dazu.

1997 veröffentlichte der Psychiater Bernard Devlin mit seinen Kollegen[23] eine Meta-Analyse von 212 IQ-Studien an über 50 000 Zwillingen. Sie berichteten, dass der IQ eine positive Beziehung zum Geburtsgewicht aufwies. Das deutet darauf hin, dass die mütterliche Ernährung Einfluss auf den IQ des Kindes haben könnte. Außerdem werteten sie Literatur aus, die darauf hindeutete, dass bestimmte Nahrungsergänzungsmittel, die von Schwangeren eingenommen wurden, den IQ erhöhen könnten und der Konsum von Alkohol, Drogen und Tabak in der Schwangerschaft ihn senken könnte. Das bedeutet, dass neben der postnatalen Umgebung auch die intrauterine Umgebung Einfluss auf den persönlichen IQ hat. Die Autoren schätzten den Gesamteinfluss der Gene auf den IQ auf unter 50 Prozent. Allein die fetale Umgebung macht bei Zwillingen 20 Prozent und bei Kindern derselben Mutter, die zu verschiedenen Zeitpunkten geboren werden, fünf Prozent der Unterschiede aus.

In einer anderen Studie mit knapp 60000 Kindern[24] konnte der Psychologieprofessor Eric Turkheimer aufzeigen, dass der relative Beitrag von Umgebung und Genen zum künftigen IQ eng mit dem sozioökonomischen Familienstatus verknüpft ist. Je niedriger der Status, desto höher der Einfluss der Umgebung und umgekehrt. Diesen Daten zufolge scheint unter schwierigen sozioökonomischen Verhältnissen praktisch die gesamte Varianz des IQ mit der prä- und postnatalen Umgebung zusammenzuhängen, wohingegen der IQ unter optimalen sozioökonomischen Umweltbedingungen weitgehend den Genen zuzuschreiben ist.

Unterschiede zwischen dem männlichen und dem weiblichen Gehirn

Die unterschiedliche Entwicklung des männlichen und des weiblichen Gehirns ist seit über hundert Jahren ein faszinierendes Forschungsthema. Zumindest nach heutigem Stand der Wissenschaft beziehen sich diese Unterschiede nicht auf die Intelligenz, sondern auf die Funktion. Das möchte ich näher erläutern.

Man ist sich derzeit einig, dass die Testosteronausschüttung im Fötus für die Zelldifferenzierung eine wichtige Rolle spielt. Das wurde über Studien an Mensch und Tier belegt.[25] Zudem entscheiden Sexualhormone in der Gebärmutter in erheblichem Maße über die Differenzierung während der Entwicklung der Gehirnstruktur. Im menschlichen Gehirn wurden in verschiedenen Regionen (zum Beispiel dem Hypothalamus, der Hirnrinde und der Amygdala) geschlechtsabhängige Unterschiede entdeckt. Dank der Entwicklung der funktionellen Magnetresonanztomographie (fMRT) lassen sich kognitive Funktionen mit bestimmten Gehirnarealen in Verbindung bringen. Seitdem kann man das Gehirn als komplexestes Organ des menschlichen Körpers besser untersuchen.

Bis vor kurzem wurde angenommen, dass das Gehirn nach seiner vollständigen Entwicklung keine neuen Zellen mehr bilden kann. Inzwischen wurde jedoch nachgewiesen, dass in bestimmten Regionen des menschlichen Gehirns (und beim Menschenaffen) lebenslang neue Nervenzellen entstehen. Dieses Phänomen wird als »Gehirnplastizität«

bezeichnet. Es umfasst sowohl anatomische als auch funktionelle Veränderungen als Reaktion auf äußerliche Reize und wirft ein neues Licht auf die Empfänglichkeit des Gehirns für Anregungen.[26] 2010 fasst der namhafte amerikanische Genetiker Dan Agin dies mit folgenden Worten zusammen: »... aus Sicht der Neurowissenschaft des Gehirns ist die Umwelt, in der sich der Embryo und der Fötus entwickeln, genauso wichtig wie jede genetische Information ...«[27] Agin kam zu dem Schluss, dass das menschliche Gehirn kein statisches, analytisches System ist, sondern ein dynamisches System, das sich dem jeweils empfangenen Input anpasst.

Nicht alle, aber viele Aktivitätszentren des Gehirns liegen in nur einer Gehirnhälfte. Die unterschiedlichen Seiten, auf denen funktionelle Regionen bei den Geschlechtern angesiedelt sind, haben wissenschaftlich große Neugier geweckt. Viele Studien konnten nachweisen, dass diverse sprachbezogene Aufgaben bei Männern eher in der linken Gehirnhälfte ablaufen, während sie bei Frauen auf beide Gehirnhälften verteilt sind.[28] Die beiden Gehirnhälften entwickeln sich unterschiedlich schnell, wobei die rechte Gehirnhälfte der linken vorauseilt. Das könnte der Grund sein, warum bei Mädchen die sprachlichen Fähigkeiten früher ausgeprägt sind. Außerdem ist ein bestimmtes Gen (FOXP2), das für die Sprach- und Sprechentwicklung zuständig ist, im Gehirn von vierjährigen Jungen deutlich seltener vorhanden als bei gleichaltrigen Mädchen.[29] Ein hoher Testosteronspiegel im fetalen Gehirn führt zu einem kleineren Corpus Callosum – dem Hauptkanal zur Informationsübertragung zwischen der rechten und der linken Gehirnhälfte. Das könnte erklären, warum Frauen leichter beide Gehirnhälften aktivieren können und mitunter im Multitasking besser sind als Männer.[30]

Bei einer amerikanischen Untersuchung an knapp 1000 jungen Menschen stellte sich heraus, dass das männliche Gehirn **innerhalb** beider Gehirnhälften mehr Verknüpfungen besitzt, wohingegen das weibliche Gehirn **zwischen** beiden Gehirnhälften mehr Verknüpfungen hat. Präziser gesagt sind bei Männern die unmittelbaren Nachbarregionen im Gehirn stärker miteinander verlinkt, wohingegen bei Frauen entferntere Regionen besser verbunden sind. Für die Forscher ist das eine denkbare Erklärung, warum das männliche Gehirn Assoziationen zwischen Wahrnehmung und koordinierten Aktionen erleichtert (deren »Befehlszentralen« in derselben Gehirnhälfte angesiedelt sind), während das weibliche Gehirn die Kommunikation zwischen analytischen und intuitiven Prozessen begünstigt (deren »Befehlszentralen« in beiden Gehirnhälften liegen).[31]

Wenn ich hier vom »weiblichen« und vom »männlichen« Gehirn spreche, ist dies eine Vereinfachung, weil die anatomische Zweiteilung nicht mit den weiblichen und männlichen Geschlechtsorganen vergleichbar ist. Morphologisch bestehen zwischen den Gehirnen von Männern und Frauen erhebliche Überlappungen. Aus einer funktionellen Perspektive jedoch gibt es viele Unterschiede zwischen weiblichen und männlichen Hirnen. Es hat daher, von einigen Ausnahmen abgesehen, wenig Sinn, allein von der Struktur her im Menschengehirn zwischen männlichen und weiblichen Merkmalen zu unterscheiden. Genauso gut könnte man eine detaillierte Straßenkarte erstellen und versuchen, daraus Rückschlüsse auf das Verkehrsaufkommen zu ziehen. Die Gehirne von Frauen und Männer sind tatsächlich verschieden. Nicht besser oder schlechter, nicht stärker oder schwächer – einfach verschieden. Der Unterschied besteht jedoch vor allem aus funktionaler Sicht.[32]

Zum einen gibt es chromosomale Unterschiede in den Grundbausteinen, den Gehirnzellen: Als Geschlechtschromosomen besitzen Frauen zwei X Chromosomen (XX), während Männer ein X- und ein Y-Chromosom haben (XY). Das männliche Gehirn ist in der Gebärmutter einer ganz anderen hormonellen Umgebung ausgesetzt als das weibliche. Morphometrische Bildgebungsstudien allein können die entscheidende Auswirkung von Testosteron auf das sich entwickelnde männliche Gehirn nicht ernsthaft in Frage stellen. Die Auswirkungen von Nikotin und rauchertypischen Verhaltensmustern wie der Raucherentwöhnung hängt von bestimmten Rezeptoren im Gehirn ab, die im Gehirn von Männern und Frauen unterschiedlich verteilt sind. Ein Team an der Universität Yale fand über komplexe Bildgebungsverfahren heraus, dass dieser Rezeptor im Gehirn von männlichen Rauchern deutlich stärker verfügbar ist als bei männlichen Nichtrauchern. Bei Frauen gab es keinen derartigen Unterschied zwischen Raucherinnen und Nichtraucherinnen. Außerdem stellten die Forscher fest, dass die Verfügbarkeit dieses Rezeptors umso geringer war, je höher der Progesteronspiegel stieg (ein Hormon, das bei Frauen mit Eisprung in der zweiten Zyklushälfte ausgeschüttet wird). In dieser Phase wuchs bei Raucherinnen das Verlangen nach Zigaretten, und sie zeigten vermehrt depressive Symptome.[33] Sogar bestimmte Verhaltensmuster sind unterschiedlich verdrahtet – jedenfalls im Gehirn von männlichen und weiblichen Mäusen. Jungfräuliche Mäuse bemutterten fremde Jungtiere; männliche Mäuse hingegen griffen Jungtiere an oder ignorierten sie.[34]

Unterschiede bei der Hormonsekretion bestimmter Hirnregionen (Hypothalamus und Hypophyse) ziehen unterschiedliche Funktionen von Eierstöcken und Hoden nach sich (siehe Kapitel 8 »Geschlechtsspezifische Aspekte bei der Fortpflanzung«). Im weiblichen Gehirn findet diese Hormonsekretion pulsatil statt, und das wiederum ist die Voraussetzung für den weiblichen Menstruationszyklus. Im männlichen Gehirn verläuft die Sekretion praktisch konstant, was einer der Gründe für die relativ konstante Spermaproduktion ist. Diese Gehirnregionen sehen genau gleich aus, und auch die ausgeschütteten Hormone sind dieselben. Allein das unterschiedliche Sekretionsmuster führt zu fundamental unterschiedlichen Funktionen der Keimdrüsen. Testosteron, dem nur der männliche Fötus ausgesetzt ist, nicht der weibliche, hat unzählige Auswirkungen, darunter Verhaltensmerkmale nach der Geburt, Vorlieben für bestimmte Spielzeuge, verbale Fähigkeiten, Kommunikation und vieles mehr.

Ob sich das menschliche Gehirn beider Geschlechter von Anfang an unterscheidet oder ob strukturelle Unterschiede über die Umwelt erworben werden (beides trifft zu), ist letztlich zweitrangig. Wir müssen nur begreifen, dass es Unterschiede *gibt*. Sehen wir uns nur einmal an, was im weiblichen Gehirn infolge einer Schwangerschaft abläuft (und somit nur bei Frauen geschieht): Eine Schwangerschaft geht mit radikalen physiologischen Veränderungen der Frau einher, die alle Körpersysteme betrifft. Es überrascht somit wenig, dass das Gehirn auch bestimmte Veränderungen durchläuft. Mit diesem Phänomen haben sich spanische und niederländische Forscher auseinandergesetzt, die 25 Frauen vor und nach der Schwangerschaft untersuchten und die Ergebnisse mit den Daten von 20 Frauen verglichen, die noch nie entbunden hatten. Die Studie wurde in *Nature Neuroscience* veröffentlicht, einem der angesehensten Wissenschaftsjournale.[35] Offenbar führt eine Schwangerschaft zu einer Volumenminderung in bestimmten Hirnarealen, die mit sozialer Intelligenz und Bereitschaft für die Mutterschaft zu tun haben, darunter das Ausmaß der Bindung an das Neugeborene und die Unterdrückung von Feindseligkeit dem Neugeborenen gegenüber. Die beobachteten Veränderungen hielten mindestens zwei Jahre nach der Entbindung an. Interessanterweise zeigte sich bei den Frauen beim Betrachten von Bildern ihrer eigenen Kinder eine 30 Prozent stärkere Bindung als beim Betrachten von Bildern von fremden Kindern. Die Reduktion des Hirnvolumens ist in diesem Zusammenhang ein gesunder Vorgang und ein Reifungsprozess des Gehirns, der zu einer gesunden emotionalen Intelligenz und emotional-sozialen Anpassung führt. Einen ähnlichen Prozess durchläuft das Gehirn übrigens während der Adoleszenz.

* * *

Die Auswirkungen der fetalen Programmierung auf Gesundheit und Krankheit im Verlauf des Lebens sind immens. Glücklicherweise stehen für die Forschung insbesondere in den USA inzwischen erhebliche Mittel bereit, um zu diesem Thema möglichst viele Daten zu sammeln.* Je mehr wir über die fetale Programmierung in Erfahrung bringen, desto besser können wir potenzielle Risiken erkennen und meiden sowie mit erkannten Risikofaktoren umgehen.

In China ist die Errechnung des Lebensalters relativ kompliziert, denn dort gibt es eine »nominale« und eine »tatsächliche« Zählweise. Als der erste Geburtstag gilt dort der Tag der Geburt, das heißt, das Kind ist im ersten Lebensjahr bereits eins. In ähnlicher Form zählt das Konzept der fetalen Programmierung den Zeitraum vor der Geburt als individuellen – und wichtigsten – Teil des Lebens mit. Diese neue Wissenschaft spiegelt die Erkenntnis wider, dass unser Leben nicht mit der Geburt (bei null) beginnt, sondern

* Ein Beispiel ist das Projekt VIVA, eine epochale Langzeitstudie, die vornehmlich von den US-Behörden NIH und CDC finanziert wird. Projekt VIVA beobachtet seit 1999 über 2500 Kinder ab der vorgeburtlichen Phase des Lebens. Bis heute wurden im Rahmen dieser Studie über 100 Originalforschungsarbeiten sowie Buchkapitel und Leitartikel veröffentlicht. 2003 fiel in den USA der Startschuss für eine weitere, noch umfassendere Forschungsinitiative, die Nationale Kinderstudie (NCS). Das erklärte Ziel dieses Projekts war die Rekrutierung von 100 000 Frauen vor und während der Schwangerschaft, um die Einflüsse von Umwelt und Genen auf Wachstum, Entwicklung und Gesundheit ihrer Kinder schon vorgeburtlich und bis zum Alter von 21 Jahren zu untersuchen. Die Studie läuft in staatlichem Auftrag und wurde vom US-Kongress und Regierungsbehörden bisher mit über 600 Millionen Dollar gefördert (bei einem ursprünglich veranschlagten Gesamtetat von 1,3 Milliarden Dollar). Leider musste das Projekt im Dezember 2014 aufgrund mangelnder Umsetzbarkeit eingestellt werden, nachdem bereits an 40 Orten in den USA 6000 Kindern registriert waren. Aus den gesammelten Daten sind bisher über 125 peer-geprüfte Studien erwachsen. Im Jahre 2015 legte der amerikanische Senat den Antrag vor, die Studie wieder aufleben zu lassen und jährlich Staatsmittel in Höhe von 165 Millionen Dollar zur Verfügung zu stellen. Es scheint also, dass diese monumentale Studie gute Chancen hat, weitergeführt zu werden (http://www.sciencemag.org/news/2015/06/lawmakers-seek-resurrect-national-children-s-study)

schon vorher, und dass diese Zeitspanne für unsere lebenslange gesundheitliche Entwicklung von entscheidender Bedeutung ist.

3. Das Leben im Mutterleib, Teil 2

Geschlechtsspezifische Aspekte der fetalen Programmierung im Hinblick auf die Entwicklung späterer Krankheiten.

Das vorgeburtliche Leben ist keineswegs ein Zuckerschlecken. Für das Ungeborene ist der Mutterleib eher ein Gefängnis: Es sitzt fest, kann weder kämpfen noch flüchten und ist sowohl Einflüssen der Außenwelt als auch den Veränderungen der körperlichen und emotionalen Systeme der Mutter ausgeliefert. In keinem anderen Lebensabschnitt sind Menschen derart empfänglich für ihre Umgebung, ohne diese beeinflussen oder ihr entkommen zu können. Die Umwelt der Schwangeren hat direkten Einfluss auf das Ungeborene. In diesem Kapitel erkläre ich die fetale Programmierung und ihre Schattenseiten – die Auswirkungen von Giften wie Alkohol und Tabak auf den Fötus und die vorgeburtlichen Ursprünge von Erkrankungen – einschließlich der entsprechenden Genderzusammenhänge.

Die Plazenta

Beim Menschen und bei anderen Säugetieren verläuft die Kommunikation zwischen Mutter und Fötus über ein ausgeklügeltes Organ von begrenzter Lebensdauer, das nur für diesen Zweck entsteht und kurz nach der Entbindung abstirbt. Dieses Organ ist die Plazenta.

Nach der Befruchtung des Eis durch eine Samenzelle bildet sich der Embryo, und die Zellteilung beginnt. Nach den ersten Zellteilungen entsteht dabei die sogenannte Blastozyste, die sich anschließend in die Gebärmutterschleimhaut (das Endometrium) einpflanzt. Zu diesem Zeitpunkt hat die Blastozyste bereits eine differenzierte Struktur mit einer inneren Zellmasse, aus der sich der Fötus entwickeln wird, und einer äußeren Zellschicht, die zur Plazenta wird. Abgesehen von der Gebärmutterschleimhaut, die von der Mutter stammt und später die Dezidua bilden wird, ist die gesamte Plazenta genetisch mit dem Fötus identisch, kann also weiblich (46 XX) oder männlich (46 XY) sein. Deshalb kann uns eine Biopsie der Gebärmutter im ersten Schwangerschaftsdrittel genetische Informationen über das Ungeborene vermitteln. Traditionell gilt die Plazenta als asexuell, und viele Arbeiten zur Plazenta erwähnen nicht einmal, ob das untersuchte Exemplar aus einer Schwangerschaft mit einem Jungen oder mit einem Mädchen gewonnen wurde. Doch Plazenta und Fötus entstehen aus denselben Ei- und Samenzellen, so dass die Plazenta ein Geschlecht hat und genau wie der Fötus männlich oder weiblich ist. Infolgedessen bestehen bei der Plazentafunktion Genderunterschiede, die sich an epigenetischen Abläufen, Genexpression, Stoffwechselprozessen, Proteinexpression und anderem beobachten lassen.[1]

Die Hauptaufgabe der menschlichen Plazenta ist die Bereitstellung von Nährstoffen und Gasen (etwa Sauerstoff) für die Fetalentwicklung, der Abtransport von Abbauprodukten und die Übermittlung von Hormon- und Immunreaktionen. Alles, was die Mutter zu sich nimmt oder erlebt, kann über die Durchblutung der Plazenta den Fötus erreichen. Hierzu zählen Medikamente, Erkrankungen, Ernährungsvorlieben und Stress. Die Veränderungen der Plazenta durch solche Variablen lassen sich makroskopisch nachweisen (zum Beispiel die geringere Größe der Plazenta bei Raucherinnen), aber auch mikroskopisch (zum Beispiel Veränderungen der Gefäßinnenwände bei Frauen mit Bluthochdruck). Außerdem können geringfügige Veränderungen der Genexpression in der Plazenta Signalübertragungen an den Fötus behindern, und bestimmte Plazentaenzyme können als »Sensor« für Nährstoffe dienen, die auf Hinweise der Mutter reagieren. All diese Prozesse können mit epigenetischen Mechanismen zusammenhängen.[2]

Zweifellos haben alle ungesunden Gewohnheiten oder Krankheiten der werdenden Mutter Auswirkungen auf ihr Ungeborenes. In vielen Fällen ist diese Wirkung sehr massiv. Giftige Substanzen wie Alkohol, Nikotin oder andere Schadstoffe können Schädigungen des Kindes für das ganze Leben nach sich ziehen. Die Wirkung externer Schadstoffe auf den Fötus hängt nicht nur von Art und Menge des Gifts ab, sondern auch vom Entwicklungsstadium. Im ersten Schwangerschaftsdrittel führt eine Gifteinwirkung häufig zu Fehlbildungen oder zum Tod des Fötus. Im zweiten und dritten Trimester kann es zu Verzögerungen der vorgeburtlichen Entwicklung, gestörtem Wachstum oder dem Versagen verschiedener Körpersysteme kommen.

»Äußere« Einflüsse auf die intrauterine Umgebung

Unsere Umwelt steckt voller Schadstoffe. Besonders betroffen sind Frauen mit einem niedrigen sozioökonomischen Status. Eine Studie von 2002 zur häuslichen Verwendung von Pestiziden (meist gegen Kakerlaken) an Schwangeren in Vierteln mit niedrigem Durchschnittseinkommen in New York City[3] ergab, dass über 85 Prozent der Befragten während der Schwangerschaft zu Hause Pestizide eingesetzt hatten. Bei allen untersuchten Frauen waren drei Insektizide im Blut nachweisbar. Diese Insektizide sind Nervengifte, die dem Ungeborenen schaden und wahrscheinlich dauerhafte Hirnschäden hervorrufen, die beim Kind zu lebenslangen kognitiven Defiziten führen. Schäden durch eine pränatale Toxinbelastung können über epigenetische Prozesse auch an künftige Generationen weitergegeben werden. Das ließ sich an Ratten beobachten, die vor ihrer Geburt giftigen Chemikalien ausgesetzt wurden. Der Nachwuchs entwickelte diverse Krankheiten, unter anderem Krebs, und dieser Einfluss wirkte noch drei Generationen hindurch weiter.[4] Solche Erkenntnisse haben auch einen sozialen Aspekt. Da ein Leben in Armut das Risiko für schädliche epigenetische Veränderungen beim Ungeborenen erhöht und Menschen zumeist mit anderen aus der eigenen sozioökonomischen Gruppe Kinder zeugen, können pathologische Entwicklungen, die durch Armut entstehen, erblich werden.

Ein Paradebeispiel, wie die Umgebung in der Gebärmutter den Fötus ernsthaft und nachhaltig schädigen kann, ist Alkohol. Bis zu einem Prozent aller Neugeborenen (in den USA etwa 40 000, in Deutschland etwa 8000 Kinder) kommen jedes Jahr mit alkoholbedingten Schädigungen zur Welt, die unter anderem körperliche und emotionale Faktoren, Verhaltensweisen und Lernschwächen umfassen.[5] Die volle Ausprägung des fetalen Alkoholsyndroms (FAS) betrifft nur einen Teil dieser Kinder (in den USA 4000 bis 12 000 Kinder pro Jahr, in Deutschland circa 2000 Kinder pro Jahr) und zeichnet sich durch eine erhebliche Wachstumsverzögerung und Störungen des zentralen Nervensystems, strukturelle Defekte sowie neurologische, funktionelle und kognitive Störungen in Begleitung von speziellen, anomalen Gesichtszügen aus. In den USA schätzt man, dass ein bis drei von 1000 (1:1000 bis 3:1000) Lebendgeburten betroffen sind. Das ist in etwa die Anzahl an Kindern, die jedes Jahr mit Down-Syndrom zur Welt kommen – doch im Fall der FAS wäre diese Tragödie vollständig vermeidbar. Alkoholkonsum während der Schwangerschaft gilt in den USA als Hauptursache für eine geistige Behinderung und soll für mehr Fehlbildungen verantwortlich sein, als alle chromosomal bedingten Fehlbildungen zusammen.[6]

Leider wissen wir nicht, welches Maß an Alkohol nach der Befruchtung und im Verlauf der Schwangerschaft maximal vertretbar ist. In dieser Hinsicht erklärt die US-Gesundheitsbehörde DHHS unmissverständlich, dass »während der

Schwangerschaft keinerlei Alkoholkonsum als sicher einzustufen« ist.[7] Es besteht kein Zweifel, dass eine Schwangere, die Alkohol trinkt, ihr Kind in Gefahr bringt. Besonders gefährlich ist der Alkoholkonsum in den ersten Wochen der Schwangerschaft, wenn sich die Frau möglicherweise noch gar nicht ihrer Schwangerschaft bewusst ist, der Fötus aber besonders empfänglich für diese Gifte ist. Daher sollten Frauen sicherheitshalber nicht erst auf jeglichen Alkohol verzichten, wenn sie wissen, dass sie schwanger sind, sondern bereits, sobald sie sich für eine Schwangerschaft entscheiden.

Aus Sicht der Gendermedizin sind männliche Feten durch Alkohol stärker verwundbar. Einer der Gründe dafür ist genetisch bedingt. Mütter geben an ihre Söhne – nicht an die Töchter – eine bestimmte Genvariante (Deiodinase-III) weiter. Eine Studie an Ratten ergab, dass dieses Gen die Alkoholempfindlichkeit erhöht, indem es im Gehirn des Fötus das hormonelle Gleichgewicht der Schilddrüse stört.[8] Das Fetale Alkoholsyndrom bei männlichen Babys illustriert den schädlichen Einfluss als eine Kombination aus genetisch vererbten Prozessen (Übertragung eines Gendefekts von der Mutter auf den Fötus) und epigenetischen Prozessen (Veränderungen der Genexpression aufgrund von Alkoholeinfluss).

Auch die Tatsache, dass Tabakgenuss dem Fötus schadet, ist gut bekannt. Wenn werdende Mütter rauchen, kann die Plazenta diverse wichtige Substanzen schlechter übertragen, das Geburtsgewicht sinkt, und das Ungeborene wird in vielfältiger Weise geschädigt.[9] Ein Kind, das im Uterus Nikotin ausgesetzt war, könnte im Laufe des Lebens diverse, je nach Geschlecht auch unterschiedliche Krankheiten entwickeln. So entwickelten männliche Ratten, die im Mutterleib Nikotin ertragen mussten, als erwachsene Tiere Bluthochdruck. Rauchen in der Schwangerschaft führt auch vermehrt zu kognitiven Problemen und Hörschäden beim Nachwuchs, sobald dieser die sexuelle Reife erreicht. Schuld daran ist offenbar eine geringere Dicke des zerebralen Kortex, einer Hirnregion, die für höhere kognitive Funktionen zuständig ist.[10] Solche Schädigungen sind bei erwachsenen Rattenweibchen stärker verbreitet.

Weitere negative Einflüsse des Rauchens sind teilweise geschlechtsabhängig. Eine Studie an Rauchern und Nichtrauchern, bei denen die Mütter in der Schwangerschaft teilweise geraucht hatten, teilweise nicht, stellte fest, dass eine Nikotinexposition beim Ungeborenen mit einem Rückgang biochemischer Komponenten im Gehirn zusammenhängt, welche die Aufmerksamkeit steuern. Bei Frauen ging dabei häufiger die visuelle Aufmerksamkeit zurück, während bei Männern eher die akustische Aufmerksamkeit beeinträchtigt war.[11]

»Innere« Einflüsse auf die intrauterine Umgebung

Ebenso wichtig wie die oben genannten »äußeren« Einflüsse sind »innere« Einwirkungen wie Antikörper oder Hormone der Mutter, die auf den Fötus übergehen, sowie andere Substanzen, die das Ungeborene selbst erzeugt. Ein gutes Beispiel dafür ist Testosteron, das die Hoden des männlichen Fötus in großer Menge erzeugen.

Erhöhte Spiegel von Testosteron und dessen Derivaten wurden bei Feten mit einem Nebennierentumor oder bei einer genetischen Mutation von Frauen entdeckt, deren Kinder dann mit einer kongenitalen Nebennierenhyperplasie (CAH) zur Welt kommen. Dieser angeborene Nebennierendefekt kann entstehen, wenn beide Eltern – bei denen die Nebennieren normal funktionieren – stumme Träger der Genmutation sind und jeweils das defekte Gen an ihr Kind weitergeben. Eine Variante des CAH beruht auf Mutationen, welche die Nebennieren des Ungeborenen daran hindern, fetales Testosteron in Östrogen zu verwandeln. In diesem Fall steigt der Testosteronspiegel bei weiblichen Ungeborenen gegen Ende des ersten Schwangerschaftsdrittels dramatisch an. Solche Mädchen kommen später mit unspezifischen oder ein Stück weit männlich anmutenden Genitalien zur Welt. Später kann dies zu einer verfrühten Sexualentwicklung, starkem Übergewicht und übermäßigem Haarwuchs führen, aber auch zum Ausbleiben der Menstruation und zu Problemen mit der Fruchtbarkeit. Das hormonelle Ungleichgewicht lässt sich ab der Geburt zwar normalerweise medizinisch behandeln, aber der Defekt kann sich dennoch in Form von »jungstypischem« Verhalten niederschlagen, zum Beispiel einer Vorliebe für »maskulines« Spielzeug wie Baufahrzeuge oder Waffen. Selbst nach einer entsprechenden Behandlung fühlen sich die betroffenen Frauen sexuell häufiger zu Frauen hingezogen als Frauen, die während der Fetalentwicklung keinen übermäßigen Testosteronmengen ausgesetzt waren.[12] Hinzu kommt, dass bei Mädchen, die im Mutterleib erhöhten Testosteronmengen ausgesetzt waren, in der Pubertät die verbalen Fähigkeiten zurückgehen und zugleich die räumliche Orientierung und die Aggressivität zunimmt – Eigenschaften, die oft phänotypischen Männern zugeschrieben werden.

Bei Frauen, die am polyzystischen Ovarsyndrom (PCOS) leiden, der Hauptursache eines ausbleibenden Eisprungs, ist der Testosteronspiegel erhöht. Dieser Zustand hält auch bei einer eventuellen Schwangerschaft weiterhin an und kann weibliche Feten beeinträchtigen. In einer neueren Studie zeigte sich, dass der Nachwuchs von Ratten mit künstlich hervorgerufenem PCOS-Phänotyp sich ängstlicher verhielt als Tiere einer Kontrollgruppe.[13]

Die andere Seite des Spektrums betrifft das seltene Androgeninsensitivitätssyndrom (AIS), bei dem ein genetischer Mann äußerlich weiblich erscheint und sich auch so verhält. Bei diesem Syndrom liegt ein normaler männlicher Genotyp vor, und es werden normale Testosteronmengen erzeugt, doch die Testosteronrezeptoren sind inaktiv. Damit können die Körpersysteme der Betroffenen das Testosteron nicht »erkennen«, so dass dieses Hormon schon im Mutterleib nicht richtig aktiv wird. Auf diese Weise kann sich bei genetisch männlichen Feten ein weiblicher Phänotyp ausprägen. Das Syndrom wird nur sehr selten schon bei der Geburt erkannt, weil die Babys wie Mädchen aussehen und sich auch so entwickeln – einschließlich Verhaltensmustern, Genderidentität und sexuellen Vorlieben. Bei AIS haben sie jedoch weder eine Gebärmutter noch Eierstöcke und bekommen demzufolge auch keine Menstruation. Meist ist das Ausbleiben der Menstruation der erste Anlass, der diese Mädchen zum Frauenarzt führt. Die Diagnose ist einfach: Sie erfolgt durch einen Gentest und eine Ultraschalluntersuchung, die das Fehlen von Eierstöcken und Gebärmutter bestätigt. Äußerlich wirken die Genitalien in der Regel weiblich. Es liegt eine funktionsfähige, relativ kurze Vagina vor, die blind endet. Die Hoden liegen normalerweise an ihrem Ursprungsort in der Bauchhöhle. Da ein erhöhtes Risiko für eine maligne Entartung dieser Hoden besteht, wird ärztlicherseits normalerweise eine operative Entfernung nach der Pubertät empfohlen. Solche Patientinnen leben in der Regel als normale, aber unfruchtbare Frauen weiter.

Diese beiden Syndrome, die an entgegengesetzten Enden des Testosteronspektrums angesiedelt sind (CAH bei weiblichen Ungeborenen und AIS bei männlichen), sind ein klarer Hinweis auf die entscheidende Rolle intrauteriner Androgene und ihrer Rezeptoraktivität bei der Festlegung der späteren körperlichen und kognitiven Entwicklung sowie des Verhaltens von Männern und Frauen.

Bei übermäßiger Testosteronausschüttung vor der Geburt kann es beim männlichen Kind auch später zu Legasthenie, also zu einer Lese- und Schreibstörung, kommen. Autismus könnte ebenfalls mit hohen intrauterinen Testosteronspiegeln zusammenhängen und eine extreme Ausprägung des »männlichen Gehirns« darstellen.[14]

Tatsächlich tritt Autismus bei Männern viermal so oft auf wie bei Frauen, und das Asperger-Syndrom ist bei Jungen neun Mal so häufig wie bei Mädchen.

Andererseits wurden bei männlichen Feten verringerte fetale Testosteronmengen nachgewiesen, wenn die Mutter emotional unter starkem und anhaltendem Druck stand, beispielsweise im Krieg, bei Naturkatastrophen oder durch private Katastrophen. Solche Einflüsse können erheblich auf die Entwicklung des Ungeborenen einwirken (siehe Kapitel 4 »Stress in der Schwangerschaft«).

Offensichtlich hat die Umgebung im Mutterleib starken Einfluss auf die späteren kognitiven Fähigkeiten des Kindes, und es gibt Vermutungen, dass dieser Zeitraum für die Intelligenz ähnlich wichtig oder gar wichtiger ist als die Erziehung.[15] Dies gilt übrigens auch für die spätere Gesundheit, wie wir gleich sehen werden.

Krankheitsveranlagungen aus dem Mutterleib

Es zeigt sich zunehmend, dass viele Krankheiten bei Erwachsenen im vorgeburtlichen Leben und in der frühen Kindheit wurzeln. Ein augenscheinliches Beispiel dafür ist starkes Übergewicht. Fettleibigkeit gilt als einer der Hauptrisikofaktoren für diverse Krankheiten und betrifft in den USA etwa 30 Prozent der Bevölkerung (zum Vergleich: In Deutschland sind über 50 Prozent der Bevölkerung übergewichtig; 16 Prozent gelten als fettleibig). In Israel gelten etwa 30 Prozent der Erwachsenen als übergewichtig und 15 Prozent als fettleibig. Auch acht Prozent der israelischen Kinder zwischen sechs und 14 Jahren sind stark übergewichtig.[16]

Fettleibigkeit wird normalerweise anhand des Body Mass Index (BMI) definiert, der sich aus dem Verhältnis zwischen Größe und Gewicht errechnen lässt. Mit einem BMI zwischen 25 und 29,9 gilt man als übergewichtig, ab einem Wert von 30 als krankhaft übergewichtig oder fettleibig. Der BMI ist allerdings ein ungenauer Maßstab, weil bei muskulösen Menschen der Fettanteil überschätzt werden kann, während er bei Menschen, die Muskeln verloren haben, leicht unterschätzt wird. Zudem wird damit nur die Gesamtfettmenge im Körper geschätzt, aber nicht die mindestens ebenso wichtige Fettverteilung. In einer großen Studie aus den USA und Kanada mit über 15 000 erwachsenen Teilnehmern zeigte sich, dass Fett, das über den ganzen Körper und die Gliedmaßen verteilt ist, als Risikofaktor für Herzinfarkt, Diabetes und Krebs weit weniger relevant ist als Fett, das sich um die Körpermitte ansammelt. Diese »Stammfettsucht« entspricht einem »apfelförmigen« Körperbau im Gegensatz zum »birnenförmigen« Körper, bei dem das Fett sich vor allem unterhalb der Taille ablagert. Diese Situation ist stark genderabhängig. Ein Mann mit einem normalen BMI hat bei Stammfettsucht ein beinahe doppelt so hohes Risiko, an typischen Übergewichtskomplikationen zu sterben, wie ein Mann mit hohem BMI, aber ohne Stammfettsucht. Im Gegensatz hierzu hat eine Frau mit normalem BMI, aber Stammfettsucht ein 50 Prozent höheres Risiko, an Komplikationen zu sterben, als eine ähnliche Frau mit hohem BMI, aber ohne Stammfettsucht. Das bedeutet, dass Bauchfett für Männer deutlich riskanter ist als für Frauen.[17]

Genderabhängige Unterschiede bei starkem Übergewicht können mit genderspezifischen Ernährungsgewohnheiten in unterschiedlichen Phasen des Menstruationszyklus' und insgesamt unterschiedlichen Vorlieben zu tun haben. Dieses Verständnis könnte dazu beitragen, effektivere genderbasierte Empfehlungen für Gewichtsabbau zu erstellen.[18]

Extreme Ausschläge des Geburtsgewichts nach oben oder unten führen im Laufe des Lebens eher zu Fettleibigkeit und zum Entstehen des metabolischen Syndroms, einer Ansammlung von Faktoren wie Bluthochdruck, Stammfettsucht, erhöhtem Nüchternblutzucker und hohen Triglyzeriden (bestimmte Blutfette). Zur Diagnose des metabolischen Syndroms sollten mindestens drei dieser Faktoren mäßig ausgeprägt sein. Jeder Punkt stellt für sich allein einen Risikofaktor für bestimmte Erkrankungen dar. In Kombination steigt das Risiko für schwere Erkrankungen signifikant an.

Auch chronische Erkrankungen wie Osteoporose, psychische Störungen und psychiatrische Syndrome sowie das polyzystische Ovarsyndrom (PCOS) werden mit der fetalen Programmierung in Verbindung gebracht. Andere Krankheiten des Erwachsenenalters – ob Herzgefäßprobleme, diverse Stoffwechsel- und Hormonstörungen, Diabetes oder vieles andere – könnten auf einer unzureichenden Festlegung von Setpoints beruhen. Das ist unser nächstes Thema.

Fehlernährung von Mutter und Kind

2013 meldete die Weltgesundheitsorganisation (WHO), dass jährlich mehr als 20 Millionen Kinder mit einem niedrigen Geburtsgewicht (unter 2500 Gramm) zur Welt kommen, 95 Prozent davon in Entwicklungsländern. Die Autoren des Berichts sind sich einig: »Das Geburtsgewicht ist ein starker Indikator für die Gesundheit und den Ernährungszustand der Mutter und des Neugeborenen. Unterernährung im Mutterleib erhöht das Risiko, dass ein Kind in den ersten Monaten und Jahren verstirbt. Die Überlebenden haben tendenziell ein schwächeres Immunsystem und ein erhöhtes Krankheitsrisiko. Häufig bleiben sie weiterhin unterernährt, was sie lebenslang mit Einschränkungen bei Muskelkraft, kognitiven Fähigkeiten und Intelligenz bezahlen. Als Erwachsene leiden sie vermehrt unter Diabetes und Herzkrankheit.«[19] Das ist eine deutliche Aussage, die ein niedriges Geburtsgewicht* – ob aufgrund einer Frühgeburt, einer Wachstumsverzögerung oder aus anderen Gründen – mit der späteren Gesundheit des Kindes verknüpft.

Das Konzept eines Zusammenhangs zwischen fetaler Unterernährung und der Krankheitsentstehung im Erwachsenenalter wurde vor über 20 Jahren von dem Epidemiologen David J. Barker eingeführt.[20] Die Barker-Theorie, die auch als die Hypothese vom fetalen Ursprung von Krankheiten bekannt ist, besagt, dass ein niedriges Geburtsgewicht für eine intrauterine Fehlernährung steht, die den Fötus langfristig auf koronare Herzkrankheit, Diabetes und Bluthoch-

* Wenn das Geburtsgewicht unter dem Gewicht liegt, das in einem bestimmten Schwangerschaftsstadium zu erwarten ist, unterscheiden wir in der Geburtshilfe zwischen einer intrauterinen Wachstumsverzögerung (IUGR) und einem Kind, das bezogen auf das Reifealter klein ist (SGA). Ist das Geburtsgewicht aufgrund einer Frühgeburt gering, so bezeichnen wir die Situation als dem Reifealter angemessen (AGA). In beiden Fällen ist das Geburtsgewicht jedoch niedrig (LBW). Ein vorzeitig entbundenes Kind kann also als AGA oder als SGA eingestuft werden. Beides stellt jedoch einen erheblichen Risikofaktor für spätere Essstörungen dar.
Andererseits darf man aus der Größe des Neugeborenen natürlich nicht zwangsläufig auf spätere krankhafte Prozesse bei diesem Kind schließen. Ein geringes Körpergewicht kann auf pathologische Prozesse innerhalb einer schädlichen intrauterinen Umgebung zurückgehen, darunter eine Plazentainsuffizienz und epigenetische Veränderungen, aber auch schlicht das Erbgut von körperlich kleinen Eltern widerspiegeln.

druck programmiert. Insbesondere stellte Barker die Hypothese auf, dass der Fötus bei seiner Programmierung auf Botschaften der Mutter reagiert, die bestimmte lebenslange Zielwerte für den Stoffwechsel vorgeben. Diese Überlegung gilt als eine der Grundhypothesen bei der Erforschung der fetalen Programmierung. Inzwischen herrscht breiter Konsens, dass die Ernährung der Mutter die Gesundheit des Ungeborenen beeinflusst und dass eine Fehlernährung in der Schwangerschaft – insbesondere proteinarme Ernährung – mit vielen Krankheiten in Verbindung steht, die das Kind im Erwachsenenalter entwickeln könnte.

Im Zweiten Weltkrieg wollten die Alliierten die von den Nazis besetzten Niederlande befreien. Der erste Anlauf schlug fehl. Zur Strafe verhängten die Deutschen von November 1944 bis April 1945 eine fast vollständige Blockade gegen Nordholland. Zusammen mit dem harten Winter ging diese Blockade als der *Hongerwinter* in die Geschichte der Niederlande ein. Die Rationen fielen auf 400 Kalorien pro Tag, also ein Viertel des täglichen Grundbedarfs. Viele Jahre später stieß das medizinische Forschungszentrum Amsterdam eine breit angelegte Studie an, welche die Auswirkungen des *Hongerwinter* auf Männer und Frauen untersuchte, die zwischen November 1943 und Februar 1947 in Amsterdam zur Welt kamen – also vor, während und nach der Blockade. Dank sorgfältig geführter Akten ließ sich feststellen, dass das Geburtsgewicht von Babys, die während der pränatalen Entwicklung mangelernährt waren, durchschnittlich 200 bis 300 Gramm unter dem Gewicht der Babys von Frauen lag, die nicht im *Hongerwinter* schwanger waren.

Barker stellte fest, dass die *Hongerwinter*-Kinder lebenslang ein hohes Risiko für diverse Gesundheitsprobleme wie erhöhte Blutfette, Fettleibigkeit, Diabetes, Herzgefäßkrankheiten, Bluthochdruck, Lungen- und Nierenerkrankungen aufwiesen. Bluthochdruck gehört vermutlich zu den tödlichsten lautlosen Gefahren. Mehr als zehn Prozent der Weltbevölkerung sind davon betroffen, und er ist die Hauptursache für Herzgefäßerkrankungen und die damit verbundene Mortalität. Die Mehrheit der Betroffenen lebt in Entwicklungsländern mit erschwertem Zugang zu medizinischer Versorgung. Der Anstieg der Fallzahlen geht auf Veränderungen der Lebensweise und weniger körperliche Aktivität, aber auch – wie bei den Kindern, die nach dem *Hongerwinter* zur Welt kamen – auf eine unzureichende Ernährung der Mütter zurück.

Obendrein scheint eine pränatale Mangelernährung männlichen und weiblichen Kindern unterschiedlich zuzusetzen.[21] Im Gegensatz zu männlichen Ratten entwickelten weibliche Ratten nach Mangelernährung während der Tragezeit im Erwachsenenalter Fettsucht und Prädiabetes. Beim Menschen hingegen scheinen Jungen stärker auf eine unzureichende Ernährung im Mutterleib zu reagieren als Mädchen. Das liegt unter anderem an ihrem höheren Wachstumstempo und einer stärkeren Abhängigkeit von ausreichender Nahrungszufuhr. Frauen, die einen Jungen austragen, brauchen etwa zehn Prozent mehr Kalorien als Frauen, die mit einem Mädchen schwanger sind.[22] Ein niedriges Geburtsgewicht hängt auch mit einer Fehlfunktion des Endothels während der Kindheit zusammen. Das Endothel ist das Gewebe, dass die Innenwände der Blut-

und Lymphgefäße auskleidet.[23] Diese Erkenntnis deutet auf einen wichtigen Risikofaktor für die Entwicklung von Herzgefäßproblemen. Die Entdeckung, dass Endothelschäden beim Erwachsenen bereits im vorgeburtlichen Leben angelegt sein können, deutet darauf hin, dass Arteriosklerose (Plaquebildung in den Arterien) auf Ereignisse zurückgehen könnte, die schon vor der Geburt abgelaufen sind und nicht unbedingt genetisch angelegt sind. Interessanterweise waren bei den Menschen, die nach dem *Hongerwinter* von mangelernährten Müttern geboren wurden, später doppelt so häufig hohe Blutfettwerte zu beobachten.[24]

Vor einem halben Jahrhundert stellte der Genetiker James Neel eine Theorie zur Diabetesentstehung vor.[25] Er prägte den Begriff des »optimalen Futterverwerters«, der durch genetische Selektion von Menschen entstanden war, die in Umgebungen mit knappem Nahrungsangebot die Fähigkeit entwickelt hatten, diese Nahrung möglichst gut zu nutzen. 30 Jahre später erweiterten Charles Nicholas Hales und David J. Barker[26] diese Theorie zur »Hypothese der optimalen Futterverwertung«, bei der sie davon ausgehen, dass ein Mensch sich erst durch mütterliche Signale, die auf das Ungeborene übertragen werden, gezielt für eine Umgebung entwickelt, in der die Nahrung knapp ist. Kritisch wird es erst, wenn Erwartung und Realität aufeinanderprallen: Wo es reichlich Nahrung gibt, wird die Fähigkeit, Nahrung effizient zu verwerten, zum Nachteil, und die Betroffenen neigen als Erwachsene eher zu Diabetes und metabolischem Syndrom. Solche Menschen entwickeln auch vermehrt eine Insulinresistenz, das heißt, ihre Zellen können Insulin nicht mehr richtig verwerten und wehren sich gegen den Versuch des Insulins, Glukose in die Zellen zu schleusen. Dadurch steigt der Blutzucker an.

Wenn wir die drei beteiligten Faktoren betrachten – Insulinresistenz, niedriges Geburtsgewicht und später ein erhöhtes Krankheitsrisiko – fügt sich eins ins andere. Insulin ist ein Wachstumsfaktor, und intrauterine Insulinresistenz führt zu einem geringeren Geburtsgewicht. Insulinresistenz ist auch ein Risikofaktor für spätere Krankheiten. Daher kann ein geringeres Geburtsgewicht ein Hinweis auf Insulinresistenz sein, nicht andersherum.[27] Interessanterweise besteht eine Verbindung zwischen Geburtsgewicht, Insulinresistenz und einem bestimmten Rezeptorgen (PPAR-y2).[28] Menschen, die vorzeitig mit einem sehr geringen Geburtsgewicht zur Welt kamen, sind als junge Erwachsene tendenziell körperlich weniger aktiv[29] und essen später im Leben mehr.[30] Zudem scheinen sie hochkalorische Nahrung zu bevorzugen, und all dies zusammen bildet eine Veranlagung für spätere Fettleibigkeit.[31] Besonders bei Frauen hat sich gezeigt, dass eine Wachstumsverzögerung im Mutterleib später dazu führt, dass sie kohlenhydratreiche Nahrung bevorzugen (statt proteinreicher Nahrung) und einen höheren Taille-Hüft-Quotienten aufweisen. Diese Beobachtung gilt besonders für junge Frauen.[32]

Ein niedriges Geburtsgewicht, ob SGA (klein für den Reifegrad) oder AGA (angemessen für den Reifegrad) geht später mit einem vermehrten Hang zu fettreicher Ernährung einher. Obst und Gemüse werden eher weniger gegessen. Dass solche überaus ungesunden Ernährungsgewohnheiten nicht gerade förderlich sind, liegt auf der Hand. Es gibt jedoch auch andere Komplikationen. Mütter von Kindern mit einem geringen Geburtsgewicht freuen sich normalerweise, wenn ihre Babys den Rückstand nach der Geburt rasch aufholen.[33] Es gibt jedoch zunehmend Hinweise, dass eine zu schnelle Gewichtszunahme nach der Geburt im späteren Leben mit Diabetes zusammenhängt. Der kurzfristige Anlass zur Freude kann sich langfristig also als schädlich erweisen.

Fetale Programmierung – ein Blick in die Zukunft

Wenn wir das Prinzip der fetalen Programmierung verstehen, erkennen wir, wie wichtig die Prozesse sind, die im Leben vor der Geburt ablaufen und welche Auswirkungen sie langfristig auf die Gesundheit des Kindes haben. Verstehen reicht jedoch nicht. Wir müssen es auch umsetzen und auf Veränderungen bei den Frauenärzten, Vorsorgezentren und Kliniken pochen, die für Schwangere, Neugeborene und Kinder zuständig sind. Wir müssen viel mehr darauf achten, werdende Mütter über das Meiden von Schadstoffen, gute Ernährung und Ergänzungsmittel aufzuklären, die für das Ungeborene hilfreich sein können. Schwangere Frauen brauchen zu Hause und im Beruf eine Umgebung, die die Bedürfnisse des Ungeborenen berücksichtigt. Solche und andere Schritte werden die Definition der Schwangerschaftsbetreuung von der Fürsorge für die Schwangeren hin zu einem neuen Medizinmodell erweitern, das auf die Verhinderung späterer Erkrankungen abzielt. Die Pränatalbetreuung der werdenden Mutter wird damit zur Präventionsmedizin für das ganze Leben des Menschen. Die Medizin muss Menschen bewusst machen, wie viel im vorgeburtlichen Leben für die künftige Gesundheit und das Wohlergehen dieses Menschen auf dem Spiel steht. Die Bereitstellung entsprechender Mittel ist daher unverzichtbar. Der bekannte britische Gynäkologe und Wissenschaftler Peter Nathanielsz hat dies treffend zusammengefasst: »Wie wir ins Leben geleitet werden, bestimmt, wie wir es verlassen.«[34]

Gestatten Sie mir zum Abschluss dieses Kapitels einen letzten Kommentar. Die fetale Programmierung sollte nicht mit Determinismus verwechselt werden. Das Schicksal eines Menschen wird keineswegs schon im Mutterleib besiegelt. Erziehung, das Erkennen möglicher Risikofaktoren, die Entwicklung einer angemessenen Behandlung und die Bereitstellung einer Umgebung, die dem Neugeborenen nach der Geburt gerecht wird, legt viel von unserem Schicksal in unsere Hände (oder die unserer Eltern), aber auch in die Hände der Gesellschaft insgesamt. Mehr Verständnis für die fetale Programmierung könnte das Werkzeug sein, mit dem wir endlich aktiv auf die langfristige Gesundheit einwirken können. Für eine bessere Zukunft und die Zukunft nachfolgender Generationen.

4. Stress in der Schwangerschaft

Der Einfluss von Stress auf die Schwangere und das Ungeborene. Mütterliche Stresshormone können die Stressbewältigungsmechanismen beim Ungeborenen irreversibel schädigen, mit Frühgeburten einhergehen und den Nachwuchs auch psychisch beeinträchtigen.

Depressionen, Ängste und Stress sind weit verbreitet, aber dennoch fragen Frauenärzte selten danach. Sie achten zu Recht auf den Blutdruck der Mutter und auf Hinweise auf Schwangerschaftsdiabetes, vergessen aber leider häufig, dass »Depressionen der Mutter mindestens so häufig (sind) wie schwangerschaftsbedingter Bluthochdruck und fünf bis zehn Mal häufiger als Schwangerschaftsdiabetes.«[1] Die moderne Geburtshilfe berücksichtigt beispielsweise noch nicht alle Aspekte der fetalen Programmierung (wie Stress der Mutter) auf vorzeitige Wehen und Entbindung. Doch das Ungeborene registriert sogar leichten Stress. In einem präzise angelegten Experiment an der Universität Columbia wurden Schwangere gebeten, eine stressreiche Aufgabe am Computer auszuführen. Gleichzeitig wurde der Herzschlag des Ungeborenen aufgezeichnet. Dabei ergab sich eine klare Parallele zwischen Stress der Frau und einem zeitweise verlangsamten Herzrythmus des Kindes.[2]

Stress ist eine Reaktion auf Stressfaktoren, die eine innerliche oder äußerliche Bedrohung darstellen. Angst hingegen ist eine mögliche Reaktion auf eine stressreiche Situation, der man mit Sorge oder unangenehmen Gefühlen entgegensieht. Bestimmte Stressfaktoren können individuell und je nach Situation unterschiedliche Formen und Ausprägungen von Stress und Angst erzeugen.

Werden wir mit Stressfaktoren konfrontiert, bereitet das Nervensystem uns auf Kampf oder Flucht vor. Es werden biochemische Prozesse angestoßen, das autonome Nervensystem springt an, und der Organismus greift auf diverse Werkzeuge aus vielen unterschiedlichen Teilen des Körpers zu. Stresshormone wie Cortisol und Adrenalin werden ins Blut ausgeschüttet, das Herz schlägt schneller, die Aufmerksamkeit steigt, und der Körper rüstet sich zur Reaktion auf die wahrgenommene Bedrohung. Gleichzeitig verlangsamen sich bestimmte Funktionen und Aktivitäten, die für die Kampf-oder-Flucht-Reaktion weniger wichtig sind, darunter das Verdauungssystem und auch das Immunsystem.

Angesichts der bisher behandelten Querverbindungen erscheint es nur logisch, dass die verschiedenen physiologischen Vorgänge im Körper einer gestressten Schwangeren auch das ungeborene Kind beeinflussen. Schon 1982 meldete eine Studie, die im angesehenen Magazin *Science* erschien, dass der männliche Nachwuchs von Rattenweibchen, die während der Trächtigkeit emotional unter Stress gesetzt wurden, später eher ein weibliches als ein männliches Sexualverhalten zeigte.[3] Die Unterdrückung von Testosteron bei männlichen Feten könnte demnach zur Verweiblichung oder zur femininen Verhaltensentwicklung führen. Auch für Menschen wurden Verbindungen zwischen Stress in der Schwangerschaft und späteren kognitiven Störungen berichtet.[4,5]

Ich möchte an dieser Stelle betonen, dass die meisten Kinder von Müttern, die während der Schwangerschaft starkem emotionalen Stress ausgesetzt waren, absolut gesund sind. Ein »erhöhtes Risiko« bedeutet lediglich, dass das grundsätzliche Risiko ansteigt – die Mehrheit der Kinder bleibt dennoch unbelastet. Zudem ist eine vollständig stressfreie Schwangerschaft unmöglich und vermutlich auch nicht wünschenswert. Eine leichte bis mäßige Stressbelastung dürfte für die körperliche und seelische Entwicklung des Kindes vielmehr eher günstig sein. Diese Erkenntnis stammt aus Studien an Schwangeren, die in einer wirtschaftlich und emotional stabilen Umgebung lebten und nach ihren Angaben auf Standardfragebögen mäßigem Stress ausgesetzt waren.[6] 2006 berichtete ein amerikanisches Team von der Johns-Hopkins-Universität, dass die Kinder von gesunden Schwangeren, die in dieser Zeit leichtem bis mäßigem emotionalen Stress ausgesetzt waren, sich motorisch und kognitiv besser entwickelten als die Kinder von Frauen, die keine derartigen Stressereignisse angaben. Diesen Vorbehalt sollten wir im Hinterkopf behalten, wenn wir die zunehmenden Datenmengen betrachten, die vorgeburtlichen mütterlichen Stress mit genderspezifischen Einschränkungen bei der emotionalen und kognitiven Entwicklung in der weiteren Kindheit in Verbindung setzen.

Es gibt klare Belege dafür, dass massiver Stress in der Schwangerschaft sich schädlich auf das Gehirn und die kognitive Entwicklung des Ungeborenen auswirkt. Besonders besorgniserregend ist, dass solche Auswirkungen sich nach ihrer Manifestation durch Kindheit und Jugend bis ins Erwachsenenalter fortsetzen. Bei Nagetieren wurde nachgewiesen, dass pränataler Stress über epigenetische Veränderungen zu einer Modifikation der Rezeptoren im Gehirn führt, die das Stresshormon Cortisol binden. Dieser Mechanismus wurde auch bei Frauen nachgewiesen, die in der Schwangerschaft häuslicher Gewalt ausgesetzt waren, und bei den heranwachsenden Kindern solcher Misshandlungsopfer.[7]

Ein erhöhtes Risiko für eine eingeschränkte Neuroentwicklung, psychische Störungen und Verhaltensstörungen sowie Autoimmunkrankheiten wie Asthma besteht nicht nur bei erhöhtem Stress der Mutter, sondern auch wenn die Schwangere unter Angst und Depressionen leidet.[8]

Erheblicher psychischer Stress in der Schwangerschaft – zum Beispiel im Krieg oder bei Überschwemmungen und anderen Naturkatastrophen – kann die neurologische Entwicklung des Kindes irreversibel schädigen. Mögliche Folgeschäden sind eine kürzere Aufmerksamkeitsspanne, eingeschränkte kognitive Funktionen und sogar ein höheres Schizophrenierisiko. Eine Studie an 1,3 Millionen Kindern, die zwischen 1973 und 1995 in Dänemark zur Welt kamen, lieferte Informationen über die weitere Entwicklung über zehn bis 32 Jahre hinweg.[9] Einige der Mütter erfuhren in der Schwangerschaft von einer schweren Krankheit oder dem Tod eines Verwandten ersten Grades. Wenn solche Nachrichten im ersten Schwangerschaftsdrittel eintrafen, kam es bei den Kindern später signifikant häufiger zu einer Schizophrenie, und zwar insbesondere bei Töchtern. Massiver Stress im ersten Schwangerschaftsdrittel – beispielsweise der Tod eines älteren Kindes – fiel auch mit einem Anstieg angeborener Fehlbildungen des Neugeborenen und vermehrten Frühgeburten zusammen.[10]

Der Psychiater Jim van Os führte mit Kollegen eine Untersuchung durch, für die Daten von Schwangeren ausgewertet wurden, die im Mai 1940 während der Invasion in die Niederlande stark unter Stress gerieten.[11] Die Studie ermittelte bei den Kindern der Frauen, die bei der Invasion im ersten Schwangerschaftsdrittel gewesen waren, ein 28 Prozent höheres Schizophrenierisiko. Bei Frauen, die damals im zweiten Schwangerschaftsdrittel gewesen waren und deren Nachwuchs später an Schizophrenie erkrankte, lag das Risiko für Jungen 35 Prozent über dem Risiko für Mädchen. Diese Daten lassen vermuten, dass starker Stress der Mutter im ersten Trimester der Schwangerschaft bei Mädchen und Jungen das Risiko einer späteren Schizophrenieerkrankung erhöht, während dies im zweiten Trimester nur auf Jungen zutrifft. Die Autoren schreiben dies einem bei Jungen langsameren Verlauf der frühen Hirnentwicklung zu, durch den das Zeitfenster für eine mögliche Schädigung sich ausweitet.

Für eine andere Studie wurden Patientenakten aus annähernd 90 000 Geburten ausgewertet, die zwischen 1964 und 1976 in Jerusalem stattfanden.[12] Dieser Zeitraum umfasst den Sechs-Tage-Krieg von 1967 und den Jom-Kippur-Krieg von 1973 sowie die relativ ruhigen Perioden vor und zwischen den Kriegen. So war es möglich, Schwangerschaften in emotional belastenden Kriegszeiten mit solchen aus relativ ruhigen Zeiten zu vergleichen. Die Daten wurden mit denen aus der israelischen psychiatrischen Datenbank abgeglichen, um das relative Schizophrenierisiko in Bezug auf Gender und andere Variablen zu ermitteln. Es zeigte sich, dass dieses Risiko bei Menschen, deren Mütter in Kriegszeiten schwanger waren, um das 2,3-Fache höher war als bei denen, deren Mütter in Friedenszeiten schwanger waren. Dieser Studie zufolge war dieses Risiko für Frauen viermal so hoch wie für Männer.

Indische und australische Forscher bestätigten in einer Literaturüberprüfung das sogenannte »Two-Hit-Modell« für die Entwicklung von Schizophrenie. Der erste Treffer findet offenbar schon im Mutterleib während der frühen Hirnentwicklung statt und beruht auf Umweltfaktoren im Zusammenspiel mit einem genetischen Hintergrund. Der zweite Treffer kann aufgrund von Stress, immunologischen oder hormonellen Faktoren im Verlauf der Adoleszenz oder später eintreten.[13]

Naturkatastrophen haben einen ähnlichen Einfluss. Das Projekt »Ice Storm« untersuchte anhand von Langzeitstudien die Auswirkungen von pränatalem mütterlichem Stress durch den schweren Blizzard in Nordamerika im Jahr 1998.[14] Damals waren mehr als drei Millionen Menschen bis zu 40 Tage lang vom Stromnetz abgeschnitten. Eines der Teilprojekte beobachtete die Kinder von etwa 150 Frauen, die damals schwanger waren, und versuchte, objektive Stressfaktoren (Tage ohne Strom) von subjektiven Reaktionen (posttraumatische Stresssymptome) abzugrenzen. Solche Studien haben signifikante Hinweise auf Verhaltensprobleme, Schwierigkeiten bei der motorischen und körperlichen Entwicklung sowie nachteilige Auswirkungen auf Intelligenzquotient, Aufmerksamkeit und Sprachentwicklung bei den Kindern der betroffenen Frauen geliefert.[15]

In der Entwicklung reagiert das Gehirn empfindlich auf Stresshormone. Veränderungen der sogenannten endokrinen Achsen können dauerhafte Veränderungen der Hirnfunktion nach sich ziehen. Eine endokrine Achse wird von bestimmten Hirnregionen gesteuert, die Hormone ausschütten, welche wiederum bestimmte Drüsen im Körper anregen, zum Beispiel die Schilddrüse, die Hoden, die Eierstöcke und die Nebennieren. Infolge einer derartigen Stimulierung scheiden diese Drüsen andere Hormone aus, die über das Blut ihre Zielzellen erreichen und sich dort an spezifische Rezeptoren binden. Der Kreis schließt sich, sobald die aktivierten Drüsen Hormone in der gewünschten Menge geliefert haben und eine »Rückmeldung« an die Gehirnregionen senden, damit diese erfahren, dass die jeweilige Drüse nicht länger stimuliert werden muss. Dieser Prozess ist als negative Rückkopplung bekannt (siehe Kapitel »Der unerfüllte Kinderwunsch«). So kann eine erhöhte Cortisolausschüttung durch die Nebennieren individuell so lange angemessen erscheinen, bis der normale negative Rückkopplungsmechanismus den Cortisolspiegel fallen lässt, weil die wahrgenommene Gefahr vorüber ist.

Doch was geschieht, wenn die negative Rückkopplung nicht funktioniert? Bei trächtigen Ratten erzeugte emotionaler Stress bei den ungeborenen Tieren irreversible Schäden am Hormonsystem, einschließlich der Achse zwischen Gehirn und Nebennieren (die unter anderem Stresshormone absondern).[16] Demzufolge gerieten die täglichen Ausschüttungsrhythmen dieser Hormone durcheinander, und der Stresshormonpegel im Gehirn erhöhte sich. Dieser Effekt scheint zeitsensitiv zu sein, denn er prägte sich dem fetalen Gehirn nur in einem bestimmten Zeitfenster ein. Bei männlichen Tieren fiel der Testosteronspiegel auf ein üblicherweise weibliches Niveau ab. Die Männchen zeigten mehr Lernschwierigkeiten, wohingegen bei den Weibchen vermehrt Angst und depressive Symptome zu beobachten waren. Pränataler Stress bei trächtigen Tieren kann beim Nachwuchs dauerhafte Einschränkungen nach sich ziehen, unter anderem eine verkürzte Aufmerksamkeitsspanne, Angst und kognitive Funktionseinschränkungen.[17]

Auch beim Menschen gebären Mütter, die während der Schwangerschaft mit erhöhter Angst zu kämpfen hatten, vermehrt Kinder mit Aufmerksamkeitsdefizitstörung und Hyperaktivität (ADHS). Bei Jungen ist dieses Syndrom häufiger als bei Mädchen.[18] Die negativen Auswirkungen des mütterlichen Stresses werden über das mütterliche Cortisol auf den Fötus übertragen. Normalerweise ist der Cortisolspiegel der Mutter mehr als zehn Mal so hoch wie die Cortisolmenge im Nabelschnurblut, doch der Fötus »schützt sich selbst«, indem er aktiv auf den Cortisolhaushalt der Mutter einwirkt. Die Plazenta gibt nämlich ein bestimmtes Hormon (CRH) ab, das am Anstieg des mütterlichen Cortisols beteiligt ist. Gleichzeitig setzt die Plazenta auch ein Enzym (11β-HSD2) frei, welches mütterliches Cortisol inaktiviert, das die Plazenta erreicht. So wird der Fötus vor einer Überflutung mit mütterlichem Cortisol geschützt.[19] Diese Enzymaktivität scheint geschlechtsabhängig zu sein und ist bei Mädchen erhöht. Wenn der mütterliche Cortisolspiegel jedoch durch chronischen Stress sehr hoch ansteigt, kann dieser »Enzymdamm« brechen, und das endokrine System des Babys wird von mütterlichem Cortisol überschwemmt.[20] Dieser Prozess kann die empfindlichen Rückkopplungsmechanismen des Ungeborenen beeinträchtigen und die Aktivität und Entwicklung seiner Nebennieren hemmen, die unter diesen Umständen weniger Cortisol erzeugen. Dann bleibt in der Folge der Cortisolspiegel im Blut des Kindes unverändert oder kaum verändert, obwohl sein Stressreaktionssystem bereits irreversibel geschädigt sein kann.

Bei Mäusen führt eine pharmakologische Blockierung des Plazentaenzyms zu einem geringeren Geburtsgewicht, Bluthochdruck, Blutzuckeranstieg und ängstlichem Verhalten beim Nachwuchs.[21] Eine eingeschränkte Enzymaktivität wird auch mit diversen Schwangerschaftsproblemen in Verbindung gebracht, darunter Bluthochdruck der Mutter und pränatale Wachstumsstörungen des Kindes.[21] Das wäre ein Beispiel dafür, dass Mutter und Kind sich gegenseitig beeinflussen und pathologische Vorgänge in der Plazenta auch der Mutter schaden können.

* * *

Ein hohes Ausmaß an Angst und Depression bei Schwangeren hängt auch mit unerwünschten Verhaltensweisen im späteren Leben des Kindes zusammen. Eine prospektive Langzeitstudie konnte zeigen, dass solche Kinder im Vergleich zur Kontrollgruppe reizbarer sind, schwerer zu trösten und viel schreien. Mit neun Jahren wiesen diese Kinder (auch hier mehr Jungen als Mädchen) häufiger Anzeichen von ADHS und aggressivem Verhalten auf.[22] Andererseits kann ADHS auch einen erblichen Aspekt haben, wie eine Untersuchung an Frauen zeigen konnte, die nach einer In-vitro-Befruchtung (IVF) in der Schwangerschaft unter Stress litten.[23] Eine Gruppe Frauen waren biologische Mütter ihrer Kinder, die andere Gruppe bestand aus Frauen, die mit einer gespendeten Eizelle befruchtet wurden. Kinder, die nach einer IVF mit Eizellenspende geboren wurden, neigten unter diesen Umständen nicht vermehrt zu ADHS – im Gegensatz zu Kindern, die biologisch verwandt waren. Daraus lässt sich ableiten, dass bei stressbedingtem ADHS auch die Erbanlage eine Rolle spielen dürfte.

Angst und Depression sind zwei unabhängige Risikofaktoren für die verschiedensten Komplikationen bei der Geburt wie operative Eingriffe bei der Entbindung, Frühgeburten oder ein geringes Geburtsgewicht. Vermutlich gehen diese Schwierigkeiten auf eine Abweichung der Hormonachse von Hypothalamus, Schilddrüse und Nebennieren beim Fötus zurück.[24]

Neben dem Hormon Cortisol können auch die Neurotransmitter Serotonin und Dopamin an der Programmierung der neurokognitiven und Verhaltensentwicklung von Kindern, deren Mütter in der Schwangerschaft unter Stress standen, beteiligt sein. Serotonin stellt in der Schwangerschaft auch einen Nährstoff dar und ist an der Zellteilung und der Herausbildung der Synapsen im Gehirn beteiligt (den Verbindungen zwischen den Nervenzellen). Es hat sich gezeigt, dass ein erhöhter Serotoninspiegel bei Tieren das Verhalten der Jungen beeinflussen kann. Das könnte erklären, warum bestimmte Antidepressiva – die selektiven Serotoninaufnahmehemmer (SSRI) – dem Ungeborenen schaden. In jüngster Zeit hat die Forschung herausgefunden, dass auch die Plazenta Serotonin erzeugt, das an der fetalen Programmierung beteiligt sein könnte.[25] Das ist ein weiteres Beispiel, wie der Fötus seine Programmierung durch selbst erzeugte Substanzen beeinflusst.

Zu guter Letzt ist Stress in der Schwangerschaft mit weiteren Merkmalen verknüpft, die sich im Uterus entwickeln. Hierzu gehört eine verminderte Telomerlänge, die ein eigenständiger Faktor für eine kürzere Lebensspanne ist.[26] Telomere sind die »Schutzkappen« am Ende der Chromosomenstränge. Man geht davon aus, dass sie die Chromosomen schützen, ähnlich wie ein Fingerhut die Fingerspitzen schützt. Bei wiederholten Zellteilungen verkürzen sich die Telomere, und diese Verkürzung der Chromosomenschützer scheint ein Teil des Alterungsprozesses zu sein. Eine Telomerverkürzung kann bei Rauchen, Fettleibigkeit, falscher Ernährung, Bewegungsmangel und Stress auftreten.[27] Da verkürzte Telomere mit einem kürzeren Leben einhergehen, lässt sich das alte Sprichwort, dass Angst und Sorge uns vorzeitig altern lassen, womöglich wissenschaftlich belegen und könnte auch für die Kinder von gestressten Schwangeren gelten.

* * *

Das Band zwischen Körper und Psyche zählt zu den ältesten Problemen der Philosophie und fasziniert die Gelehrten seit Jahrtausenden. Der griechische Philosoph Heraklit verglich die Psyche vor etwa 2600 Jahren mit einer Spinne und den Körper mit ihrem Netz. Genau wie die Spinne durch einen Schaden am Netz in Gefahr gerät, worauf sie sofort hinläuft und es repariert, leidet auch die menschliche Seele, wenn ein Teil des Körpers zu Schaden kommt, und der Körper reagiert auf seelischen Stress. Die moderne Psychosomatik beruht auf dem Verständnis, dass Psyche und Körper in enger Wechselbeziehung stehen, und es besteht kein Zweifel, dass Stress das ungeborene Kind ebenso beeinträchtigen kann wie alles andere, was eine werdende Mutter befällt. Das sollten wir uns bei der Fürsorge für Schwangere stets vor Augen führen.

5. Frauenherzen ticken anders

Dieses Kapitel befasst sich mit geschlechtsspezifischen Aspekten in Bezug auf das menschliche Herz und Unterschiede bei der Diagnose und Behandlung von Herzerkrankungen.

Das Herz ist erstaunlich. Als eines der ersten funktionierenden Organe im Körper des Fötus beginnt es schon drei bis vier Wochen nach der Befruchtung mit der Arbeit. Zu diesem Zeitpunkt ist der Fötus erst erbsengroß und lediglich fünf Millimeter lang. Dennoch ist diese winzige Blutpumpe schon ausreichend entwickelt, um zu schlagen – bis ans Ende seines Lebens. Das Herz ist unglaublich leistungsfähig. Im Laufe eines durchschnittlich langen Lebens schlägt es über drei Milliarden Mal und transportiert dabei rund 120 Millionen Liter Blut. Wenn man die Anstrengungen des Herzens über das gesamte Leben mit einer einzigen konzertierten Aktion vergleichen wollte, würde es genug Energie erzeugen, um einen LKW zum Mond und wieder zurück zu fahren.[1]

Praktisch jede Minute strömt das gesamte Blut im Körper durch das Herz. Doch das Herz, das dem menschlichen Körper so unermüdlich und ergeben dient, profitiert nicht selbst gemäß biblischen Sprichwort: »Du sollst dem Ochsen zum Dreschen keinen Maulkorb anlegen.« (Deuteronomium 25,4) Denn das Herz kann die gewaltigen Blutmengen, die es umwälzt, nicht für den eigenen Bedarf anzapfen, sondern ist vollständig von der Blutversorgung abhängig, die über bestimmte Blutgefäße (die Koronararterien oder Herzkranzgefäße) bereitgestellt wird. Jegliche Verengung oder Schrumpfung dieser Blutgefäße gefährdet den Herzmuskel und wird als »koronare Herzkrankheit« (KHK) bezeichnet.

Traditionell gelten KHK-Probleme als Männerkrankheiten. Die meisten Patienten unter 50 Jahren sind Männer, und mehr als die Hälfte der Männer, die vor dem 35. Geburtstag einen Herzinfarkt hatten, werden ihren 65. Geburtstag nicht erleben.[2] Bei Männern treten Gefäßprobleme durchschnittlich zehn bis 15 Jahre früher in Erscheinung als bei Frauen, doch Frauen mit Risikofaktoren können ebenfalls schon in jüngeren Jahren erkranken. Einerseits stimmt also die Einschätzung, dass vornehmlich Männer herzinfarktgefährdet sind, doch das gilt nur bis zu dem Zeitpunkt, wo die Frauen die Menopause erreichen. Dass jüngere Frauen besser vor koronarer Herzkrankheit geschützt sind, liegt an weiblichen Hormonen wie Östrogen. Wenn die Eierstöcke nach der Menopause die Östrogenproduktion einstellen und sich weitere Risikofaktoren mehren (zum Beispiel starkes Übergewicht, Bluthochdruck, hoher Cholesterinspiegel) steigen die KHK-Zahlen auch bei Frauen rasant an. Herz-Kreislauf-Erkrankungen wie koronare Herzkrankheit, Minderdurchblutung des Gehirns (TIA oder Schlaganfall) und Gefäßkrankheiten zählen bei den Frauen zu den Haupttodesursachen. In den USA sterben daran jährlich eine halbe Million Frauen und damit mehr als an allen Krebsarten zusammen. Zum Vergleich: In Deutschland starben 2015 rund 14 Prozent der Frauen an Durchblutungsstörungen des Herzens, Herzinfarkt oder Schlaganfall – Brustkrebs war nur bei 3,8 Prozent die Todesursache.[3] Die Hormone haben wichtigen Einfluss auf die Gesundheit des Herzens, und die hormonellen Veränderungen, die eine Frau während der Menopause durchläuft, beeinflussen nicht nur das Sexualsystem, sondern den gesamten Körper erheblich. Werfen wir daher einen kurzen Blick auf die gesundheitlichen Wirkungen der weiblichen Hormonsystems. Inzwischen weiß man, dass die Lebenserwartung von Frauen, die vor dem 40. Geburtstag in die Menopause kommen, im Durchschnitt um zwei Jahre verkürzt ist. Eine andere Studie, die 5000 Frauen über einen Zeitraum von 22 bis 59 Jahren beobachtete, stellte fest, dass die Sterblichkeit wegen Herz-Gefäß-Krankheiten bei Frauen, denen vor dem 45. Geburtstag die Eierstöcke entfernt wurden, ohne dass eine Hormonersatztherapie stattfand, um 84 Prozent höher lag als bei Frauen, deren Eierstöcke nicht entfernt wurden.[4]

Auch nach der Menopause erzeugen die Eierstöcke noch Sexualhormone, allerdings nicht das weibliche Hormon Östrogen, sondern männliche Sexualhormone wie Testosteron. Dieses Hormon hat mehrere wichtige Aufgaben, zum Beispiel verlangsamt es den Verlust der Knochendichte und unterstützt sogar den Neuaufbau von Knochen. Tatsächlich wurde eine unmittelbare Verbindung zwischen einem niedrigen Testosteronspiegel und der Häufigkeit von Knochenbrüchen entdeckt (siehe Kapitel 12 »Männer – das schwächere Geschlecht«). Für Frauen nach der Menopause liegt der Hauptvorteil des Testosterons darin, dass es in verschiedenen Gewebearten, vor allem im Fettgewebe, in Östrogen umgewandelt wird. Hormone aus dieser Gruppe übernehmen teilweise die schützende Rolle, für die bisher das Östrogen zuständig war. So können die Hormone bei Frauen bis ans Lebensende einen gewissen Schutz bieten, ohne den es mehr Osteoporose und ein höheres Risiko für Alzheimer-Krankheit, Herz-Gefäß-Erkrankungen und anderes gäbe.

Doch zurück zum Herzen: Die Eierstöcke scheinen eine weitere Schutzfunktion auszuüben. Die Ergebnisse einer umfassenden Studie an 29 650 Frauen, die über einen Zeitraum von 25 Jahren beobachtet wurden, zeigen, dass die operative Entfernung der Eierstöcke (Ovarektomie oder Oophorektomie) mit einem 17 Prozent höherem Risiko für koronare Herzkrankheit einherging. Das Risiko stieg auf 26 Prozent an, wenn die Operation vor dem Alter von 45 Jahren stattfand. Auch das Risiko, an Herzinsuffizienz zu sterben, war 28 Prozent höher. Bei Frauen, die nach einer Eierstockentfernung keine Hormonersatztherapie erhielten, stieg das Schlaganfallrisiko um 85 Prozent, und das KHK-Risiko verdoppelte sich.[5]

Ärzte, die eine »vorsorgliche« Eierstockentfernung befürworten, wenn einer Frau aus anderen Gründen als wegen Krebs die Gebärmutter entnommen wird, argumentieren damit, dass sie dann vor Eierstockkrebs geschützt wäre. Um jedoch einen Fall von Eierstockkrebs zu verhindern, müssten sich 300 Frauen die Eierstöcke entfernen lassen und hätten anschließend alle ein höheres Risiko für Herz-Kreislauf-Krankheiten und Osteoporose. Nach dieser Rechnung würden von 10 000 Frauen, die sich um die Menopause herum die Eierstöcke entnehmen lassen, bis zum Alter von

80 Jahren 47 nicht an Eierstockkrebs sterben. Es würden aber auch 838 mehr Frauen an Herz-Kreislauf-Krankheiten und 158 Frauen mehr an den Komplikationen eines Oberschenkelhalsbruchs sterben.[6]

Die Eierstöcke sind für Frauen somit lebenslang und auch nach der Menopause ein wichtiges Organ. Während der fruchtbaren Jahre reifen hier die Eier heran, und die Eierstöcke erhalten die weibliche Hormonlage. Nach der Menopause fällt die Fruchtbarkeit weg, doch hormonell haben sie weiter eine gewisse Funktion. Es ist wichtig, sich bewusst zu machen, dass die Eierstöcke auch zu diesem Zeitpunkt noch wichtige Aufgaben im weiblichen Körper übernehmen. Dennoch möchte ich erwähnen, dass die Östrogene keinen KHK-Schutz bieten, sobald andere Grundkrankheiten hinzukommen. In solchen Fällen können sie die Lage sogar verschlimmern.[7]

Zu wenig Forschung, zu wenig Behandlung: Herzkrankheiten bei Frauen

2010 trafen sich führende Kardiologen aus fünf Ländern Europas in Brüssel. Ihre Diskussionen mündeten in einer Zusammenfassung mit dem Titel: »Alarmstufe Rot für Frauenherzen«, in der dringend weitere Forschungen und mehr Wissen über Herz-Kreislauf-Erkrankungen bei Frauen eingefordert werden.[8] Die Autoren erklären in ihrem Artikel, dass Frauen trotz signifikanter Unterschiede bei Frauen und Männern in der Symptomatik der meisten Herz-Kreislauf-Erkrankungen bei klinischen Untersuchungen nach wie vor nicht ausreichend vertreten sind. Sie verwiesen auf die steigenden Fallzahlen dieser Krankheiten bei Frauen und den dringenden Bedarf an Studien zu den grundlegenden biologischen Unterschieden zwischen den Geschlechtern in diesem Zusammenhang. Frauen stellen in klinischen Studien zu Herz-Kreislauf-Erkrankungen nicht einmal 30 Prozent der Probanden, und nur die Hälfte der wissenschaftlichen Publikationen wertet die Ergebnisse auch geschlechtsbezogen aus.[9]

Die Anatomie des Herzens und verschiedene Arten kardiovaskulärer Erkrankungen

Zum besseren Verständnis der Krankheitsentstehung am Herzen schiebe ich an dieser Stelle ein paar Informationen über dessen Anatomie und Physiologie ein (Abbildung 2). Die anschließende kurze Beschreibung der Herzfunktion ist bei parallelem Betrachten der Abbildung am verständlichsten.

Das Herz soll in erster Linie Blut, das in der Lunge mit Sauerstoff angereichert wurde, in das gesamte Körpergewebe pumpen. Das Herz selbst besteht aus zwei Teilen, dem rechten und dem linken Herzen, die jeweils zwei Hohlräume umfassen, Herzvorhof *(Atrium)* und Herzkammer *(Ventrikel)*. Die Vorhöfe nehmen das Blut aus den Venen auf, und die Herzkammern pumpen es durch die Arterien aus dem Herzen. Sauerstoffreiches Blut aus der Lunge gelangt zunächst in den linken Vorhof (H) und dann in die

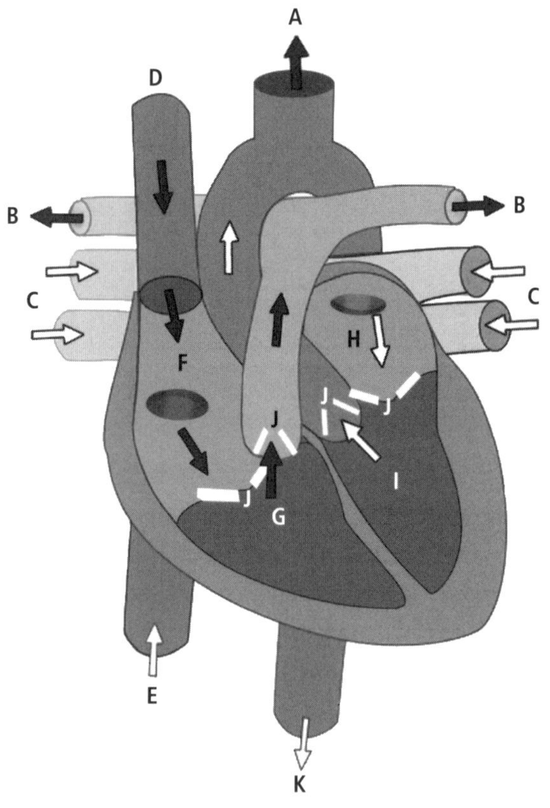

Abbildung 2: Anatomische Struktur des Herzens

A. Aorta. Sauerstoffhaltiges Blut für den Oberkörper.
B. Lungenarterie. Sauerstoffarmes Blut aus dem rechten Herzen für die Lunge.
C. Lungenvene. Sauerstoffreiches Blut aus der Lunge ins linke Herz.
D. Obere Hohlvene *(Vena cava superior).* Sauerstoffarmes Blut aus dem Oberkörper ins rechte Herz.
E. Untere Hohlvene *(Vena cava inferior).* Sauerstoffarmes Blut aus dem Unterkörper ins rechte Herz.
F. Rechter Vorhof
G. Rechte Herzkammer
H. Linker Vorhof
I. Linke Herzkammer
J. Herzklappen
K. Aorta, sauerstoffreiches Blut für den Unterkörper

linke Herzkammer (I). Sobald diese sich zusammenzieht, strömt das Blut durch die Arterien in den ganzen Körper. Nachdem der Körper den von den roten Blutkörperchen herbeitransportierten Sauerstoff aufgenommen hat, fließt das Blut über die Venen wieder zum Herzen zurück. Jetzt tritt es in den rechten Vorhof (F) ein und gelangt von dort in die rechte Herzkammer (G). Diese Herzkammer pumpt das Blut in die Lunge, wo es wieder Sauerstoff aufnehmen kann, und der ganze Prozess wiederholt sich. Der Übergang des Bluts aus den zwei großen Venen in die Vorhöfe und aus den Herzkammern in die zwei großen Arterien unterliegt einem präzisen Rhythmus, und die richtige Strömungsrichtung wird durch Herzklappen gesichert. Die Synchronisierung von Kontraktion und Entspannung der Vorhöfe und Kammern sowie das Öffnen und Schließen der Herzklappen erfolgt über ein elektrisches Reizleitungssystem, das unter anderem einen internen Schrittmacher umfasst. Strukturell ist dieses System bei beiden Geschlechtern gleich.

Angesichts der Anatomie des Herzens lassen sich Herz-Kreislauf-Erkrankungen in unterschiedliche Typen aufteilen: Manche Krankheiten greifen über Entzündungen den Herzmuskel an, manche betreffen die Herzklappen oder das Reizleitungssystem, und andere befallen die Koronararterien, die den Herzmuskel selbst mit Blut versorgen. So kann der Herzmuskel geschädigt werden und letztlich ein Herzinfarkt die Folge sein. Die Anatomie ist wie gesagt bei beiden Geschlechtern gleich, doch eine eingeschränkte Herzfunktion und krankheitsbedingte Veränderungen können bei Männern und Frauen deutlich unterschiedlich ausfallen.

Risikofaktoren für kardiovaskuläre Erkrankungen

In diesem Abschnitt werde ich vor allem auf die koronare Herzkrankheit (KHK) eingehen und andere Formen der Herzerkrankung nur kurz streifen. Koronare Herzkrankheiten werden bei diversen Risikofaktoren diagnostiziert, insbesondere Diabetes, Bluthochdruck, krankhaften Blutfettwerten, starkem Übergewicht, Rauchen und Bewegungsmangel. Bei Frauen sind Bluthochdruck und Übergewicht stärker verbreitet, bei Männern ist der Hauptrisikofaktor das Rauchen. Bestimmte Krankheitsbilder im Rahmen einer Schwangerschaft wie schwangerschaftsbedingter Bluthochdruck oder Schwangerschaftsdiabetes sowie vorgeburtliche Entwicklungsauffälligkeiten beim Kind gelten ebenfalls als Risikofaktor für eine spätere Entstehung von Herzkrankheit und Diabetes. Darauf gehen wir später noch ein.

Zu den Hauptursachen von Herz-Kreislauf-Krankheiten (die das Herz und die Blutgefäße umfassen) und Schlaganfall (eine Gehirnschädigung aufgrund einer Gefäßerkrankung) zählt Sauerstoffmangel im Gewebe, der auf eine Verengung der Koronararterien durch arteriosklerotische Ablagerungen *(Plaques)* zurückgehen kann. Wenn eine solche Verengung die ausreichende Durchblutung des Herzmuskels verhindert, spürt der Patient ein starkes Druckgefühl in der Herzgegend *(Angina pectoris),* das sich zu einem Herzinfarkt mit Schädigung des Herzmuskels auswachsen kann. An den Ablagerungen in den Arterien können sich Blutgerinnsel festsetzen, die irgendwann das ganze Gefäß verengen und einen Herzinfarkt auslösen können. Wenn so ein Blutgerinnsel in einem Gefäß für die Gehirndurchblutung stecken bleibt, kommt es zu einem Schlaganfall. Bei Männern beruhen Herzinfarkte normalerweise auf einem Riss in den Ablagerungen an der Innenwand der Arterie. Bei Frauen beginnen diese Ablagerungen eher zu bröckeln. Der Riss bei den Männern wird als »Explosion« bezeichnet, das Bröckeln bei den Frauen als »Erosion«. Beide Prozesse können überall im arteriellen System auftreten. Von dort aus können Teile der Blutgerinnsel in wichtige Organe wie das Herz oder das Gehirn mitgeschwemmt werden. Bei Frauen entstehen aufgrund der Erosion der Ablagerungen häufiger kleine Partikel, die den kleinen Blutgefäßen gefährlich werden, auch denen im Gehirn. Das könnte ein Grund dafür sein, warum Frauen eher einen Schlaganfall erleiden und Männer eher einen Herzinfarkt. Dieser Genderunterschied ist vielleicht einer der Gründe, weshalb die Blutverdünnung mit Acetylsalicylsäure bei Frauen eher Schlaganfälle und bei Männern eher Herzinfarkte verhindert. Blutverdünner sollen die Ansammlung von Blutgerinnseln in kleinen Blutgefäßen verhindern. Normalerweise beruht ein Schlaganfall bei Frauen auf anderen Risikofaktoren als bei Männern (Frauen haben eher Herzrhythmusstörungen und Bluthochdruck, Männer sind eher durch koronare Herzkrankheit und Rauchen gefährdet), und bei Frauen sind auch die Folgen massiver.[10]

Die koronare Herzkrankheit ist die häufigste Herzgefäßkrankheit, die für eine verminderte Durchblutung des Herzmuskels verantwortlich ist. Untersuchungen haben ergeben, dass sich die koronare Herzkrankheit bei Männern und Frauen sehr unterschiedlich manifestiert, ob bei den betroffenen Bevölkerungsgruppen, dem Krankheitsverlauf, den Auswirkungen auf den Körper oder der Prognose. Einige dieser Unterschiede verstehen wir zwar, doch in vielerlei Hinsicht tappen wir immer noch im Dunkeln. Je mehr Risikofaktoren und je schwerer diese ausfallen, desto höher ist das Risiko einer Erkrankung des Herzens und auch das Sterberisiko.

Die Risikofaktoren für koronare Herzkrankheit gelten für Männer und Frauen in ähnlicher Weise. Sie sind jedoch nicht immer gleichermaßen einflussreich. Zum Beispiel ist Rauchen bis zum Alter von 50 Jahren für Frauen gefährlicher und lässt ihr Herzinfarktrisiko stärker ansteigen als bei Männern.[11] Hinzu kommt, dass eine KHK-Problematik sich bei Frauen später manifestiert. Zu diesem Zeitpunkt besteht ein höheres Risiko, dass bereits erschwerende Krankheiten wie Bluthochdruck, starkes Übergewicht oder Diabetes vorliegen, die ihrerseits das Sterberisiko erhöhen.

Diabetes ist ein Risikofaktor, der für Frauen gefährlicher ist als für Männer. Frauen mit Diabetes entwickeln häufiger eine koronare Herzkrankheit als Männer mit Diabetes. Nach der Menopause steigt zudem das Diabetesrisiko, und in Kombination ist das Risiko für eine tödliche Herzerkrankung für Diabetikerinnen 50 Prozent höher als für männliche Diabetiker.[12] Frauen nehmen nach der Menopause teilweise zu, und dieses überschüssige Fett sammelt sich gern um die Taille herum an. Dadurch steigt das Risiko für das metabolische Syndrom, bei dem verschiedene Faktoren wie Bluthochdruck, starkes Übergewicht, anomale Blutfettwerte und ein gestörter Zuckerstoffwechsel zusammenkommen. Frauen tragen hier ein höheres Risiko als Männer.

Hinzu kommt, dass Frauen ab der Menopause verstärkt unter Bluthochdruck leiden, was ein eigener Risikofaktor für die Entwicklung einer Herzerkrankung ist. Andererseits gehen manche Wechseljahresbeschwerden wie Brustschmerzen, Herzrasen und sogar Hitzewallungen eventuell auch auf einen erhöhten Blutdruck und nicht unbedingt auf die Menopause zurück.[13] Nach der Menopause verändert sich bei Frauen der Fettstoffwechsel, und der Cholesterinspiegel steigt – auch das sogenannte »schlechte« LDL-Cholesterin. Frauen haben zwar für gewöhnlich mehr »gutes« HDL-Cholesterin, doch niedrige Werte dieser Cholesterinart stellen für das Frauenherz ein größeres Risiko dar als für das Männerherz.

Eine koronare Herzkrankheit wie Arteriosklerose (Erstarren und Verengung der Blutgefäße am Herzen) entwickelt sich je nach Geschlecht vielfach unterschiedlich. Bei Männern sind arteriosklerotische Ablagerungen an der Innenwand der Blutgefäße die Hauptursache. Aufnahmen aus den Herzarterien, die nach dem Einleiten von Kontrastmitteln über einen Herzkatheter gemacht werden können, zeigen dann üblicherweise ein Blutgefäß, das insgesamt normal durchlässig ist, aber an einer oder mehreren Stellen Engstellen oder gar Blockaden aufweist. Bei einer beträchtlichen Anzahl Frauen hingegen ist keine lokale Verengung zu beobachten, sondern eher eine Verdickung der Gefäßwand über die gesamte Länge und eine Verengung entlang der kompletten Passage. Dieser Befund liegt bei 30 Prozent der betroffenen Frauen vor, insbesondere bei jungen Frauen mit koronarer Herzkrankheit. Männer weisen nach einem Herzinfarkt nur zu 15 Prozent derartige Veränderungen auf. Wie es ohne eine Blockierung der Koronararterien zu einem Herzinfarkt kommen kann, war viele Jahre ein ungelöstes Rätsel und wurde als Kardiales Syndrom X bezeichnet. Heute wissen wir, dass in solchen Fällen nicht die Koronararterien das Problem sind, sondern eher die feinen Kapillargefäße und ihre Innenwände.

Ein Versuch, solche Blockaden über einen Herzkatheter mit einem Ballon oder Stent zu öffnen, ist in solchen Fällen natürlich weniger erfolgversprechend. Zudem geht eine Gefäßkatheterisierung bei Diabetikern oder Frauen im Jahr nach diesem Eingriff mit einem erhöhten Risiko für Herzinfarkt oder Tod einher. Zahlen aus den USA und Österreich belegen, dass bei über 17 000 Patienten diabetische Frauen nach einer Herzkatheterisierung ein signifikant höheres Herzinfarkt- und Sterberisiko hatten als Männer.[14]

Nachdem die Behandlung von Herzinfarkt allerdings in erster Linie auf die »männliche« Pathologie des Herzens zugeschnitten ist, kann es gut sein, dass die übliche Behandlung zur Befreiung blockierte Koronararterien bei Frauen mit Herzinfarkt unpassend ist. Vielleicht brauchen Frauen andere Behandlungsansätze. Das ist einer der Gründe, weshalb Gendermedizin – und die Erforschung der Entstehung der koronaren Herzkrankheit bei Patientinnen – so dringlich ist.

Herzmuskelerkrankungen

Grundsätzlich neigen Frauen vermehrt zu Funktionsstörungen des Herzens während der Erschlaffung des Herzmuskels, also nachdem das Herz sich geleert hat, während Herzmuskelprobleme bei Männern eher in der Kontraktionsphase auftreten.

Bei diversen Veränderungen des Herzmuskels gibt es Unterschiede zwischen Mann und Frau. Bei Männern erweitert sich aufgrund der Bemühungen des Herzens, auch bei anhaltend hohem Blutdruck weiter zu funktionieren, gern die linke Herzkammer, die das sauerstoffreiche Blut in den Körper pumpt. Sie dehnt sich wie ein Ballon, und dabei werden die Wände dünner. Bei Frauen steigt unter vergleichbaren Bedingungen nicht die Herzgröße, sondern die Wände verdicken sich, reduzieren die Herzkapazität und erhöhen das Schlaganfallrisiko. Dieser Prozess scheint auf einer wachsenden Abhängigkeit der verhärteten linken Herzkammer von der richtigen Funktion des linken Vorhofs zu beruhen, der diese mit Blut versorgt. Leider kommt es bei Frauen häufiger vor, dass der linke Vorhof die linke Herzkammer nicht ausreichend füllen kann. Das gilt besonders bei Vorhofflimmern, also sehr schnellen, wenig effektiven Kontraktionen. So erhält die geschrumpfte Herzkammer noch weniger Blut zur Versorgung aller Körperteile.

Vorhofflimmern ist äußerst gefährlich. Neben der verminderten Durchblutung von Körper und Gehirn bildet die erhöhte Gerinnungsneigung des Bluts in dem Vorhof, der sich unzureichend zusammenzieht, ein Risiko zur Bildung kleiner Blutgerinnsel. Wenn diese ins Gehirn gelangen, können sie dort einen Schlaganfall auslösen. Deshalb ist das Schlaganfallrisiko infolge von Vorhofflimmern bei Frauen größer als bei Männern.

Gender-Aspekte der Diagnose von Herzproblemen

Die funktionellen Unterschiede des gesunden und kranken Herzens bei Mann und Frau legen nahe, dass nicht alle Diagnosemethoden für beide Geschlechter gleichermaßen geeignet sind und dass die Symptome derselben Krankheit individuell unterschiedlich sein können – in höherem Maße, als wir bisher dachten. Die Gendermedizin macht deutlich, dass für Männer und Frauen unterschiedliche Diagnose- und Behandlungsverfahren erforderlich sind.

Bei Männern ist das Belastungs-EKG, bei dem indirekt die Durchblutung des Herzmuskels gemessen wird, sehr spezifisch und aussagekräftig. Das heißt, wenn die Ergebnisse auf ein Problem hindeuten, existiert dieses Problem auch tatsächlich. Bei Frauen ist die Spezifität geringer. Es kann also Anzeichen für eine Erkrankung geben, obwohl in Wahrheit gar kein Problem vorliegt. Das bedeutet, dass viele Frauen unnötigen Eingriffen unterzogen werden. Zudem ist ein Belastungs-EKG bei Frauen weniger sensitiv, also zuverlässig, denn eine koronare Herzkrankheit wird dabei häufig übersehen. Aus diesem Grund ist die Aussagekraft von Belastungs-EKG und SPECT-Aufnahmen (Single-Photon-Emissions-Computertomographie) bei Frauen begrenzt. Die SPECT-Ergebnisse können irreführend sein und falsch positiv erscheinen, also eine Krankheit vorgaukeln, die gar nicht existiert. Das gilt besonders für Frauen mit großen Brüsten, verringerter Herzgröße oder kleineren Herzgefäßen. Zur korrekten Auswertung der Ergebnisse von Belastungs- und Stresstests bei Frauen sind andere Verfahren erforderlich, die jedoch nicht routinemäßig ausgeführt werden.[15] Die Methode der Wahl zur Beurteilung einer Herzkrankheit bei Frauen ist die Stress-Echokardiographie, bei der Ultraschallaufnahmen zeigen, wie gut der Herzmuskel den Körper mit Blut versorgt.

Trotz solcher Abweichungen werden die meisten Studien nach wie vor nur an Männern durchgeführt. Das gesammelte Wissen zum Männerherzen ist jedoch nicht unbedingt auf Frauen übertragbar, weshalb Herzprobleme bei Frauen noch schlechter zu diagnostizieren und zu behandeln sind.

Herzinfarkt bei Mann und Frau

Das klassische Erscheinungsbild eines Herzinfarkts ist gut bekannt. Lehrbuchmäßig greift ein leicht übergewichtiger Mann nach einem plötzlichen und intensiven Schmerz in der Brust mit der rechten Hand an die linke Brust. Der Schmerz strahlt in die linke Schulter und den linken Arm aus, und der Mann empfindet sichtlich Todesangst. Nicht nur jeder Medizinstudent im ersten Jahr, sondern auch fast jeder andere denkt dann sofort an einen Herzinfarkt.

Bei 20 Prozent der Frauen sieht ein Herzinfarkt allerdings völlig anders aus. Die Symptome treten nicht plötzlich auf, sondern können sich über Stunden oder gar Tage hinweg entwickeln. Die Frau kann an Kurzatmigkeit leiden, und der »typische« Schmerz kann ganz atypisch in den Nacken oder in den Kiefer ausstrahlen anstatt in die linke Schulter. Frauen aller Altersgruppen berichten bei einem Herzinfarkt von deutlich weniger Schmerzen in der Brust als Männer.[16] Außerdem klagen Frauen eher über allgemeine Symptome wie Übelkeit als über ganz spezifische, lokalisierte Symptome.[17] Eine Frau mit einem Herzinfarkt ohne klassische Symptomatik kommt daher deutlich später in die Notaufnahme als ein Mann, und das Risiko, dass sie ohne die richtige Diagnose nach Hause geschickt wird, ist doppelt bis vierfach so hoch wie bei einem Mann mit Brustschmerzen.

Vor und bei einem Herzinfarkt kommt es jedoch auf sofortiges ärztliches Eingreifen an, so dass eine verzögerte Diagnose lebensgefährlich sein kann. Der akute Herzinfarkt als erstes Anzeichen für koronare Herzkrankheit kommt häufiger bei Männern vor. Dennoch sterben mehr Frauen daran, bevor sie das Krankenhaus erreichen oder nachdem sie mit einer Fehldiagnose aus der Notaufnahme entlassen wurden. Die Zahlen sind verstörend. Vor 35 Jahren kam eine Auswertung zur korrekten Herzinfarktdiagnose bei 390 Patienten zu dem Ergebnis, dass doppelt so viele Frauen wie Männer eine falsche Diagnose erhalten hatten. Selbst wenn die Bildgebung auf Probleme hindeutete, wurden zehn Mal so viele Männer wie Frauen zur weitergehenden Diagnostik überwiesen. Schlimmer noch: Die Fehldiagnosen lagen nicht nur an unterschiedlichen Symptomen bei Männern und Frauen, sondern traten auch auf, wenn Vertreter beider Geschlechter identische Beschwerden zeigten.[18]

Das ist 35 Jahre her. Wie sieht es heute aus? Wir haben Fortschritte gemacht, aber nicht annähernd genug. Viele Ärzte haben immer noch nicht verinnerlicht, dass Herzgefäßerkrankungen nicht allein auf Männer beschränkt sind. Vor etwa acht Jahren erschien in England eine Studie zu den Diagnose- und Behandlungsverfahren bei 1200 Männern und Frauen mit schwerer klinischer Angina pectoris (Brustschmerzen durch plötzlich stark reduzierte Durchblutung des Herzmuskels). Die Ergebnisse sind besorgniserregend. Die Frauen erhielten eine schlechtere Behandlung als die Männer. Zudem wurden die Risikofaktoren für das Herz bei Frauen schlechter dokumentiert, sie erhielten weniger vorbeugende Medikation, wurden seltener an einen Kardiologen überwiesen und weniger Angiographien unterzogen.[19] Eine große Studie an 65000 Patienten mit akuter Koronarsymptomatik an 99 medizinischen Zentren in Frankreich ergab kürzlich, dass die Koronargefäße bei deutlich mehr Frauen als Männern frei sind und weniger Frauen als Männer einem operativen Eingriff zum Einsetzen eines Stents oder eines Bypass' unterzogen werden.[20]

Herzinsuffizienz

In den entwickelten Ländern sind jeweils ein bis zwei Prozent der Erwachsenen von Herzinsuffizienz betroffen, Männer häufiger als Frauen. Das liegt daran, dass die häufigste Ursache, koronare Herzkrankheit, bei Männern früher auftritt als bei Frauen. Mit zunehmendem Alter gleicht sich die Häufigkeit dann an. Bei den über 70-Jährigen sind bereits über zehn Prozent betroffen.[21] Dank zunehmender Lebenserwartung dürfte die Häufigkeit weiter ansteigen.

Die Ursachen für eine Herzinsuffizienz sind bei Mann und Frau verschieden. Bei Männern steckt für gewöhnlich eine koronare Herzkrankheit oder ein Zustand nach Herzinfarkt dahinter. Bei Frauen beruht die Erkrankung zumeist auf Grundkrankheiten wie Bluthochdruck und Diabetes. Die Lebenserwartung und die Sterblichkeit bei Herzinsuffizienz sind mit den Ziffern von Krebs vergleichbar.

Eine multizentrische Studie aus Israel an 2200 Patienten, die wegen Herzinsuffizienz stationär aufgenommen wurden, überprüfte den Einfluss des Geschlechts der *PatientInnen* auf die Sterblichkeitsquote. Von den untersuchten Patienten – 45 Prozent Frauen und 55 Prozent Männer – hatten im Verhältnis signifikant mehr Frauen als Männer Bluthochdruck. Die Frauen waren auch älter und hatten nicht so häufig eine koronare Herzkrankheit. Die Studie ergab ferner, dass das Sterberisiko der Frauen innerhalb von sechs Monaten nach der Einweisung ins Krankenhaus am höchsten war, wohingegen Männer länger als sechs Monate nach der Einweisung das höchste Sterberisiko aufwiesen.[22] Diese Ergebnisse stehen nicht im Widerspruch zu dem bekannten Paradox, dass Frauen mit Herzinsuffizienz trotz schlechterer Versorgung länger und in besserem Zustand überleben als Männer. Sie deuten eher darauf hin, dass Frauen bei Herzinsuffizienz unmittelbarer in Lebensgefahr sind als Männer. Sobald sie sich wieder erholt haben, sind ihre Überlebenschancen besser. Bei einem plötzlichen Herzstillstand bei Herzinsuffizienz sieht das offenbar anders aus. Französische Forscher haben die Daten aus 13 Studien mit über

400 000 Patienten analysiert und gemeldet, dass die Überlebensrate der Frauen nach der Entlassung aus dem Krankenhaus besser war als die der Männer.[23] Dieses Ergebnis erklärten die Autoren damit, dass Frauenherzen auf Sauerstoffmangel weniger empfindlich reagieren und ihr Nervensystem stärker reagiert.

Medikamente

Wie die Krankheiten selbst wurden auch Medikamente gegen Herz-Kreislauf-Erkrankungen zumeist nur an Männern getestet. Einige von ihnen wirken bei Frauen jedoch anders. Mal sind sie weniger wirksam, mal haben sie mehr Nebenwirkungen, mal waren sie für Frauen so gefährlich, dass die Hersteller gezwungen waren, sie wieder vom Markt zu nehmen. Ein Beispiel sind Arzneimittel aus der Familie der ACE-Hemmer (sie hemmen ein Enzym, das Angiotensin umbaut und den Blutdruck beeinflusst). Diese Mittel sind bei Frauen nicht so wirksam und haben mehr Nebenwirkungen. Ein Beispiel dafür ist der Wirkstoff Enapril. Das angesprochene Enzym (ACE) liegt bei Frauen ohnehin in geringerer Menge vor als bei Männern. Zusätzlich entdeckten spanische Forscher, dass diese Substanz bei Männern und Frauen unterschiedlich verarbeitet wird und dass sie in den verschiedenen Phasen des Menstruationszyklus unterschiedliche Wirkungen entfaltet.[24]

Wie bereits erwähnt hilft Acetylsalicylsäure als vorbeugendes Mittel bei Frauen besser gegen Schlaganfall, bei Männern besser gegen Herzinfarkt. Ein anderes Beispiel sind Beta-Blocker zur Abfederung der Wirkung von Nebennierenhormonen auf das Herz und zur Behandlung von Arrhythmien (Unregelmäßigkeiten des Herzschlags) und Bluthochdruck. Solche Mittel können bei Frauen eine spezielle, gefährliche Form von Herzrasen (Tachykardie) auslösen, die sogenannte »Torsade-de-Pointes«, die tödlich sein kann.[25]

Ein weiterer Risikofaktor für die Entstehung einer Herzerkrankung ist anhaltender emotionaler Stress. Auch hiervon sind Frauen stärker betroffen als Männer. Ein extremes Beispiel, wie emotionaler Stress Frauen anders belastet, ist eine Herzkrankheit, die fast ausschließlich bei Frauen vorkommt, nämlich die Tako-Tsubo-Kardiomyopathie (»Gebrochenes-Herz-Syndrom«). Häufig tritt sie nach der Menopause auf und ähnelt in ihrer Symptomatik dem klassischen Herzinfarkt. Die EKG-Werte zeigen ganz ähnliche Veränderungen auf, und Blutuntersuchungen ergeben bestimmte erhöhte Werte für bestimmte Enzyme, die üblicherweise bei einem Herzinfarkt ausgeschüttet werden. In der Bildgebung sind die Herzgefäße jedoch frei. Obwohl die Herzfunktion bei diesem Krankheitsbild massiv zurückfährt, ist dies kein Herzinfarkt, sondern eher eine Art vorübergehender extremer Erschöpfung des Herzens und eine Herzinsuffizienz, die auf eine plötzliche Überflutung mit Stresshormonen wie Adrenalin zurückgeht. Diese Hormone sind normalerweise eine Reaktion auf plötzlichen, massiven emotionalen Stress, zum Beispiel die Mitteilung vom Tod eines Angehörigen, eine Naturkatastrophe, eine Katastrophe von Menschenhand oder plötzliche, akute körperliche Belastung. In der Bildgebung erscheint das Herz erschlafft. Die Spitze und die angrenzenden Bereiche kontrahieren nicht richtig, und das

Herz ähnelt in seiner Form den Töpfen, in denen Japaner Tintenfische fangen *(tako* = Tintenfisch; *tsubo* = Topf). Diese Erkrankung wurde auch bei Männern beobachtet, allerdings deutlich seltener. Männer sind dabei in der Regel jünger, und bei Männern geht eher eine körperliche Belastung voraus, bei Frauen emotionaler Stress. Außerdem kommt es bei Männern während des Krankenhausaufenthalts häufiger zu Herzkomplikationen einschließlich Herzstillstand.[26] Im akuten Stadium kann die Erkrankung lebensgefährlich sein, doch das Herz trägt keinen dauerhaften Schaden davon. Weil es kein Herzinfarkt ist, geht es in erster Linie darum, die Patientin zu beruhigen und emotionalen Beistand und Empathie zu zeigen. Fast immer nimmt das Herz seine normale Tätigkeit innerhalb von kurzer Zeit wieder auf. Sicherheitshalber empfehlen die meisten Kardiologen dann vorbeugend eine Dauerbehandlung. Das Tako-Tsubo-Syndrom ist ein weiteres Beispiel dafür, welche instinktive Weisheit der Volksmund lange vor der Wissenschaft kannte, wenn es heißt, dass großes Leid uns das Herz brechen kann.

Das Herz einer Frau: ein Blick in die Zukunft

Die Schwangerschaft ist eine einzigartige Chance, bei Frauen eine künftige Herzerkrankung voraussagen zu können. Bluthochdruck in der Schwangerschaft gehört beispielsweise zu einem ganzen Symptomenbündel, zu dem außerdem auch eine vermehrte Eiweißausscheidung im Urin, verzögertes Wachstum beim Fötus und anderes gehören. Manches davon muss während der Schwangerschaft intensiv behandelt werden, das Meiste gibt sich nach der Entbindung von selbst. Allerdings neigen Frauen, deren Blutdruck in der Schwangerschaft ansteigt, später doppelt so häufig zu Bluthochdruck und Herz-Kreislauf-Erkrankungen wie nicht davon Betroffene. Dasselbe gilt für Schwangerschaftsdiabetes. Auch er verschwindet normalerweise nach der Entbindung, erhöht jedoch die Gefahr, später im Leben an Diabetes zu erkranken und ist ein signifikanter Risikofaktor für eine eventuelle Herzerkrankung. Eine Plazentainsuffizienz – die zu verzögertem Wachstum des Ungeborenen oder gar zu seinem Absterben führen kann – ist ein weiteres Warnsignal für eine spätere Herzgefäßkrankheit.[27]

Verschiedene Studien aus Südisrael, für die über zehn Jahre lang die Geburten von Hochrisikoschwangerschaften ausgewertet wurden, kamen zu dem Ergebnis, dass die Anzahl der Herzgefäßkrankheiten unter rund 5000 Frauen mit Schwangerschaftsdiabetes fast drei Mal so hoch war wie bei Frauen, deren Schwangerschaften unkompliziert verlaufen waren.[28] Die Studie fand auch heraus, dass bei den 6000 Frauen, die vorzeitig entbunden hatten, das Risiko für eine spätere Herzgefäßkrankheit 50 Prozent höher lag als bei Frauen mit normalem Geburtstermin.[29] Schwangerschaftsbedingter Bluthochdruck erhöhte ebenfalls das Risiko für eine Herzgefäßkrankheit. Die 2000 Frauen mit Schwangerschaftshochdruck kamen später doppelt so häufig wegen Herzproblemen ins Krankenhaus und entwickelten 16-mal häufiger chronischen Bluthochdruck.[30]

Daher ist schwer nachvollziehbar, warum die ausführliche Erhebung der geburtshilflichen Vorgeschichte in den kardiologischen Leitlinien zur Diagnose und Behandlung einer Herzerkrankung bei Frauen noch immer nicht aufgeführt ist. Weltweit schaffen führende medizinische Einrichtungen mittlerweile Zentren zur Erforschung, Diagnose und Behandlung von Frauenherzen, wobei sie sich unter anderem auf Frauen konzentrieren, deren Schwangerschaftsverlauf ein künftiges Risiko für eine Herzgefäßkrankheit vermuten lässt. Solche Zentren nutzen das Zeitfenster der Schwangerschaft, um Risikofaktoren für spätere Herzkrankheiten und andere Gesundheitsprobleme zu erfassen.

Insgesamt ist das gesicherte Wissen in Bezug auf kardiovaskuläre Erkrankungen trotz aller Fortschritte in der Medizin noch immer höchst unzureichend. Daher werden herzkranke Frauen mitunter immer noch unzureichend diagnostiziert und schlechter behandelt.

6. Magen, Darm und Genderfragen

In diesem Kapitel werden funktionale Eigenheiten des Verdauungssystems und geschlechtsspezifische Unterschiede bei der Funktion der verschiedenen Bestandteile des Verdauungstrakts angesprochen.

Der Verdauungstrakt arbeitet in erster Linie spontan und ohne größere Kontrolle seitens des Gehirns und zentralen Nervensystems. Solange die Verdauung gut funktioniert und auch die Häufigkeit und Konsistenz des Stuhlgangs stimmt, denken wir am liebsten gar nicht darüber nach. Erst wenn der Verdauungstrakt oder einzelne Bestandteile davon nicht mehr normal arbeiten, bekommt er unweigerlich unsere volle Aufmerksamkeit. Magenschmerzen können romantische Gefühle verpuffen lassen, bei Durchfall wendet sich die Muse mit Grausen ab, und mit Sodbrennen kann man schlecht kreativ denken.

Funktionsstörungen des Verdauungstrakts sind relativ verbreitet. Von unangenehmen Beschwerden wie Verstopfung, Durchfall, Sodbrennen, Magenschmerzen oder Blähungen ist in der westlichen Welt jeder Fünfte betroffen. Viele Besuche beim Hausarzt beruhen auf Verdauungsbeschwerden, und beim Gastroenterologen sind sie für etwa ein Viertel der Termine verantwortlich. Die eigentlichen Ursachen und die Mechanismen, die dahinterstecken, sind in den meisten Fällen nach wie vor rätselhaft. Laboruntersuchungen stoßen in der Regel nicht zum wahren Ursprung des Problems vor, und meistens gibt es auch keine anatomische Erklärung.

Aus Genderperspektive sind Männer und Frauen von funktionalen Verdauungsbeschwerden unterschiedlich häufig betroffen, wobei hier auch noch geographische Unterschiede vorliegen. Zum Beispiel ist das Reizdarmsyndrom als extremer Ausdruck solcher Funktionsprobleme in westlichen Gesellschaften bei Frauen viermal häufiger als bei Männern,[1] während das Geschlechterverhältnis in manchen asiatischen Ländern (zum Beispiel Japan, China und Indien) umgekehrt ist. Solche Zahlen deuten darauf hin, dass hier nicht unbedingt biologische Unterschiede zwischen den Geschlechtern vorliegen, sondern eher umweltbedingte, einschließlich Unterschieden beim Mikrobiom, also der Darmflora (mehr dazu in Kapitel »Der Darm: Mikrobiom und zweites Gehirn«). Wenn man berücksichtigt, dass ein Reizdarmsyndrom im Westen vor allem Frauen betrifft, in den meisten Fällen zwischen Ende 20 und Mitte 40 beginnt und sich während und unmittelbar nach der Menstruation verschlimmert, können wir davon ausgehen, dass die Hormone eine Rolle spielen.

Das Reizdarmsyndrom (IBS für »Irritable Bowel Syndrome«) wird für gewöhnlich in drei Kategorien unterteilt: durchfalldominiertes Reizdarmsyndrom (IBS-D), das eher Männer betrifft, verstopfungsdominiertes Reizdarmsyndrom (IBS-C), das vor allem bei Frauen vorkommt, und eine Form mit wechselnder Symptomatik (IBS-A). Einige Forschungsarbeiten deuten darauf hin, dass Arzneimittel zur

Behandlung von Reizdarmsymptomen bei Männern und Frauen unterschiedlich wirken.[2] Außerdem wurde bei funktionellen Darmproblemen eindeutig ein emotionaler Faktor belegt. Etwa die Hälfte der Betroffenen leidet auch unter emotionalem Stress oder psychischen Erkrankungen.[3] Ein interessantes Beispiel ist einer Studie aus Südisrael zu entnehmen, in der zunehmende Reizdarmbeschwerden bei einer Beduinengruppe untersucht werden. Dieser Anstieg der Fallzahlen wurde bei Beduinen beobachtet, die (nicht immer freiwillig) aus ihrer traditionellen Umgebung in Städte umzogen und dauerhaft sesshaft wurden, wobei die extreme Veränderung der Lebensweise signifikanten Stress verursachte.[4]

Ehe wir Genderaspekte des Verdauungssystems tiefer beleuchten, sollten wir uns noch einmal vor Augen führen, wie ein gesundes Verdauungssystem funktioniert.

Eine kurze Tour durch den Verdauungstrakt

Vordergründig ist die Funktion des Verdauungstrakts einfach. Er soll Nahrung aufnehmen und in kleine Einheiten zerlegen, damit sie als »Treibstoff« zur Erhaltung und Funktion der Körpersysteme weitertransportiert werden kann, und er soll das Rohmaterial für Zellbildung und Zellreparatur bereitstellen. Nachdem die Nahrung aufgenommen ist, muss der Verdauungstrakt zudem Abfallstoffe abtransportieren.

Das klingt einfach, aber die Tätigkeiten »Zerlegen«, »Vorbereiten« und »Abtransportieren« beruhen auf einem

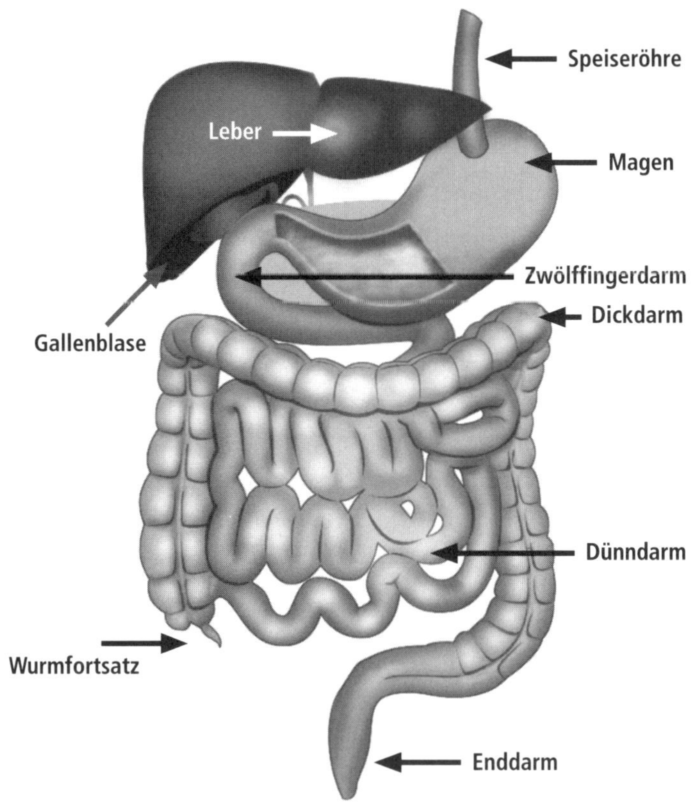

Abbildung 3: Der Verdauungstrakt

mächtigen und komplexen System. Um dieses zu beschreiben, müssen wir die kurze Liste um einige unverzichtbare Funktionen ergänzen. Die Darmwand dient als schützende Schranke für das Körperinnere. Unter dem Körperinneren ist der Körperinhalt zwischen der Darmwand und der Haut zu verstehen. Genau wie die Haut trennt die Darmwand die Außenwelt vom Körperinneren. Im Grunde genommen sind wir hohle Wesen, und der Verdauungskanal, der durch den

Körper verläuft, ist eigentlich Teil der Außenwelt. Wir essen und schlucken, doch jeder Bissen kann letztlich zu dem Ort zurückkehren, von dem er gekommen ist. Abgesehen von der Zerkleinerung durchs Kauen werden manche Essensbestandteile wie bestimmte Fasern (bzw. Ballaststoffe) am anderen Ende praktisch unverändert wieder ausgeschieden. Erst wenn Nahrung die Darmwand passiert, kann sie wirklich in den Körper übergehen. Wie das geschieht – in welcher Form und Größe –, bestimmt das Verdauungssystem.

Welche Stationen passiert unsere Nahrung also auf ihrer Reise durch das Verdauungssystem? In meinem kurzen Überblick gehe ich auch auf Geschlechtsunterschiede ein.

In der ersten Station, dem Mund, wird die Nahrung durch Kauen und Speichel zerkleinert. Gleichzeitig können Zunge und Nase über den Geschmacks- und Geruchssinn Rückschlüsse auf die Qualität ziehen. Der Speichel befeuchtet Mund und Kehle, weicht die Nahrung beim Kauen ein und erleichtert die Zerlegung zur Vorbereitung auf den Weitertransport. (Mehr zum Speichel in Kapitel 8 »Geschlechtsspezifische Aspekte bei der Fortpflanzung«). Schon in diesem frühen Stadium zeigen sich signifikante Genderunterschiede. Zum Beispiel unterscheiden sich die Kieferbewegungen männlicher Ratten bereits im Mutterleib von denen weiblicher Ratten. Beim Menschen erzeugen Frauen lebenslang weniger Speichel, der Speichel setzt sich anders zusammen, und in den fruchtbaren Jahren schwankt die Zusammensetzung im Verlauf des Menstruationszyklus.

Zerkaute Nahrung gelangt durch die schlauchartige Speiseröhre vom Mund in den Magen. Am Mageneingang muss sie einen ringförmigen Muskel, den »unteren Ösophagusspinkter«, passieren. Der Zugang der Nahrung zum Magen und das Verlassen des Magens nach der Verdauung gehorchen einem genauen Zeitplan. Das ist wichtig, weil die Magensäfte einen hoch konzentrierten Salzsäureanteil haben, der so stark ist, dass schon eine kleine Menge sich durch ein Stück Stoff fressen könnte. (Vor diesem Schicksal bewahrt uns die Magenschleimhaut über eine undurchdringliche Schicht aus Schleim und Zellen auf der Magenwand, die sich beständig erneuern.) Wenn der Ringmuskel am Ende der Speiseröhre sich nicht hermetisch schließt und auch nur kleine Mengen Magensaft in die Speiseröhre spritzen, kommt es zu Sodbrennen und in extremen Fällen zu einer Schädigung der Speiseröhre. Bei Frauen ist die Speiseröhre kürzer als bei Männern und kontrahiert sich beim Schlucken so stark, dass der Schmerz mitunter dem eines Herzinfarkts entsprechen kann. Funktionsstörungen des Muskels zwischen Speiseröhre und Magen sowie Sodbrennen treten bei Männern häufiger auf.

Schlucken ist ein bewusster Prozess, den wir noch steuern können. Ab diesem Punkt jedoch und nahezu bis zur Ausscheidung der Verdauungsreste übergibt das Gehirn die Herrschaft über den Verdauungstrakt an das autonome Nervensystem, auf das wir kaum bewussten Einfluss haben.

In der nächsten Station, dem Magen, wird die Nahrung gründlich verdaut, wenn auch noch nicht wirklich aufgenommen. Sie ist also nach wie vor nicht *im Körperinneren,* sondern im Verdauungskanal. Hier kommen wir zu einem weiteren fundamentalen Unterschied bei der Magenfunktion. Die Entleerung des Magens sowie letztlich des gesamten Verdauungstrakts verläuft bei Frauen viel langsamer, und auch die Zusammensetzung der Verdauungssäfte ist geschlechtsspezifisch unterschiedlich. Zum Beispiel ist das Enzym, das für den Alkoholabbau zuständig ist, bei Männern fünf Mal so stark konzentriert wie bei Frauen. Dieses Enzym kommt zwar in erster Linie in der Leber, aber auch im Magen vor. Weil es bei Frauen weniger konzentriert ist, baut ihr Verdauungssystem Alkohol nicht so gut ab, so dass Frauen von derselben Alkoholmenge schneller berauscht sind als Männer. Laut einem neueren Bericht ist die Mortalität infolge von schwerem Alkoholkonsum bei Frauen signifikant höher als bei Männern.[5]

Der Zugang zum Dünndarm wird von einem sehr aufmerksamen »Pförtner« geregelt, der darauf achtet, dass der Magen bei der Öffnung immer genau so viel Nahrung freigibt, wie für die weitere Verdauung verarbeitbar ist. Der Magen dient also nicht nur der Verarbeitung, sondern auch als Lager für Nahrung. In manchen Fällen arbeitet dieser »Türsteher« zu langsam oder zu spät, oder er wird gelähmt. Solche Probleme gehen üblicherweise auf Nervenschäden infolge von Diabetes oder auf eine Verletzung des Vagusnervs während einer Operation zurück. Dieser Nerv ist zwar für die Körperfunktion nicht unverzichtbar, aber trotzdem wichtig für die Einleitung der Darmbewegungen, die das Verdauungssystem in Gang halten. Auch solche Beschwerden sind bei Frauen besonders verbreitet.[6] Bei ihnen dauert die Passage der Nahrung durch den Dünndarm doppelt so lange wie bei Männern. (Was die Frage aufwirft: Ist es logisch, dass Männer und Frauen ihre drei Hauptmahlzeiten gleichzeitig einnehmen? Wäre es vielleicht gesünder, wenn Frauen nur zweimal am Tag essen und Männer viermal am Tag?) In einem späteren Kapitel werden wir sehen, dass nicht nur Nahrung, sondern auch Medikamente länger im weiblichen Magen-Darm-Trakt verweilen. Das hat Rückwirkungen auf die Wirkstoffaufnahme. Das Tempo der Verdauung wird unter anderem über Östrogen gesteuert. Nach der Menopause verläuft die Passage der Nahrung schneller, und während der Schwangerschaft – wenn der Östrogenspiegel steigt – geht das Tempo zurück.

Aus dem Magen geht die Nahrung in den Zwölffingerdarm über, den oberen Teil des Dünndarms. Dort und im gesamten Dünndarm wird die Nahrung über empfindliche Prozesse weiter zerlegt, so wie man die Spreu vom Weizen trennt. Die wichtigste Funktion des Dünndarms besteht darin, über die Darmwände Nahrungsbestandteile ins Blut- und Lymphsystem überzuleiten. Für die Verdauung im Dünndarm sind Enzyme erforderlich, die als Katalysatoren für die Zerlegung der Nahrung dienen, und zwar besonders der Fette. Diese Enzyme stammen aus der Bauchspeicheldrüse und der Gallenblase. Die Gallenblase sammelt und konzentriert zudem Abfallprodukte aus der Leber.

Das Ableitungssystem aus Bauchspeicheldrüse und Gallenblase, das in den Zwölffingerdarm führt, kann blockiert werden. Dieser Zustand ist potenziell lebensgefährlich. Die typische Gallensteinpatientin ist eine fertile, fettleibige Frau über 40, noch vor der Menopause, mit einer familiären Veranlagung zu Gallensteinen. Auch hier macht die weibliche Biologie Frauen anfälliger für Verdauungsstörungen. Die Gallenblase einer Frau zieht sich langsamer zusammen, gibt Galle langsamer ab, und die Galle ist anders zusammengesetzt als bei Männern. Gallensteine sind bei Frauen viermal so häufig wie bei Männern, besonders wenn (wie in der Schwangerschaft) der Östrogenspiegel steigt.

Manchmal gelangen die konzentrierten Magensäfte in den Zwölffingerdarm. Dort reichen schon geringe Mengen aus, um die Darmschleimhaut zu schädigen und gegebenenfalls ein Geschwür hervorzurufen. Hier sind Männer stärker gefährdet. Geschwüre in diesem Bereich sind bei Männern doppelt so häufig wie bei Frauen. Bis zur Menopause scheinen Frauen über ihren Östrogenspiegel relativ gut vor einem Ulkus gefeit zu sein. Dennoch sind entzündliche, ulzerierende Darmveränderungen wie Morbus Crohn oder Colitis ulcerosa bei Frauen 1,5-mal häufiger als bei Männern. Der Grund dafür könnte eher umweltbedingt als biologisch sein, denn in Ostasien sind solche Erkrankungen bei Männern häufiger.

Die nächste Station ist der Dickdarm. Zu seinen Hauptfunktionen zählt die Wiederaufnahme von Flüssigkeit und der Schutz des Körpers vor Dehydrierung. Der Dünndarm leitet täglich neun bis zehn Liter Wasser an den Dickdarm weiter. Normalerweise werden dort 99 Prozent dieser Menge resorbiert. Auf diese Weise formt sich der Nahrungsbrei aus dem Dünndarm dort zu festem Stuhl, der von Zeit zu Zeit ausgeschieden wird. Außerdem ist im Dickdarm unser Mikrobiom angesiedelt, das sich aus Billionen Bakterien zusammensetzt, mit denen wir in Symbiose leben und die unser Überleben sichern. Auf diesen Punkt gehe ich im nächsten Kapitel näher ein, das sich mit dem Dickdarm befasst.

Genderaspekte von Dickdarmerkrankungen

Darmkrebs gilt als heimtückisch, weil die Symptome im Krankheitsverlauf erst relativ spät auftreten. Weltweit werden jedes Jahr rund eine Million Fälle von Dickdarm- und Enddarmkrebs diagnostiziert, und eine halbe Million Menschen pro Jahr sterben an dieser Krankheit.

Es sind nur wenige Faktoren bekannt, die das Risiko für solche Krebsarten erhöhen (wobei diese Faktoren bei den meisten von Darmkrebs Betroffenen *nicht* vorliegen). Zu diesen Faktoren gehören ein höheres Lebensalter, Polypen im Dickdarm, kolorektaler Krebs in der Familie, eine cholesterinreiche und ballaststoffarme Ernährung, Diabetes, bestimmte Lebensstilfaktoren wie Rauchen, Alkohol, Bewegungsmangel und so weiter. Wie viele andere Krankheiten betrifft auch Darmkrebs Frauen und Männer unterschiedlich. Grundsätzlich sind Darmpolypen, die als Krebsvorstufen gelten, und Darmkrebs bei Männern häufiger. Der Erkrankungsgipfel wird bei Frauen erst vier bis acht Jahre später erreicht als bei Männern. Es gibt auch andere Beobachtungen zu geschlechtsspezifischen Unterschieden bei Dickdarmerkrankungen, für die wir noch keine Erklärung haben: Bei Frauen tritt Dickdarmkrebs vermehrt auf der rechten Seite auf, bei Männern auf der linken Seite. Raucherinnen haben ein höheres Darmkrebsrisiko als Raucher. Frauen erkranken häufiger im eigentlichen Dickdarm, bei Männern sitzt der Krebs häufiger im Bereich des Rektums. Nach einer Krebserkrankung der Eierstöcke, der Gebärmutter oder der Brust tritt Dickdarmkrebs bei Frauen häufiger auf.

Die unterschiedlichen Erkrankungsziffern haben möglicherweise etwas mit einem ungleichen Genderverhältnis bei der Diagnostik zu tun. Genderunterschiede bei der Funktion des Magen-Darm-Trakts werden in der Medizin nach wie vor nicht ausreichend berücksichtigt, was sich auch auf die Diagnose auswirkt. Im Einzelfall können Diagnoseverfahren, die in erster Linie für Männer entwickelt wurden, Frauen gefährlich benachteiligen. So ist das am weitesten verbreitete Verfahren zur Früherkennung von Darmkrebs die Untersuchung auf Blutspuren im Stuhl. Allerdings ist die Stuhluntersuchung auf okkultes (nicht sichtbares) Blut bei Frauen weniger aussagekräftig als bei Männern. Der Grund dafür hängt möglicherweise damit zusammen, dass der Darminhalt bei Frauen langsamer weitergeschoben wird als bei Männern. Dadurch verbleiben kleine Blutmengen, die auf eine krankhafte Entwicklung im Darm hinweisen könnten, vor der Ausscheidung länger im Darm. Je länger das Blut jedoch im Verdauungssystem bleibt, desto mehr Zeit haben die roten Blutkörperchen, um sich mit Sauerstoff zu verbinden, was eine Erkennung über den Standardtest erschwert. Auf diese Weise wird die Diagnose Darmkrebs womöglich zu spät gestellt, und da die Zeit zwischen Diagnose und Behandlung für den Behandlungserfolg entscheidend ist, bezahlen Frauen dieses Missverhältnis womöglich mit ihrem Leben.

7. Der Darm: Mikrobiom und zweites Gehirn

Zwei Hauptaspekte des Verdauungstrakts werden ausführlicher behandelt: Der eine ist das Mikrobiom, die zahllosen Bakterien, die den Darm besiedeln und mit uns eine funktionelle und symbiotische Einheit bilden. Der zweite Aspekt ist die Funktion des Darms als »zweitem Gehirn« in Form des Nervengeflechts in den Darmwänden, das weitgehend unabhängig vom Gehirn arbeitet. Wir beleuchten geschlechtsspezifische Aspekte dieser Systeme.

Unser Dickdarm ist eine überaus effektive Maschinerie, um Abfälle auszuschleusen und Flüssigkeit zu resorbieren. Überdies beherbergt der Dickdarm unser Mikrobiom, welches rund 1000 Arten umfasst, die zusammen knapp zwei Kilogramm wiegen. Weiteres hierzu später. Doch der Verdauungstrakt besitzt auch ein komplexes Nervensystem, das in vielerlei Hinsicht unserem zentralen Nervensystem ähnelt. In diesem Kapitel geht es um die komplexe Arbeit des Nervensystems im Darm und des Mikrobioms, um hoffentlich besser zu verstehen, warum Männer und Frauen unterschiedliche Verdauungsprobleme entwickeln – und um einen ersten Schritt zu einer verbesserten Behandlung für beide Geschlechter zu tun.

Das zweite Gehirn

Die Steuerung des Verdauungssystems verläuft interessanterweise weitgehend unabhängig vom Gehirn. Das sorgsam aufeinander abgestimmte Ineinandergreifen der Funktionen der Stationen im Verdauungstrakt (wie in Kapitel »Magen, Darm und Genderfragen« erwähnt) erfordert natürlich eine präzise neurologische Überwachung sowie ein gut koordiniertes Feedback. Allerdings scheint das Gehirn – das ansonsten die restlichen Körperfunktionen steuert – dem Darm ein hohes Maß an funktioneller Autonomie übertragen zu haben. Es werden weitaus mehr Informationen vom Verdauungssystem an das Gehirn weitergegeben als in die entgegengesetzte Richtung. Nur wenige tausend Nerven verbinden das Gehirn und die 100 Millionen Nervenzellen im Verdauungssystem. Das heißt, dass eine zentrale Kontrolle zwischen Gehirn und Darm offenbar zweitrangig ist, und zeugt von einer brillanten Anpassung. Eine zentrale Kontrolle komplizierter Peripheriesysteme ist sehr oft ineffektiv, ob in der Wirtschaft, beim Militär oder in der Politik. Für den Körper gilt dies umso mehr. Hochkomplexe Systeme wie das Verdauungssystem brauchen eine gewisse Autonomie. Dafür verlässt sich das Verdauungssystem auf ein unabhängiges Nervensystem, das der bekannte amerikanische Medizinforscher Michael Gershon als »das zweite Gehirn« bezeichnet hat. In diesem Kapitel stütze ich mich auf einige seiner Forschungsergebnisse und sein wegweisendes Buch zu diesem Thema, »Der kluge Bauch«.[1]

Die Fachrichtung zum autonomen Nervensystem im

Darm nennt sich Neurogastroenterologie und wurde vor über 100 Jahren von zwei britischen Wissenschaftlern, Ernest Starling und William Bayliss, eingeführt, die das so genannte »Gesetz des Darms« beschrieben.[2] Starling und Bayliss fanden heraus, dass ein Anstieg des Drucks im Darm wellenartige Kontraktionen (Peristaltik) in Richtung Anus in Gang setzt. Zu ihrer Überraschung stellten sie aber fest, dass eine Darmschlinge ohne jede Verbindung zum Körper, die man im Labor in einen Behälter mit Flüssigkeit legt, auch ähnlich reagiert. Auf diese Weise kamen die Forscher einem unabhängigen Nervensystem in der Darmwand auf die Spur. Das Gesetz des Darms wird heute als »peristaltischer Reflex« bezeichnet, unterscheidet sich jedoch von anderen körperlichen Reflexen. Muskel- oder Pupillenreflexe werden vom Gehirn gesteuert. Wenn die neurologische Verbindung durchtrennt ist, verschwindet der Reflex. Nur die Darmperistaltik arbeitet ohne jede Verbindung zum Gehirn und sogar im Zustand des Hirntods weiter. (Das Herz kann ebenfalls ohne Steuerung durch das Gehirn weiterschlagen, doch seine weitere Funktion hängt nicht an Reflexen, sondern an einem unabhängigen Schrittmacher innerhalb des Herzmuskels.)

Nach der Entdeckung von Starling und Bayliss beschrieben später deutsche Wissenschaftler die Ansammlungen von Nervenzellen zwischen den Muskelschichten der Darmwand und unter der Darmschleimhaut. Heute wissen wir, dass entlang des gesamten Darms ein komplexes autonomes Nervensystem angesiedelt ist. Für dieses Nervensystem des Darms (das zweite Gehirn) gibt es – abgesehen vom zentralen Nervensystem – nirgendwo sonst im Körper eine Entsprechung. Es umfasst über 100 Millionen Nervenzellen, mehr als im Rückenmark. Tatsächlich ist es ein riesiges Datenverarbeitungssystem, das ohne Eingreifen des Gehirns arbeitet.

Das Gehirn überwacht Körperfunktionen über zwei spezielle Systeme. Das willkürliche (somatische) Nervensystem steuert all die Muskeln, die wir willentlich benutzen können. Wir entscheiden beispielsweise, ob und wann wir unsere Gliedmaßen bewegen. Die Nervenfasern führen ohne Zwischenstation direkt vom Gehirn zum Zielorgan, das heißt, das Kommando, den großen Zeh zu bewegen, entspringt in den Nervenzellen des Gehirns, und die übermittelnden Nerven haben einen langen Weg. Das zweite System ist das autonome oder unwillkürliche Nervensystem, beispielsweise der Herzmuskel, der ohne bewusste Steuerung arbeitet. Die Nervenzellen des autonomen Nervensystems liegen in Gehirn und Rückenmark. Einige Organe wie zum Beispiel das Zwerchfell, das durch Senkung die Größe des Brustkorbs erhöht und damit die Lunge zum Erweitern und danach zum Kontrahieren bringt, damit wir atmen können, arbeiten sowohl bewusst als auch unbewusst. Wir können Tiefe und Rhythmus unserer Atmung beeinflussen, aber wir atmen auch unbewusst, beispielsweise im Schlaf. Das Besondere am autonomen Nervensystem ist, dass die Fasern seiner Nervenzellen nicht direkt zu den Zielorganen führen. Es ist immer mindestens eine zusätzliche Nervenzelle entlang des Pfades, an der die primäre Nervenfaser den Impuls überträgt, und dieser Umstand reguliert den Muskelreiz.

Die sekundären Nervenzellen sitzen in der Wirbelsäule oder direkt im Zielorgan. Den Übergang zwischen zwei Nervenzellen (Neuronen) bildet die Synapse, und dort wird die Information mit Hilfe spezieller Substanzen, den Neurotransmittern, weitergegeben. Wenn Informationen von den Neuronen zur Zielzelle eine Zwischenstation durchlaufen, kann der Befehl angepasst oder sogar verändert werden. Deshalb verläuft die Verarbeitung im autonomen Nervensystem komplexer und unauffälliger als der willkürliche Prozess und unterliegt Veränderungen, die von der Umwelt vorgegeben werden. Die autonomen Nervensysteme unterstehen dem zentralen Nervensystem. Das Nervensystem des Darms ist von dieser Instanz jedoch weitgehend unabhängig, weshalb es häufig als drittes autonomes Nervensystem bezeichnet wird. Dennoch hat das Gehirn seine Oberherrschaft nicht vollständig aufgegeben: Der autonome Vagusnerv, der im Gehirn entspringt, ist ab der Speiseröhre und über einen Großteil des Dickdarms an der Steuerung des Verdauungssystems beteiligt. Interessanterweise funktioniert das Verdauungssystem aber auch ohne diesen Nerv. Außerdem können unsere Emotionen die Funktion des Verdauungssystems beeinflussen. Aussagen wie »Es schnürt mir die Kehle zu«, »Mir dreht sich der Magen um«, oder »Ich hatte vor Angst die Hosen voll«, sind keine reinen Übertreibungen, sondern beschreiben den Einfluss des Gehirns auf das Verdauungssystem.

Über zwei Funktionen des Verdauungssystems behält sich das zentrale Nervensystem allerdings die Kontrolle vor: Schlucken und Ausscheidung. Diese beiden Prozesse haben aus naheliegenden Gründen eine willentliche und kognitive Komponente. Ohne die Kontrolle über das Schlucken wären Essen und Trinken für uns nicht planbar, und ohne die Kontrolle über unsere Ausscheidungen könnten wir kein soziales Leben führen. Praktisch alle anderen Aufgaben des Darms können jedoch ohne Gehirnbeteiligung und sogar nach dem Hirntod ablaufen.

Die Hormone beeinflussen die Arbeit des Verdauungssystems, und daran ist insbesondere Serotonin beteiligt. Dieses Hormon wird im Gehirn, in den Blutplättchen, vor allem aber im Verdauungssystem erzeugt und ist bei diversen Erkrankungen mit im Spiel. Serotonin überträgt Botschaften von einer Nervenzelle zur anderen und hängt mit Lernprozessen, Schlaf, Blutgefäßweite, Appetit, seelischem Wohlbefinden, Migräne und sogar Muttergefühlen zusammen. Ein niedriger Serotoninspiegel spielt eine wichtige Rolle für die Magen-Darm-Motilität, und der Serotoninspiegel im Blut insgesamt wurde mit verschiedenen Erkrankungen wie Reizdarmsyndrom, Osteoporose und sogar koronarer Herzkrankheit in Verbindung gebracht. Interessanterweise stecken 95 Prozent unseres Serotonins im Verdauungssystem, und amerikanische Forscher haben kürzlich nachgewiesen, dass die lokale Serotoninproduktion über Darmbakterien gesteuert wird.[3] Es besteht eine faszinierende Verbindung zwischen Gehirnfunktion, Stimmungslage, Mikrobiom, der Funktion des Magen-Darm-Trakts und geschlechtsspezifischen Aspekten: Wenn man bedenkt, dass Frauen weniger Serotonin im Blut haben und dass diese Spiegel sich zudem im Verlauf ihres Zyklus ändern, wäre dies eine denkbare Erklärung für spezielle Unterschiede bei vielen Krankheiten und körperlichen Fehlfunktionen – auch im Verdauungstrakt.

* * *

Die Nervensysteme von Gehirn und Darm sind sich sehr ähnlich. Daher sollte es niemanden überraschen, wenn auch die Erkrankungen dieser Systeme einander ähneln. Trotz der Autonomie des Verdauungssystems behält das Gehirn das Oberkommando und hat Einfluss auf die Verdauungsfunktion.

Das Konzept der analen Persönlichkeit und bestimmte psychiatrische Krankheitsbilder sind selbst Nichtmedizinern geläufig. Spannender ist jedoch die umgekehrte Frage, nämlich ob das Verdauungssystem aufgrund seiner neurologischen Autonomie »Neurosen« entwickeln kann, die ihren Ursprung im Darm haben. Kann das zweite Gehirn auf physische oder emotionale Verletzungen eigenständig reagieren? Und sollte man – falls dies so ist – bei bestimmten emotionalen Verletzungen unmittelbar das Verdauungssystem behandeln?

Eine überraschende Entdeckung zeigt die Ähnlichkeit zwischen dem »ersten Gehirn« und dem »zweiten Gehirn« bei der Manifestierung bestimmter Krankheiten wie Alzheimer und Parkinson. Noch ehe sich Symptome im zentralen Nervensystem zeigen, tauchen in den Nervenzellen des Darms dieselben Veränderungen auf wie im Gehirn. In seinem Buch *Der kluge Bauch* stellte Gershon schon zur Jahrtausendwende die Überlegung an, ob man die Gehirnschädigung womöglich eines Tages über die Entnahme von Darmzellen nachweisen könnte. Diese Zukunftsvision ist mittlerweile Gegenwart: Heute lässt sich die Parkinson-Krankheit im Frühstadium durch eine Darmbiopsie diagnostizieren.[4] Typisch für die Parkinson-Krankheit sind Ablagerungen des Proteins Alpha-syn in Gehirnzellen, die normalerweise den Neurotransmitter Dopamin erzeugen. Der kontinuierliche Verlust dieser Zellen führt irgendwann zu einem kritischen Rückgang des lokalen Dopaminspiegels und zu den Symptomen der Parkinson-Krankheit. Forschungen ergaben, dass dieses Protein sich schon Jahre vor einer Hirnschädigung in Nervenzellen außerhalb des Gehirns und besonders im Darm ablagern kann. Deshalb kann eine einfache Dickdarmbiopsie die Parkinson-Krankheit schon im Frühstadium erkennen. Diese wirklich verblüffende Erkenntnis könnte neue Behandlungswege eröffnen.

Eine andere Krankheit, die zu unserem Verständnis für die Zusammenhänge zwischen autonomem Nervensystem und Verdauungssystem beiträgt, ist die angeborene Hirschsprung-Krankheit. Diese Erbkrankheit betrifft etwa eine von 5000 Lebendgeburten und viermal mehr Jungen als Mädchen. Bei der Hirschsprung-Krankheit fehlen im unteren Teil des Dickdarms entlang der gesamten Darmwand die Nervenzellen, so dass keine Nervenaktivität stattfinden kann. Nicht einmal das Gehirn kann die Peristaltik aktivieren, um den Darm in Bewegung zu bringen. Obwohl der Darmkanal frei ist und das zentrale System richtig arbeitet, wird nichts weitertransportiert. Ohne eine operative Entfernung der geschädigten Region führt diese Krankheit zum Tode. Die genauere Erforschung dieser Krankheit könnte ein tieferes Verständnis für die neuronale Steuerung des Verdauungstrakts vermitteln.

Das Mikrobiom

Wie bereits erwähnt beherbergt der Dickdarm eine eng miteinander verwobene Vielfalt an Mikroorganismen, mit denen wir in enger Symbiose leben. Ohne sie sind wir nicht lebensfähig, sie ohne uns ebenso wenig. Statt von der »Darmflora« wird heute bevorzugt vom »Mikrobiom« gesprochen. In einem Fachbuch von 2015 kommen Forscher des israelischen Weizmann-Instituts zu dem Schluss, dass in und auf dem Körper annähernd 40 Billionen Mikroben leben – etwa doppelt so viele wie die Zahl unserer Körperzellen.[5] Zudem ist die Zahl der mikrobiellen Gene 100 bis 150 Mal größer als die der menschlichen Körperzellen. Diese Mikroben sind für unsere Gesundheit unverzichtbar, und die meisten von ihnen stecken im Verdauungstrakt. Einige erzeugen Vitamine, zum Beispiel Vitamin K, andere sind an der Zerlegung von Kohlenhydraten beteiligt, die im Dünndarm nicht verdaut wurden. Einige »freundliche« Mikroorganismen spielen bei der Resorption von Fettsäuren wie dem »bösen« LDL-Cholesterin eine Rolle, andere unterstützen das Immunsystem. Manche schützen uns vor gefährlichen Keimen im Dickdarm. Das Darmmikrobiom ist auch Teil der sogenannten Darm-Hirn-Achse, welche die komplexen Wechselwirkungen zwischen dem Gehirn und dem Darmsystem umfasst, die nicht nur die Funktionen des Verdauungssystems, sondern auch unsere kognitiven Prozesse beeinflussen.

Dank moderner Verfahren konnten wir diese Bakterienpopulationen mittlerweile in fünf Untergruppen einteilen.

Sowohl die absolute Größe dieser Untergruppen als auch ihr zahlenmäßiges Verhältnis zueinander haben Verbindung zu Gesundheit und Krankheit. So wird die Gruppe der Proteobakterien bei Krankheit größer und ist bei Gesundheit eher klein.[6] Die Zusammensetzung freundlicher Mikroben im Dickdarm ist individuell verschieden und hängt mit der Umgebung, der genetischen Veranlagung, der Ernährung und auch dem Geschlecht zusammen. Ohne diese Mikroorganismen könnten wir nicht überleben. Angesichts möglicher Schäden am Mikrobiom sollten wir daher hohe Antibiotikadosen nur mit Vorsicht verordnen. Manche Keime im Darm können jedoch eine echte Gesundheitsgefahr darstellen. Darauf gehe ich gleich noch näher ein.

Mit den Mikroorganismen im Körper und insbesondere dem Darmmikrobiom leben wir in vollständiger Symbiose. Auch andere Körperteile wie die Haut, die Nase oder die Sexualorgane haben ihr einzigartiges Mikrobiom. Insgesamt werden all diese Gemeinschaften von Mikroorganismen als das menschliche Mikrobiom bezeichnet. In diesem Kapitel befassen wir uns nicht mit dem vollständigen Mikrobiom des Menschen, sondern nur mit dem des Verdauungstrakts. Woher kommen nun die Darmbakterien? Über 100 Jahre lang galt der Darm des Ungeborenen als steril. In jüngerer Zeit mehren sich jedoch die Hinweise, dass dies nicht stimmt und dass die bakterielle Besiedelung des Darms teilweise schon in der Gebärmutter beginnt. Später und in Abhängigkeit von Entbindungsform, Stillen und weiteren Faktoren stabilisiert sich das Mikrobiom in den ersten drei Lebenstagen bis zu einem gewissen Grad und erreicht im Alter von drei Jahren einen Status wie beim Erwachsenen.

In diesem Zeitraum scheint das Mikrobiom des Darms auf Umwelteinflüsse besonders empfindlich zu reagieren. Das fötale Darmmikrobiom, welches als Mekonium den Darm verlässt, kommt über das Schlucken des Fruchtwassers in den Magen-Darm-Trakt des Fötus zurück und kann entzündliche Prozesse bewirken, welche dann zu frühzeitigen Wehen führen können[7]. Eine vaginale Entbindung führt zu einer anderen Zusammensetzung des Mikrobioms, und es bestehen offenbar Zusammenhänge zwischen frühen Antibiotikabehandlungen und antibiotikaresistenten Genen.[8] Im Laufe unseres Lebens unterliegt das Mikrobiom ständigen Veränderungen, die auf Ernährung, Stress, Hormonlage, Infekte und Arzneimittel zurückgehen können.

Die Zusammensetzung des Mikrobioms ist derart individuell, dass sie geradezu zum genetischen Fingerabdruck hinzugerechnet werden sollte. Wissenschaftler der Universität Tel Aviv haben eine Evolutionstheorie vorgestellt, die sie als die Hologenom-Theorie bezeichnen. Ihrer Argumentation nach sollte das menschliche Genom zusammen mit den Genomen des menschlichen Mikrobioms als evolutionäre Einheit betrachtet werden, da die Verbindungen zwischen einem Lebewesen (Tier oder Pflanze) und seinem Mikrobiom so eng sind, dass sie in Wahrheit einen einzigen evolutionären Megaorganismus darstellen. In diesem Sinne übernimmt das Mikrobiom die Rolle eines unverzichtbaren »Organs«, und auf dieser Grundlage sollte man Gesundheit und Krankheit aus Sicht der Forschung ganzheitlicher sehen.[9] Betrachtet man die Anzahl der Zellen im Megaorganismus Mensch, so sind wir zu 33 Prozent Mensch und zu 66 Prozent Mikroben. Allerdings enthält das Darm-Mikrobiom etwa fünf Millionen einzigartiger Gene, während Menschenzellen nur ungefähr 20 000 bis 30 000 Gene haben. Wenn man den Menschen und seine Mikroorganismen als genetische Einheit ansieht, so sind wir aus genetischer Perspektive weniger als ein Prozent Mensch und 99 Prozent Mikroben.[10] Damit wird nachvollziehbar, dass jede Veränderung in der Zusammensetzung der Mikrobenpopulation weitreichende Folgen hat.

Was wir essen, wie wir es essen, welche Mengen wir zu uns nehmen und wann wir dies tun, kann nicht nur die Gesundheit, sondern auch das Mikrobiom stark beeinflussen. Denken Sie beispielsweise an die allgegenwärtigen künstlichen Süßungsmittel. Die meisten dieser Substanzen lassen sich im Dünndarm nicht verdauen und erreichen Dickdarm und Mikrobiom praktisch unverändert. Für eine neuere Studie, die im Journal *Nature* erschien, wurden Mäuse mit künstlichen Süßungsmitteln gefüttert, wobei die Dosis der Menge entsprach, die für den Menschen als akzeptabel gilt. Dabei stellte sich heraus, dass künstliche Süßungsmittel das Mikrobiom derart verändern können, dass eine Glukoseintoleranz entsteht. Bei Menschen kam man zu ähnlichen Ergebnissen.[11] Mit anderen Worten scheinen die künstlichen Süßungsmittel, die wir statt Zucker verwenden, das Diabetesrisiko eher noch zu erhöhen, statt es zu senken.

Ein anderes Beispiel sind Ballaststoffe. Da diese bekanntlich die Konsistenz und Häufigkeit des Stuhlgangs regulieren, erfreuen sich Ergänzungsmittel mit Fasern in den letzten Jahren großer Beliebtheit. Eine faserreiche Ernährung hat jedoch noch andere und vielleicht sogar wichtigere Aspekte. Das Verdauungssystem von Säugetieren ist normalerweise nicht darauf eingerichtet, Fasern aus der Nahrung zu zerlegen. Bestimmte Faserarten wie Lignin passieren den Darm praktisch unversehrt, sind aber an seiner Aktivierung beteiligt. Vor allem aber stellen die verschiedenen Faserarten eine wichtige Nahrungsquelle für das Mikrobiom im Dickdarm dar. Schweizer Forscher berichten von einem Mechanismus, der erklären könnte, weshalb eine ballaststoffreiche Ernährung entzündliche Prozesse in verschiedenen Körperregionen sowie allergische Atemwegserkrankungen mildern kann.[12] Denn eine solche Ernährungsform wirkt sich nicht nur auf das Darmmikrobiom, sondern auch auf die Zusammensetzung des Lungenmikrobioms aus und hebt die Konzentration bestimmter Fettsäuren im Blut, was wiederum vor entzündlichen und allergischen Reaktionen schützt. Im Blut von Mäusen, die eine faserreiche Ernährung erhielten, wurden diese Fettsäuren in hoher Konzentration nachgewiesen, wohingegen Mäuse, die eine faserarme Ernährung bekamen, allergisch bedingte Lungenkrankheiten entwickelten.[13]

Aus Sicht der Gendermedizin ist der Einfluss der Ernährung auf das Mikrobiom bei Mann und Frau etwas unterschiedlich. Es hat sich herausgestellt, dass eine identische Ernährung bestimmte typisch männliche und typisch weibliche Veränderungen beim Darmmikrobiom hervorruft.[14] Dies gilt für bestimmte Arten wildlebender Fische ebenso wie für den Menschen, und die Veränderungen umfassen das Vorherrschen unterschiedlicher Spezies und Veränderungen der Artenvielfalt bei bestimmten mikrobiellen Untergruppen. Da solche Merkmale stark ernährungsabhängig sind, ließe sich aus der Erkenntnis, dass dieselbe Ernährung sich auf das Mikrobiom von Männern und Frauen verschieden auswirken kann, die Entwicklung differenzierter Ernährungsempfehlungen für Männer und Frauen ableiten. Es könnte sich auch herausstellen, dass Männer und Frauen nicht nur zu unterschiedlichen Tageszeiten essen, sondern auch unterschiedliche Nahrungsmittel zu sich nehmen sollten.

Das Mikrobiom kann sogar die Lebensweise seines Wirtskörpers verändern. Denken Sie beispielsweise an das Rauchen. Menschen, die das Rauchen aufgeben, nehmen häufig zu, was erhöhtem Appetit zugeschrieben wird. In Wahrheit ist die Sache komplizierter. In einer Schweizer Studie nahmen 80 Prozent derjenigen, die das Rauchen aufgaben, bei gleichbleibender Kalorienzufuhr durchschnittlich sieben Kilogramm zu. Allerdings veränderte sich bei den neuen Nichtrauchern das Mikrobiom: Nachdem sie nicht mehr rauchten, tauchten in ihrem Mikrobiom vermehrt Arten auf, die auch in hoher Konzentration bei Übergewichtigen vorkommen.[15]

Selbst unser Schlafrhythmus wirkt sich auf das Mikrobiom aus. Schlafstörungen sind beim Menschen häufig und scheinen mit der Entwicklung von Insulinresistenz und starkem Übergewicht einherzugehen. In einer amerikanisch-spanischen Studie an Mäusen zeigte sich, dass ein unterbrochener Schlafrhythmus das Mikrobiom im Darm beeinträchtigen und in der Folge zu Fettleibigkeit und Insulinresistenz führen, was als Prädiabetes gilt.[16]

Hinzu kommt, dass ein gesundes Mikrobiom für die normale Immunfunktion unverzichtbar ist, die wiederum das fragile Gleichgewicht zwischen uns und den diversen

Mikroben bewahrt, uns vor Eindringlingen schützt und das passende Verhältnis zwischen unterschiedlichen Mikroorganismengruppen aufrechterhält.[17] Störungen können ein Ungleichgewicht im Immunsystem hervorrufen und womöglich zu Angriffen des Immunsystems gegen den Wirt, also zu Autoimmunerkrankungen, entzündlichen Erkrankungen und Allergien führen. All dies kommt in der westlichen Welt insgesamt und besonders unter Frauen häufiger vor. Oftmals besteht ein Zusammenhang mit westlichen Ernährungsgewohnheiten, übermäßigem Antibiotikagebrauch und übertriebenen Sauberkeitsvorstellungen, die unser Immunsystem daran hindern, sich selbst mit einer definitiv nicht sterilen Umgebung auseinanderzusetzen.

Studien an den relativ isoliert lebenden Amischen[18] (einer landwirtschaftlich orientierten Volksgruppe in den USA mit deutschen und Schweizer Wurzeln) sowie in landwirtschaftlichen Gebieten in der Schweiz und Österreich ergaben, dass Kinder, die in ein bäuerliches Umfeld hineingeboren werden und vielen pflanzlichen und tierischen Mikroorganismen ausgesetzt sind – die in der modernen Gesellschaft zumeist als »Schmutz« eingestuft werden –, lebenslang besser vor allergischen Krankheiten wie Asthma geschützt sind. Offenbar kann das Immunsystem durch die frühe Bekanntschaft mit den Mikroorganismen unserer Umwelt lernen, zwischen schädlichen und unschädlichen Mikroben zu unterscheiden. Übertriebene Reinlichkeit scheint diese Anpassung zu behindern – ein Grund mehr, warum antibakterielle Seife besonderen Umständen vorbehalten bleiben sollte.

Die Ergebnisse einer Studie, die im Wissenschaftsjournal *Science* erschien, demonstrieren das komplexe Wesen wechselseitiger Beziehungen zwischen Gender, Hormon- und Immunsystem und dem Mikrobiom.[19] Die Forschungen wurden an einer speziellen Zuchtform diabetischer Mäuse durchgeführt. Diese nicht fettleibigen, diabetischen Mäuse (NOD-Mäuse) neigen zur spontanen Entwicklung von Autoimmunkrankheiten, welche die insulinproduzierenden Zellen ihrer Bauchspeicheldrüse zerstören. Dadurch entsteht Typ-1-Diabetes, eine gefährliche Erkrankung, die eine dauerhafte Insulinbehandlung erfordert. Der Prozess, über den das Immunsystem die Pankreaszellen zerstört, ist bei diesen Mäusen ähnlich wie beim Menschen. Es stellte sich jedoch heraus, dass ein frühzeitiger Kontakt mit bestimmten Darmbakterien bei diesen Mäusen den Testosteronspiegel steigen lassen und das Fortschreiten zu Typ-1-Diabetes hinauszögern konnte. Noch unreife Mäuseweibchen, auf die das Mikrobiom erwachsener Männchen übertragen wurde, genossen einen ähnlichen Schutz. Die Studie belegt zwei wichtige Mechanismen. Zum einen kann das Mikrobiom unser endokrines System beeinflussen, was sich an dem beobachteten Testosteronanstieg ablesen ließ. Zum anderen liefert die Studie einen erneuten Beweis, dass Testosteron in der Lage ist, das Immunsystem zu unterdrücken.

Starkes Übergewicht (Adipositas) in der Schwangerschaft beeinträchtigt das Darmmikrobiom von Neugeborenen. Dieser Prozess kann vor und während der Entbindung sowie beim Stillen beginnen. Schon viele Monate, bevor ein Kind fettleibig wird, scheint eine Dysbiose vorzuliegen, bei der die vielen verschiedenen Populationen der Mikroben im Darm aus dem Gleichgewicht geraten. Jungen sind diesbezüglich stärker gefährdet als Mädchen. Jungen, die im ersten Lebensjahr Antibiotika erhielten, hatten im Alter von neun bis zwölf Jahren vermehrt starkes Übergewicht. Andererseits hatten im gleichen Alter mehr Mädchen als Jungen Übergewicht, wenn ihre Mütter adipös waren.[20]

Adipositas der Mutter hängt jedoch nicht nur mit Veränderungen des Mikrobioms beim Kind und mit Diabetes zusammen. Forschungen aus den USA und den Niederlanden ergaben, dass sich starkes Übergewicht der Mutter bei Mäusen auf das Geburtsgewicht der Jungen auswirkt (Männchen waren deutlich kleiner als Weibchen) und dass es zu mehr Fehlentwicklungen im Nervensystem und in der Genexpression im Gehirn kam (auch hier wieder mehr beim männlichen als beim weiblichen Nachwuchs).[21]

Doch nicht alle Mikroorganismen sind nützlich. Im Dickdarm leben auch einige gefährliche Stämme, die schwere Krankheiten wie Allergien, Autoimmunkrankheiten, Darmkrankheiten, Darmkrebs und anderes auslösen können. Nur eine breite Vielfalt anderer Bakterien kann das Gleichgewicht erhalten und die gefährlichen Keime in Schach halten. Deshalb kann die Einnahme von Antibiotika ohne ärztliche Überwachung gegebenenfalls das sensible Gleichgewicht der Koexistenz mit verschiedenen Mikroorganismen im Verdauungstrakt zum Kippen bringen.

Wenn die Balance zwischen dem Wirtskörper und seinem Mikrobiom ins Wanken gerät, hat dies womöglich genauso massive Auswirkungen auf die Gesundheit wie unser menschliches Genom. Die personalisierte Medizin muss das Mikrobiom einbeziehen, zumal es leichter ist, das Mikrobiom zu beeinflussen als unsere Gene umzuprogrammieren.

So besteht ein wachsendes Interesse an der Erforschung der Stuhlübertragung, bei der Stuhl mit den Mikroben eines gesunden Spenders in den Darm eines Empfängers übertragen wird. Erstmals wurde diese Methode vor über 1700 Jahren beschrieben. Schon damals wurden Patienten mit starkem Durchfall oder einer Lebensmittelvergiftung über eine orale Stuhltransplantation behandelt. Heute verfügen wir über bessere Übertragungswege und können die Ergebnisse dank fortschrittlicher Laborverfahren genauer überwachen.[22] In den letzten Jahren wurde diese Methode bei Patienten mit chronischer Darminfektion durch Clostridium-Besiedlung ausprobiert und war besonders in Fällen, wo der Infektionserreger eine Resistenz entwickelt hatte, signifikant erfolgreicher als die übliche Antibiotikatherapie.[23] Stuhltransplantationen zur medizinischen Behandlung sind relativ einfach. Das Transplantat wird im Labor vorbereitet und die dabei entstehende Flüssigkeit im Rahmen einer Koloskopie oder durch Einführen eines Schlauchs durch den Anus oder den Mund in den Darm eingebracht. Bisher ist die Datenlage zu diesem Therapieverfahren bescheiden, doch es herrscht wachsender Optimismus zur Weiterentwicklung dieser Prozedur.

Um noch einmal auf Genderaspekte beim Mikrobiom zurückzukommen: Ein Team aus Michigan konnte nachweisen, dass die Entwicklung unseres Mikrobioms von vielen Variablen abhängig ist, ob Ereignissen im Laufe des Lebens, Stillen oder Flaschenfütterung, Bildungsstand oder natürlich Geschlecht.[24] Nach der jeweils individuellen und einzigartigen Grundentwicklung unterliegt das Mikrobiom aufgrund von Lebensweise, Ernährung, Medikamenten, Stress, hormonellen Schwankungen und natürlich den meisten Alltagssituationen (einschließlich zum Beispiel Jetlag) ständigen Veränderungen. Forscher am Weizmann-Institut in Israel konnten an Mäusen und Menschen nachweisen, dass Jetlag Veränderungen im Darmmikrobiom mit nachfolgender Entwicklung von prädiabetischen Symptomen und Fettleibigkeit nach sich ziehen kann.[25]

Bei Frauen sind diese Veränderungen aufgrund von ständigen Hormonschwankungen im fruchtbaren Alter noch ausgeprägter. Auffällig sind die Fluktuationen in der Zusammensetzung des Mikrobioms über den Zyklus hinweg und ganz besonders in der Schwangerschaft. Der Unterschied zwischen dem männlichen und dem weiblichen Mikrobiom zeigt sich bei Mäusen erstmals während der Reifephase und unterliegt dem Einfluss von Testosteron. (Eine Kastration stoppt die Entwicklung solcher Unterschiede.[26]) Beim Menschen unterliegt das Mikrobiom schwangerer Frauen diversen Veränderungen, die sich im Verlauf des dritten Trimesters leicht in Symptomen manifestieren, die dem metabolischen Syndrom gleichen und Insulinresistenz und Gewichtszunahme umfassen. In diesem Zeitraum sind solche Veränderungen erwünscht, weil sie das Wachstum des Kindes fördern und den Körper der Mutter auf den Kalorienbedarf beim Stillen vorbereiten.[27] Bei Säugetieren, die nicht trächtig sind, sind solche Veränderungen ein Krankheitszeichen. Wenn man das Mikrobiom von Schwangeren im dritten Trimester auf Mäuse überträgt, deren eigene Bakterien zuvor abgetötet wurden, nehmen diese Mäuse interessanterweise zu und entwickeln eine Insulinresistenz. Solche Studien zeigen deutlich, welchen Einfluss das Mikrobiom auf den Stoffwechsel hat – und warum es in dieser Hinsicht Unterschiede zwischen Mann und Frau gibt.

Der Einfluss des Mikrobioms beschränkt sich jedoch nicht allein auf Gesundheit und Krankheit, sondern hat zumindest bei Mäusen auch Auswirkungen auf verschiedene Verhaltensweisen. Es stellte sich heraus, dass die Übertragung von Darmbakterien von dicken Mäusen auf dünne Mäuse die dünnen Mäuse dazu brachte, mehr zu essen.

Zumindest bei Fliegen kann das Mikrobiom sogar das Paarungsverhalten beeinflussen. Forscher an der Universität Tel Aviv setzten zwei Gruppen Fliegen unterschiedliches Futter vor. Schon nach nur einer Generation begannen die beiden Gruppen, sich bevorzugt mit Fliegen mit demselben Ernährungshintergrund zu paaren, zeigten also Vorlieben bei der Partnerwahl.[28] Um herauszufinden, ob diese Vorlieben mit dem Mikrobiom zusammenhingen, verabreichten die Forscher den Fliegen im zweiten Stadium des Experiments Antibiotika, um ihre Bakterien abzutöten. Daraufhin verschwand die Vorliebe für gleich ernährte Partner. Das Interessante daran ist, dass die Vorliebe bei der Partnerwahl innerhalb von nur einer Generation entstand, aber über 37 Generationen hinweg anhielt. Daraus können wir ableiten, dass das Mikrobiom zumindest bei Fliegen die Partnerwahl beeinflusst, und dass diese Vorliebe vererbbar ist.

Die Bedeutung der Mikrobiomforschung ist von enormer Tragweite. Viele Studien, die verschiedene Gesundheitsphänomene auf genetische Unterschiede zurückführen möchten, dürften von einem genaueren Blick auf die Welt der Mikroorganismen in unserem Körper profitieren. Daher überrascht es nicht, dass die amerikanische Gesundheitsforschungsbehörde NIH zur Fortsetzung des Humangenomprojekts (HGP) für 140 Millionen Dollar ein großes Forschungsprojekt zum menschlichen Mikrobiom angestoßen hat: das Humanmikrobiomprojekt (HMP).[29]

Das menschliche Verdauungssystem ist ein unglaublich komplexer Apparat, den wir noch nicht in allen Einzelheiten entschlüsselt haben. Insbesondere Genderunterschiede zur Verdauungsfunktion sollten näher erforscht werden. Ein Anfang ist immerhin gemacht.

8. Geschlechtsspezifische Aspekte bei der Fortpflanzung

In diesem Kapitel werden Unterschiede im Fortpflanzungssystem aus dem Blickwinkel unterschiedlicher Reproduktionsstrategien, Partnerwerbung und der Auswirkungen der jeweiligen Fortpflanzungsprozesse betrachtet. Abschließend geht es um Krankheiten der Geschlechtsorgane bei Mann und Frau.

Wie bei allen Lebewesen dieser Welt hat auch die menschliche Spezies evolutionär betrachtet das Ziel, sich fortzupflanzen, um ihre Gene an die nächste Generation weiterzugeben. Dabei haben die physiologischen Unterschiede zwischen Männern und Frauen natürlich zu unterschiedlichen Vermehrungsstrategien geführt. Ein Mann erzeugt ab Beginn seiner Zeugungsfähigkeit sein Leben lang pro Tag etwa 100 Millionen Samenzellen, wobei die Menge und Qualität mit zunehmendem Alter zurückgehen. Bei jeder Ejakulation gibt der Mann zwischen 100 und 300 Millionen Samenzellen ab. Diese gewaltige Zahl würde theoretisch ausreichen, um mit einer einzigen Ejakulation jede fruchtbare Frau in Europa zu befruchten! Im Sinne der Evolution trägt der Mechanismus der ständigen Spermaproduktion zur männlichen Reproduktionsstrategie bei: das Sperma mit seinen Genen möglichst weit zu verbreiten und dabei nicht sonderlich wählerisch zu sein. Dschingis Khan soll diese Strategie in sehr extremem Maß verfolgt haben: Laut einem Bericht von 2007 beläuft sich die Zahl seiner heutigen Nachkommen aufgrund von genetischen Daten auf 16 Millionen Menschen.[1] Angesichts dieser Strategie (und der hohen Erfolgsquote) ist die männliche Verantwortung für den eigenen Nachwuchs vernachlässigbar gering. Bei den meisten Säugetieren, auch beim Menschen, sind in erster Linie die Mütter für die Kinder zuständig.

Die Reproduktionsstrategie der Frau sieht völlig anders aus. Erstens erzeugt eine Frau ihre Eier nicht während ihrer fruchtbaren Jahre, sondern sie entwickeln sich bereits, während sie noch in der Gebärmutter ruht. Im Leib ihrer Mutter produziert sie rund sieben Millionen Eier. Die meisten davon bilden sich noch vor der Geburt des Mädchens zurück, so dass zu diesem Zeitpunkt nur noch etwa 1,5 Millionen Eier in den Eierstöcken ruhen. Diese Rückbildung setzt sich bis zur Pubertät und dem Einsetzen der Menstruation fort – dann liegen nur noch etwa 500 000 Eier vor. Bei jedem Eisprung gehen weitere 1000 bis 2000 Eier verloren, bis der Nachschub versiegt, die fruchtbaren Jahre der Frau vorüber sind und die Menopause einsetzt. Darum steigt bei einer eventuellen Schwangerschaft mit zunehmendem Alter das Risiko von Chromosomenabweichungen bei den Kindern – nicht wegen des Alters der Frau, sondern wegen des Alters ihrer Eier. Das befruchtete Ei einer 40-jährigen Frau ist 40 Jahre und ein paar Monate alt, denn es entstand schon vor ihrer Geburt.

Die Zeit der weiblichen Fruchtbarkeit ist begrenzt. Sie kann nur eine geringe Anzahl Kinder bekommen, die

Schwangerschaften dauern relativ lange, und während und nach der Schwangerschaft ist sie besonders verwundbar. Da eine Frau so viel in die Reproduktion investiert, muss sie bei der Partnerwahl sehr kritisch vorgehen und die genetische Qualität, seine Bereitschaft, sie während und nach der Schwangerschaft zu unterstützen und zu beschützen und sowohl die Beziehung als auch die Kinder zu bewahren, sehr genau einschätzen können.

Derart unterschiedliche Reproduktionsstrategien sind für die Sozialgefüge bei Mensch und Tier von erheblicher Bedeutung. Das betrifft natürlich nicht die erheblichen gesellschaftlichen Veränderungen in verschiedenen westlichen Gesellschaftsgruppen, die eine Gleichstellung der Frau und mehr Engagement der Väter auch in den ersten Jahren der Kindererziehung befürworten. Aber selbst eine neue gesellschaftliche Struktur mit einer ausgeglicheneren Rollenverteilung kann den grundlegenden biologischen Unterschied, der die Fortpflanzungsbeziehung zwischen Männern und Frauen prägt, nicht leugnen.

Aus der Sicht der Gendermedizin erfordern diese unterschiedlichen Reproduktionsstrategien und die damit einhergehenden anatomischen und physiologischen Unterschiede im Einzelfall unterschiedliche Herangehensweisen bei der Diagnose und Behandlung, wenn sie nicht richtig funktionieren, und Erkrankungen können sich bei Männern und Frauen unterschiedlich bemerkbar machen. Auf solche Punkte gehe ich in diesem und im nächsten Kapitel noch genauer ein.

Werbungsverhalten

Für die Aktivierung des Fortpflanzungsinstinkts sind verschiedene Mechanismen erforderlich, darunter sexuelles Verlangen, Möglichkeiten, den passendsten Partner zu identifizieren, wirkungsvolles Werbungsverhalten und die Fähigkeiten, eine Beziehung aufzubauen und zu erhalten. Bei Säugetieren geht die Werbungsphase mit einem Energieschub und konzentrierter, anhaltender Aufmerksamkeit einher. Die Ähnlichkeiten zwischen den Werberitualen von Säugetieren und sogar Vögeln mit den Ausdrucksweisen beim Menschen sind (bei allem Respekt) unübersehbar. Tiere haben klare Kriterien für die Partnerwahl. Wenn Menschen sich verlieben, kommt uns dies schicksalhaft vor, als hätten wir keinerlei Kontrolle darüber. Wir sind sofort davon überzeugt, dass das Objekt, dem unsere Liebe gilt, einzigartig, besonders und nicht austauschbar ist. Laut der amerikanischen Anthropologin Helen Fischer ist die romantische Liebe jedoch nichts weiter als eine fortgeschrittene Partnerwahlmethode des Gehirns.[2]

Normalerweise gehen wir davon aus, dass die Männer ihren Verehrten den Hof machen. Die Realität ist jedoch weitaus komplexer. Damit die männliche Partnerwahl von Erfolg gekrönt ist, muss die Frau erst einmal über ihre Körpersprache vermitteln, dass sie für eine Werbung empfänglich ist. Manchen Schätzungen zufolge ist es in 90 Prozent der Fälle die Frau, die das Werbungsverhalten bewusst in Gang setzt. In ihrem bekannten Buch zur Körpersprache beschreiben die Autoren Allan und Barbara Pease 13 verbreitete Körpersprachebotschaften, mit denen Frauen signalisieren, dass sie bereit wären, sich umwerben zu lassen.[3] Der Mann muss solche Botschaften dann angemessen erkennen und darauf reagieren können, ehe die eigentliche Werbung beginnen kann.

Das Werberitual geht mit körperlichen und nervlichen Ereignissen einher, für deren Identifikation und Analyse die moderne Wissenschaft das nötige Werkzeug parat hält. Bestimmte chemische Substanzen, die während der Werbungsphase ausgeschüttet werden, lassen sich verfolgen, und über spezielle Bildgebungsverfahren könnten wir sehen, welche Hirnregionen über diese Abläufe aktiviert werden. Zum Beispiel geht das Werbungsverhalten bei manchen Säugetieren mit einem Anstieg des Dopaminspiegels einher. Dopamin ist ein Neurotransmitter, der in bestimmten Gehirnarealen Signale zwischen Nervenzellen überträgt. Sein Anstieg hängt mit erhöhter Aufmerksamkeit zusammen und aktiviert die klassischen Symptome der Verliebtheit: Puls und Blutdruck steigen, die Stimmung hebt sich, und man ist insgesamt zufrieden. Interessanterweise spielen bei Erfolg oder Versagen der Werbung auch Stresshormone wie Cortison eine Rolle. Frauen sind unter Stress weniger empfänglich für Werbeverhalten, während Männer bei hohem Cortisonspiegel eher reagieren.

Wenn das Werbeverhalten erfolgreich verläuft, lernt das Paar sich über verbale und nonverbale Methoden, Verhaltensweisen und den Einsatz aller fünf Sinne näher kennen. Die biochemischen Grundlagen von einigen dieser Vorgehensweisen wurden gründlich untersucht. Nehmen wir zum Beispiel das sexuelle Küssen im Verlauf der Partnerwahl. Für Romantiker mag das ein herber Schlag sein, doch Küssen beruht nicht allein auf Romantik, sondern vermittelt Informationen zur gegenseitigen Einschätzung der Partnerqualität.[4] Beim sexuellen Küssen schüttet das Gehirn Dopamin und andere Hormone wie Oxytocin aus, ein Hormon, das auch beim Geburtsvorgang und beim Stillen beteiligt ist. Diese beiden Gefühle lösen ein Gefühl von Anziehung und Genuss aus.

Außerdem unterscheidet sich bei Männern und Frauen die Zusammensetzung des Speichels, und der Flüssigkeitsaustausch beim Küssen vermittelt wichtige Informationen, die bei der Auswertung der einzigartigen Qualitäten des Partners helfen. Zum Beispiel vermittelt der Östrogenspiegel der Frau dem Mann eine Botschaft über ihre Fruchtbarkeit. Unter dem Einfluss des Östrogens verändert sich der Speichel der Frau im Verlauf des weiblichen Zyklus: Um den Eisprung herum ist er zuckerhaltiger, und ihr Kuss wird im wörtlichen Sinne süßer. Das könnte ein evolutionärer Hinweis sein, der zu diesem Zeitpunkt, wo die besten Chancen für eine Befruchtung bestehen, das Paarungsverhalten fördert. Umgekehrt soll das Testosteron, das ein Mann einer Frau über seinen Speichel preisgibt, ihren Wunsch nach Geschlechtsverkehr erhöhen und seine sexuelle Bereitschaft anzeigen. Wahrscheinlich kann eine Frau dem Speichel ihres Partners auch Informationen über dessen Immunstatus und seine Widerstandskraft gegen Infektionskrankheiten entnehmen. Ergänzend vermittelt die körperliche Nähe beim Küssen auch den gründlicheren Einsatz des Geruchssinns und die Auswertung von Botschaften im Hinblick auf die allgemeine Gesundheit eines Partners. Eine amerikanische Studie lässt darauf schließen, dass über die Hälfte der Frauen, die sich zu einem bestimmten Partner hingezogen fühlten, den Kontakt nach den ersten paar Küssen abbrachen – wahrscheinlich weil sie ihn unbewusst als gesundheitlich inkompatibel einstuften und nicht unbedingt aufgrund mangelnder Technik.[5] Für Männer scheint Küssen eher ein Mittel zu sein, das ihre Chancen auf Geschlechtsverkehr erhöht; für Frauen eine Methode, welche die Wahl eines geeigneten Partners unterstützt. Die meisten Männer unter den über 1000 Studienteilnehmern sagten, sie würden auch Verkehr mit einer Frau haben, die sie vorher nicht geküsst hätten, doch nur eine von sieben Frauen hätte sich ohne vorherigen Kuss mit einem Mann vereinigt.

Sexuelles Begehren und romantische Liebe hängen miteinander zusammen, sind aber natürlich keineswegs dasselbe. Sie beschäftigen sogar unterschiedliche Gehirnregionen. Die Zentren im Gehirn, die für sexuelles Verlangen verantwortlich sind, und diejenigen, die beim Ausdruck von Liebe aktiv werden, liegen in unterschiedlichen Bereichen und bei Männern und Frauen zudem an unterschiedlichen Stellen. In einer vielsagenden Studie analysierten US-amerikanische und Schweizer Forscher Gruppen verliebter Männer und Frauen anhand von ausgefeilten Bildgebungsverfahren und legten ihnen dabei unter anderem Photos einer geliebten Person vor.[6] Bei Männern stieg darauf die Hirnaktivität in den Regionen, die für die Verarbeitung visueller Botschaften zuständig sind; bei Frauen ließ sich eine erhöhte Aktivität in Regionen beobachten, in denen Gedächtnis, Aufmerksamkeit und Gefühle verankert sind. Wer mag, kann dies als Erklärung dafür ansehen, warum Männer eher von visuellen Reizen wie Jugend und Schönheit angezogen werden, wohingegen für Frauen aufmerksames, sensibles Verhalten wichtiger ist. Das bedeutet, dass Männer eher auf das Aussehen derjenigen achten, die sie sexuell begehren, und Frauen eher auf das Verhalten. Diese Unterschiede wirken sich auf die unterschiedlichen Reproduktionsstrategien aus, die bereits angesprochen wurden, und sind ihnen dienlich. Dieses Thema lässt sich noch um das Sexualverhalten des Menschen einschließlich sexueller Funktion oder Dysfunktion erweitern und um wichtige Genderunterschiede in diesem Bereich. Darauf gehen wir hier jedoch nicht näher ein, sondern beschränken uns auf die Zeugung selbst, einen der faszinierendsten Prozesse der Natur.

Der Zeugungsprozess

Dass aus der Verschmelzung von zwei Zellen – Samenzelle und Eizelle – innerhalb von neun Monaten ein neuer menschlicher Körper mit 20 Billionen Zellen werden kann, ist unglaublich. Zumal alle Zellen im Körper dieselben Ursprungsgene in sich haben, sich aber so zusammenschließen, dass dabei diverse komplexe Systeme entstehen. Dieses Wunder ist das Endresultat des Fortpflanzungsprozesses.

Bei einer fruchtbaren Frau wachsen jeden Monat Tausende Follikel im Eierstock heran. Beim Eisprung (siehe Abbildung 4) platzt einer (mitunter auch mehrere) dieser Follikel und entlässt ein Ei in den Eileiter, der zur Gebärmutter führt. Wenn dieses Ei nicht innerhalb eines kurzen Zeitraums von 12 bis 24 Stunden befruchtet wird, schließt sich das Zeitfenster für diese Chance, und das Ei ist nicht länger zugänglich. Da die meisten Paare nicht täglich Geschlechtsverkehr haben, wäre es ein großer Zufall, wenn ausgerechnet zu diesem Zeitpunkt Samenzellen in den Eileitern vorliegen würden. Deshalb hält die Natur einen Ausgleichsmechanismus vor. Samenzellen sind deutlich widerstandsfähiger und können im weiblichen Genitaltrakt bis zu eine Woche nach dem Verkehr auf ein Ei warten. Die Frau kann im Gebärmutterhals sozusagen bis zu eine Woche lang ein Spermareservoir aufbewahren. Dieser Vorgang erklärt auch, warum es vor dem Eisprung keinen »sicheren Zeitraum« gibt, um eine Schwangerschaft zu verhüten.

Die kaulquappenartige Samenzelle unterscheidet sich von allen anderen Zellen im Körper. Sie besteht aus einem Kopf mit genetischem Material, einem Hals, der vor allem energieerzeugende Organellen enthält, und einem Schwanz, der diese Energie in die Bewegungen überträgt, die Samenzellen ihre speziellen Bewegungen ermöglicht. Samenzellen haben die Aufgabe, den männlichen Körper zu verlassen und im Körper der Frau anzukommen, gegen den Strom des Schleims aus dem Gebärmutterhals anzukämpfen, zahllose Hindernisse zu überwinden und schließlich am begehrten Ziel, dem einen Ei im Eileiter anzukommen. Von den 100 Millionen Spermazellen, die sich bei einer einzigen Ejakulation auf diese Reise begeben, gelingt es im besten Fall einem einzigen Spermium, das Ei zu befruchten – seine Chancen standen eins zu 100 Millionen. Von dieser Warte aus betrachtet ist jeder von uns ein echter Sieger.

Irgendwann erreicht also eine Gruppe Samenzellen das Ei, das gerade aus dem Eierstock entlassen wurde. Dieses

Ei bewegt sich langsam in Richtung Gebärmutter, wird dabei von den wellenartigen Bewegungen des Eileiters weitertransportiert und ist von Granulosazellen umhüllt. Die Begegnung zwischen dem Ei – der größten Zelle des Körpers – und den Samenzellen – den kleinsten Zellen des Körpers – verläuft dramatisch. Wie begeisterte Fans, die zum Eingang eines Stadions drängen, rücken die Samenzellen unermüdlich vor, um die Zellschichten zu durchdringen, die das Ei umschließen. Das ist allerdings nicht nur ein mechanischer Prozess von aktiven Samenzellen und einem passiven Ei, sondern es handelt sich um eine komplexe Kooperation, an der Enzyme aus den das Ei umgebenden Granulosazellen als Katalysatorsubstanzen beteiligt sind. Erst durch diese kooperative Aktion entsteht ein Kanal, durch den die Samenzellen zum Ei gelangen, und wenn dies einer Zelle gelungen ist, werden alle anderen Samenzellen daran gehindert, sich ebenfalls durch die Zellhülle zu bohren. Die Siegerzelle verschließt sozusagen hinter sich das Tor. Damit hat die Verschmelzung von Samenzelle und Eizelle begonnen, und es entsteht neues Leben.

Kehren wir nun zur Anatomie zurück.

Die Eierstöcke und die Hoden

Die Hoden befinden sich außerhalb der Bauchhöhle im Hodensack und damit an einem ausgesprochen verletzlichen Ort. Der Grund dafür ist, dass die Temperatur für die Spermaproduktion etwa zwei Grad unter der Kernkörpertemperatur liegen muss. Die Eierstöcke hingegen liegen scheinbar gut geschützt in der Bauchhöhle. Diese Wahrnehmung täuscht allerdings. Die Hoden erzeugen zwar unermüdlich astronomische Mengen an Samenzellen, bleiben durch diese beschleunigte Aktivität jedoch intakt. Der Eisprung hingegen ist ein Prozess, in dessen Verlauf die Kapsel des Eierstocks buchstäblich aufplatzt, um einen Follikel mit einem Ei freizusetzen, das im Eierstock herangereift ist. Manche Frauen empfinden den Eisprung als schmerzhaft, andere bluten dabei. Jeder Eisprung hinterlässt auf der Eierstockwand eine winzige Narbe. Diese ständige Narbenbildung und Heilung kann mitunter schlimme Folgen haben. Es gibt einen unmittelbaren Zusammenhang zwischen der Anzahl der Eisprünge im Verlauf des Lebens und dem Risiko, an Eierstockkrebs zu erkranken. Schwangerschaften

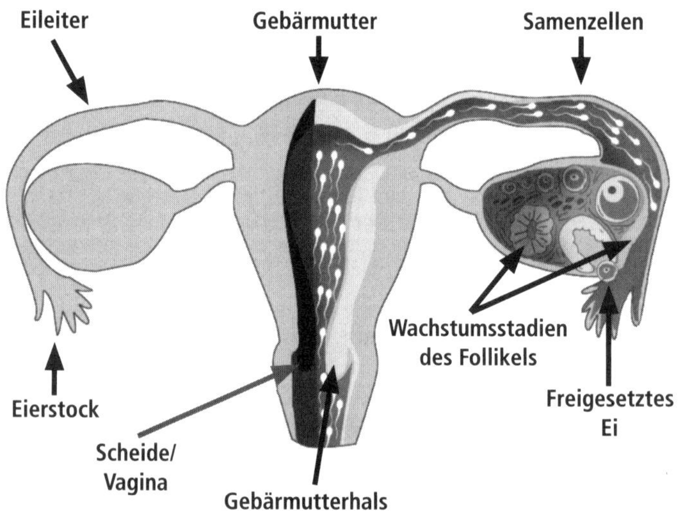

Abbildung 4: Anatomie des weiblichen Sexualsystems während des Eisprungs

und lange Stillzeiten, in denen kein Eisprung erfolgt, senken das Risiko für Eierstockkrebs beträchtlich, ebenso die Empfängnisverhütung mit der Pille, die den Eisprung unterdrückt.

Die Lage der Eierstöcke wirkt sich auch auf die weibliche Gesundheit aus. Die Hoden liegen außerhalb der Bauchhöhle, ebenso die Wege, über die das Sperma freigesetzt wird. Bei Männern besteht somit keine Verbindung zwischen der Bauchhöhle und der Außenwelt, und unter normalen Umständen gelangen keine Infektionserreger wie Bakterien ins Körperinnere. Bei Frauen sieht dies anders aus. Von außen dringen Samenzellen über die Scheide und die Gebärmutter bis in die Eileiter vor, die sich in die Bauchhöhle öffnen. Dieser Weg für die Samenzellen kann von verschiedenen Bakterien und Mikroorganismen genutzt werden und zu einer gefährlichen Beckenentzündung führen, die bei Männern praktisch nicht vorkommt. Diese Infektion kann mit starken Schmerzen, Fieber und wiederholten Krankenhausaufenthalten einhergehen und vermehrt zu Schwangerschaften außerhalb der Gebärmutter oder zu Unfruchtbarkeit führen.

Auch bei der Geburtenkontrolle steht die Frau im Mittelpunkt. Seit uralten Zeiten wird den Frauen die Verantwortung für die Fortpflanzung, die Geburtenkontrolle und sogar das Geschlecht des Ungeborenen zugeschrieben. In manchen Ländern gilt es für Männer nach wie vor als legitimer Scheidungsgrund, dass ein Paar keine gemeinsamen Kinder bekommen kann. Dies gilt auch, wenn die Frau keinen Sohn zur Welt bringt, obwohl man seit langem weiß, dass das Geschlecht des Kindes durch ein Chromosom des Mannes festgelegt ist. Die Konsequenzen einer ungewollten Schwangerschaft trägt ebenfalls die Frau.

Seit der Entwicklung der Antibabypille Mitte des 20. Jahrhunderts steht Frauen ein wirksames Mittel für die Familienplanung zur Verfügung. Im Kampf für die Befreiung der Frau war das ein wichtiger Wendepunkt. Doch bis heute zielen abgesehen vom Kondom die Mehrheit der Verhütungsmethoden – wie die Pille, die Spirale (IUP) oder die Sterilisation durch Verschließen der Eileiter – auf Frauen ab. Die relativ unkomplizierte Durchtrennung der Samenleiter (Vasektomie) ist nur in wenigen Ländern verbreitet. Für diese Situation gibt es diverse Gründe, darunter auch wissenschaftliche und soziale Überlegungen. Bei der Frage, ob Geburtenkontrolle für Männer akzeptabel erscheint, spielen auch psychologische Genderfaktoren eine Rolle. Was meine ich damit? Abgesehen von einer Kastration mit chirurgischer Entfernung der Hoden oder der Eierstöcke ist keine Verhütungsmethode zu 100 Prozent sicher. Selbst die Sterilisation (bei der beim Mann die Samenleiter oder bei der Frau die Eileiter zwischen Eierstock und Gebärmutter unterbrochen werden) kann versagen. Wenn eine Frau trotz Verhütung schwanger wird, geht man in der Regel davon aus, dass die Pille oder die Spirale versagt haben. Wenn jedoch der Mann verhütet hat und seine Partnerin schwanger wird, kommt ihm leicht der Verdacht, dass er nicht der biologische Vater sein könnte, und das hat für die Paarbeziehung erhebliche Konsequenzen.

* * *

Die Fortpflanzung des Menschen ist ein faszinierendes und zentrales Thema der Medizin. Verhütung und insbesondere auch die Behandlung von Unfruchtbarkeit haben ein gemeinsames Ziel, an dem zwei Menschen beteiligt sind. Ärzte sehen sich daher in der einzigartigen Situation, gleichzeitig zwei Patienten mit unterschiedlichem Gender und Geschlecht mit einem gemeinsam erwünschten Behandlungsziel zu diagnostizieren und zu behandeln. Deshalb können bei beiden Partnern viele Aspekte der Gendermedizin vorliegen, die unterschiedliche Körperfunktionen betreffen. Im nächsten Kapitel behandele ich Genderaspekte bei Unfruchtbarkeit, ohne allzu tief in die technischen Einzelheiten der Infertilitätsbehandlung einzutauchen.

9. Der unerfüllte Kinderwunsch

Dieses Kapitel ergänzt Kapitel 8 und spricht differenzierte therapeutische Ansätze bei Männern und Frauen an, aber auch unterschiedliche Bewältigungsstrategien bei Unfruchtbarkeit und bei einer Fruchtbarkeitsbehandlung.

Wie im letzten Kapitel geschildert ist die menschliche Fortpflanzung ein komplexer Prozess. Dabei schält sich zunehmend heraus, dass die Geschlechter sich nicht nur körperlich unterscheiden. Es spielen Wertesysteme hinein, kulturelle, anthropologische und psychologische Fragen, Krankheit und Gesundheit sowie diverse andere Bereiche, die Männer und Frauen auf bestimmte Diagnosen oder Behandlungen unterschiedlich reagieren lassen. Das wird nirgendwo so deutlich wie bei Unfruchtbarkeit.

Die Weltgesundheitsorganisation (WHO) definiert Unfruchtbarkeit als Erkrankung des Reproduktionssystems, bei der trotz regelmäßigem, ungeschütztem Geschlechtsverkehr nach mindestens zwölf Monaten klinisch keine Schwangerschaft erreicht werden kann. Als Nachweis für eine Schwangerschaft gilt in dieser Definition ein Embryosack innerhalb oder außerhalb der Gebärmutter.[1] Wie bei jeder Krankheit ist mit der Definition das grundsätzliche Recht auf eine Behandlung verbunden. Im Gegensatz zu anderen Erkrankungen, bei denen unmittelbar der oder die Einzelne behandelt wird, werden bei Unfruchtbarkeit immer beide Partner behandelt, die Frau, die das Ei bereitstellt, und der Mann, der die Samenzellen liefert. Dies gilt sogar für Frauen, die über eine Samenspende künstlich befruchtet werden. Damit wird die Sache zwar noch komplizierter, doch die Dualität hat auch ihre Vorteile: Da Fruchtbarkeit von der Reproduktionsfähigkeit beider Partner eines Paares abhängt, kann die Funktionsfähigkeit des einen Partners vielfach eine unzureichende Funktionsfähigkeit des anderen ausgleichen. Im Westen sind etwa fünf bis zehn Prozent der Paare unfruchtbar. (Ich vermeide hier absichtlich die übliche Wortwahl »steril«, weil dies sofort Assoziationen von Endgültigkeit und dem damit verbundenen Stigma aufwirft.) Unfruchtbare Paare stehen familiär und gesellschaftlich unter enormem Druck, der in manchen Gesellschaften inakzeptable Ausmaße annimmt. Viele Kulturen suchen die Schuld automatisch bei der Frau. Hinzu kommt häufig ein selbst auferlegter Druck. Wenn man hoffnungsvollen Paaren die bittere Nachricht überbringt, dass sie unfruchtbar sind, reichen die Reaktionen von Schock bis hin zu Depressionen, emotionaler Belastung, Frustration und einem abnehmenden Selbstwertgefühl. Diese Reaktionen drücken sich bei beiden Partnern unterschiedlich stark und in unterschiedlicher Form aus.

Die Ursachen für die Unfruchtbarkeit liegen in etwa 30 Prozent der Fälle bei der Frau, in etwa 30 Prozent der Fälle beim Mann, zu 20 Prozent bei beiden, und bei 20 Prozent kann keine Ursache gefunden werden. Dennoch ist jeder Fall einzigartig, und auch solche Zahlen spenden wenig Trost, wenn der oder die eine erkennen muss, dass das Problem bei ihm oder ihr selbst liegt. In solchen Fällen müssen Paare sich mit Schuldgefühlen und gegenseitigen Schuldzuweisungen auseinandersetzen, und man kann die enorme psychische Belastung unschwer nachvollziehen. Erschwerend kommt hinzu, dass die Diagnostik und Behandlung beider Geschlechter unterschiedlich invasiv verläuft. Beim Mann reicht für die grundsätzliche Untersuchung der Zeugungsfähigkeit normalerweise die Untersuchung einer Spermaprobe aus. Bei Frauen ist die Untersuchung schwieriger und umfasst die Messung der Hormonspiegel, die Prüfung, ob mechanische Hindernisse die Passage des Eies in die Gebärmutter erschweren oder das Vordringen der Samenzellen verhindern, diverse Ultraschalluntersuchungen und das Ausschließen weiterer, seltenerer Faktoren.

Dieses Ungleichgewicht ist nur einer von vielen genderbasierten Faktoren, die eine Unfruchtbarkeitsbehandlung erschweren können. Doch die nähere Betrachtung der verschiedenen Ursachen für Unfruchtbarkeit und ihrer Bedeutungen regt hoffentlich zu neuen Überlegungen an, wie man Paare im Rahmen dieser ausgesprochen schwierigen Diagnose effektiver und einfühlsamer behandeln kann.

Eisprung und Spermaproduktion

Wegen der großen Unterschiede bei den Abläufen von Eisprung und Spermaproduktion müssen jeweils unterschiedliche Behandlungsansätze gewählt werden. In diesem Kapitel gehe ich nicht auf einzelne Methoden zur Unfruchtbarkeitsbehandlung ein, weil dies eher technische Fragen sind. Stattdessen möchte ich kurz auf die Unterschiede zwischen Eisprung und Spermaproduktion eingehen und die therapeutische Bedeutung dieser Unterschiede sowie die emotionalen Aspekte der Behandlung ansprechen.

Der Eisprung ist ein zyklisch verlaufender Vorgang, der in der Pubertät beginnt und mit der Menopause endet. Die Eierstöcke enthalten ein endliches Reservoir an Follikeln mit Eizellen, die entstanden sind, als die Frau noch als Fötus im Leib ihrer Mutter schlummerte. Bei jedem Zyklus reift eine Gruppe Follikel mit den in ihnen angelegten Eiern heran. Am Ende platzt einer dieser Follikel (oder manchmal mehrere) auf und entlässt das Ei in den Eileiter, ein zartes Gebilde, das zur Gebärmutter führt. Die Begegnung zwischen Ei und Samenzellen findet im Eileiter statt, und das Ergebnis dieser Begegnung ist die Befruchtung durch genau eine Samenzelle. Nach mehreren Tagen erreicht der dabei entstehende Embryo schließlich die Gebärmutter, nistet sich dort ein, und die Schwangerschaft beginnt.

Der gesamte Vorgang ist derart komplex, dass dabei jede Menge schiefgehen kann. Bei einem anatomischen Defekt eines der beiden Partner gelangt die Samenflüssigkeit mit dem Sperma vielleicht nicht in die Scheide oder in den Gebärmutterhals. Die Menge oder Qualität der Samenzellen, die in der Scheide eintreffen, kann unzureichend sein. Die Überleitung aus der Scheide in die Gebärmutter und von der Gebärmutter in die Eileiter kann beschädigt oder blockiert sein. Und selbst wenn die Samenzellen ihr Ziel erreichen, könnten sie dort aufgrund eines behinderten Eisprungs

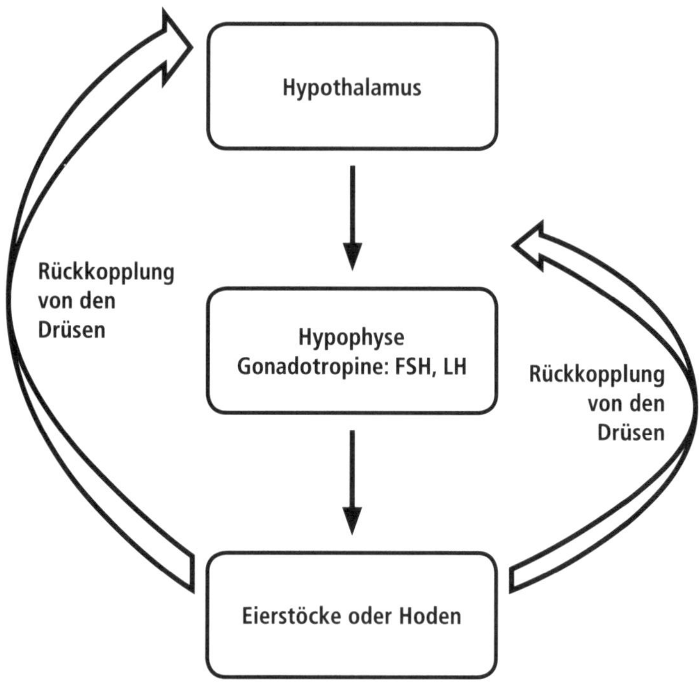

Abbildung 5: Die endokrine Steuerung der Eierstöcke und der Hoden

keine Eizelle vorfinden. Angesichts so vieler Hindernisse ist es ein Wunder, dass überhaupt Eier befruchtet werden.

Die zyklische Natur des Eisprungs wird vom endokrinen System gesteuert. Es besteht aus einer Reihe Drüsen, die wie auf einer Achse jeweils die nächste Station aktivieren und über negative Rückkopplung miteinander verbunden sind (Abbildung 5).

Die höchste Instanz in diesem Zyklus sitzt im Gehirn, genauer gesagt im Hypothalamus. Dort wird das Hormon GnRH (Gonadotropin-Releasing-Hormon) erzeugt, das seinerseits die Hypophyse aktiviert, ein kleines Organ im Zentrum des Gehirns. Diese Drüse gibt unter anderem zwei Hormone ab, die Gonadotropine LH (luteinisierendes Hormon) und FSH (follikelstimulierendes Hormon), die bei Frauen die Eierstöcke und bei Männern die Hoden aktivieren. Bei Frauen setzt FSH die Ausreifung der Follikel in Gang und löst gleichzeitig die Östrogenproduktion aus, während LH den Follikel zum Platzen bringt (der Eisprung) und die Sekretion eines weiteren Hormons, des Progesterons, anstößt. Jede Drüse gibt über die Achse eine Rückmeldung und trägt auf diese Weise zur Regulierung der Hormonproduktion bei.

Alle Fertilitätsbehandlungen, die darauf abzielen, einen Eisprung auszulösen, basieren auf der Imitation dieses natürlichen Prozesses oder eines Ausschnitts davon. Bei einer In-vitro-Fertilisation (IVF), die Zeugung im Reagenzglas, besteht ein etwas anderes Behandlungsziel. Hier geht es darum, eine große Anzahl Follikel gleichzeitig zum Reifen zu bringen und den Reifegrad über Ultraschall zu beobachten, um die Eier schließlich mit Hilfe einer besonderen Nadel, meist unter Anästhesie, zu entnehmen und unter Laborbedingungen zu befruchten. Bei Erfolg werden über einen feinen Katheter ein oder zwei Embryos in die Gebärmutter der Frau eingesetzt. Eventuell übrige Embryonen werden zur Verwendung in späteren Zyklen eingefroren. Eine beschleunigte Reifung mehrerer Follikel lässt sich nur über eine intensive Hormonbehandlung erreichen, die mit zahlreichen Nebenwirkungen verbunden ist. Mit oder ohne IVF sind Hormonbehandlungen zur Herbeiführung des Eisprungs ziemlich wirksam. Seit der Geburt von Louise

Brown im Juli 1978, dem ersten Kind, das im Reagenzglas gezeugt wurde, sind durch künstliche Zeugungsverfahren weltweit etwa sechs Millionen Kinder zur Welt gekommen.

Im Gegenzug dazu wird Sperma wie schon erwähnt fortwährend in großer Zahl erzeugt. Dieser Prozess erfolgt in den stark gewundenen Samenkanälchen in den Hoden und wird von einem ähnlichen Hormonsystem gesteuert wie bei der Frau. Das Hormon FSH regt die Produktion von Samenzellen an, und das Hormon LH lässt die Leydig-Zellen, die zwischen den spermienproduzierenden Samenkanälchen verteilt sind, Testosteron ausschütten. Bei Männern werden diese Hormone jedoch mehr oder weniger konstant erzeugt und nicht zyklisch. Dieser Ausschüttungsrhythmus wird vom Hypothalamus gesteuert. Grundsätzlich wird das Hormon, das die Hypophyse zur Ausschüttung von Gonadotropinen bewegt, zyklisch ausgeschüttet. Bei Männern jedoch unterdrücken hohe Testosteronspiegel bereits vorgeburtlich dauerhaft die zyklische Ausschüttung und führen zu einer gleichmäßigen Sekretion (siehe Kapitel »Das Leben im Mutterleib, Teil 1« und »Das Leben im Mutterleib, Teil 2«). Tierversuche haben gezeigt, dass eine Blockierung dieses Prozesses zur Geburt von Männchen führt, die kein Sperma produzieren. Im Gegensatz dazu sind Weibchen, bei denen das zyklische Zentrum blockiert wird, hohen Testosteronspiegeln ausgesetzt, was eine Unterdrückung des Eisprungs nach sich zieht. Aus diesem Grund müssen Hormone zur Förderung der Spermaproduktion kontinuierlich verabreicht werden. Obwohl eine solche Behandlung den natürlichen Vorgang möglichst genau imitiert, waren entsprechende Versuche bisher wenig erfolgreich. Deshalb werden

Männer mit Fruchtbarkeitsproblemen derzeit fast nie medikamentös behandelt.

Obwohl sich die Ursachen männlicher Unfruchtbarkeit relativ leicht ermitteln lassen, gibt es nach wie vor keine vielversprechenden Behandlungsformen. Die Diagnose beruht normalerweise auf der Untersuchung des Spermas mit Prüfung von Anzahl, Beweglichkeit und Struktur der Samenzellen. Doch mit Ausnahme einiger weniger Krankheitsbilder gibt es in den meisten Fällen keine Erklärung für das Ergebnis. Und selbst wenn es eine gibt, stehen bisher keine wirksamen Mittel zur Erhöhung der Spermienzahl oder zur Verbesserung ihrer Qualität zur Verfügung. Daher wird die Unfruchtbarkeit des Mannes gegenwärtig eher durch eine Überbrückung behoben als durch eine ursächliche Behandlung. Überbrückung bedeutet, dass Samenzellen, die aus der Spermaprobe oder direkt aus den Hoden gewonnen werden, so dicht wie möglich an das Ei herangeführt werden, ob durch eine unmittelbare Einspritzung in die Gebärmutter (intrauterine Insemination oder IUI) oder über eine In-vitro-Fertilisation. Sehr erfolgreich sind moderne Techniken, bei denen eine einzelne Samenzelle direkt in das Ei geschleust wird. Außerdem wurden inzwischen chirurgische Techniken entwickelt, bei denen man isolierte Samenzellen durch Hodenpunktion entnimmt und damit das Ei befruchtet.

Unabhängig vom Verfahren ist eine Fruchtbarkeitsbehandlung einschließlich der hormonellen Vorbereitung für die Frau körperlich und emotional immer belastender als für den Mann. Selbst wenn der Mann behandelt wird, muss das Ergebnis in der Regel in ihren Körper implantiert werden. Frauen sind biologisch nicht nur diejenigen, die das Kind während seiner Entwicklung neun Monate austragen müssen, sondern sie müssen auch anstrengende Hormontherapien auf sich nehmen. Eine künstliche Befruchtung läuft in ihrer Gebärmutter ab. Und bei innovativen Techniken wie der IVF ist es die Frau, die sich komplizierten Hormonbehandlungen, häufigen Hormontests, einer Eientnahme unter Anästhesie und der Übertragung des Embryos in ihre Gebärmutter unterziehen muss. All diese Behandlungen sind mit Nebenwirkungen verbunden (zum Teil auch schweren). Hinzu kommt die emotionale Belastung, die bereits allein die Erfolgschancen herabsetzen kann.[2]

Kinderwunschbehandlung und Psyche

Grundsätzlich sind Frauen bei der Vorbereitung auf eine künstliche Befruchtung psychisch stärkerem Stress ausgesetzt als Männer.[3] Dennoch ist auch der männliche Partner emotional belastet. Manch einer sagt, dass sie ja nicht viel mehr beisteuerten als ein paar Spermaproben. Aber auch dieser Anteil ist nicht zu unterschätzen.

Nur zur Veranschaulichung: In der Regel muss die Spermaprobe das Labor morgens erreichen und daher frühzeitig gewonnen werden. Der Wecker, der den Mann um sechs Uhr früh weckt, damit er Sperma »produziert«, macht Sex für beide Partner zu einem mechanischen Prozess. Und das ist keineswegs trivial. Männer, die wegen Unfruchtbarkeit genauer untersucht werden, zeigen vermehrt Anzeichen einer sexuellen Dysfunktion wie vorzeitigen

Samenerguss und Erektionsprobleme. In einer US-amerikanischen Studie an 121 Männern mit Fruchtbarkeitsproblemen gaben 23 Prozent Depressionen an und 22 Prozent Erektionsprobleme.[4] Solche Zahlen entsprechen den Angaben von Frauen, die Tests wegen Unfruchtbarkeit unterzogen werden. Auch hier gab es hohe Angaben für Depression und sexuelle Funktionsstörungen. Bei einem Drittel der 121 befragten Frauen lag eine mehr oder weniger starke Depression vor, und ein Viertel berichtete von negativen Einflüssen auf ihr Sexualleben.[5] In Entwicklungsländern leiden Frauen überdurchschnittlich häufig unter dem Stigma der Unfruchtbarkeit, was sozial erhebliche Folgen für sie hat. In den entwickelten Ländern hingegen ist das Stigma der männlichen Unfruchtbarkeit womöglich noch schlimmer als das, dem Frauen ausgesetzt sind. Viele Männer verstehen zu wenig von den biologischen Ursachen einer Unfruchtbarkeit und verwechseln Unfruchtbarkeit daher leicht mit Impotenz. Wenn man Männer in den Wartezimmern von Fruchtbarkeitszentren sitzen sieht, ihre Scham wahrnimmt und den verzweifelten Versuch, nicht mit anderen in Augenkontakt zu treten, oder wenn man ihnen zuhört, während sie ihr Problem beschreiben, versteht man, wie tief ihre emotionale Verwundbarkeit reicht. Rechnet man die Schwierigkeiten hinzu, die viele Männer haben, wenn sie ihre Gefühle in Worte fassen und über psychische Probleme sprechen sollen, so kann man die emotionale Belastung besser nachvollziehen. Frauen und Männer erleben Unfruchtbarkeit individuell unterschiedlich, greifen als Paar zu unterschiedlichen Bewältigungsstrategien und reagieren unterschiedlich auf den jeweiligen Bewältigungsansatz des

Partners. In einer großen dänischen Studie wurden die Bewältigungsstrategien von mehr als 1000 unfruchtbaren Paaren untersucht.[6] Die Befragten schilderten zunächst einmal aktive Vermeidung (Meidung von Kindern, schwangeren Frauen oder entsprechenden Gesprächen), passive Vermeidung (die Hoffnung auf ein Wunder), Bedeutungsverschiebung (das Leben trotz der Unfruchtbarkeit ändern und sich neue Ziele setzen) und aktive Konfrontation (Gefühle ausdrücken, mit anderen über das Problem reden). Frauen müssen sich schwierigen Behandlungen aussetzen, Nebenwirkungen erdulden, insgesamt eine deutlich schlechtere Lebensqualität hinnehmen und erleben Unfruchtbarkeit als bedrohlicher als Männer.[7] Vermutlich ist das der Grund, warum Frauen all diese Bewältigungsmaßnahmen intensiver nutzen als Männer. Am meisten greifen sie zur aktiven Konfrontation.[8] Männer hingegen ziehen es vor, sich zu distanzieren, schmieden neue Pläne und üben sich in Selbstbeherrschung. Dabei hat der Bewältigungsversuch des einen Partners offenbar Auswirkungen auf die entsprechenden Stressreaktionen des anderen. Aktives Vermeidungsverhalten beim einen erhöht den Kummer über die Unfruchtbarkeit beim anderen. Wenn Männer sich verstärkt distanzieren und ihre Partnerin dies nicht tut, steigt ihr Stresspegel an. Aktive Konfrontation der Frau erhöht den Stress beim männlichen Partner – wenn Frauen ihre belastenden Erfahrungen anderen mitteilen, steigt dadurch der Stress beim männlichen Partner und in der Ehe. Auch der Versuch, dem Leben einen neuen Sinn zu geben, wirkt sich auf Männer und Frauen unterschiedlich aus. Wenn Männer zu dieser Strategie greifen, steigt der soziale Stress bei ihrer Partnerin; wenn Frauen diese Strategie einsetzen, geht für ihre Männer der eheliche Stress zurück.

Da die Situation für beide Partner einen erheblichen gemeinsamen Stressfaktor darstellt, betrifft der Bewältigungsansatz des einen immer auch den anderen und kann erhebliche Auswirkungen auf die Behandlungsergebnisse haben. Jede Fruchtbarkeitsbehandlung steht und fällt mit emotionaler Gelassenheit und gegenseitiger Unterstützung. Das zeigt sich beispielsweise bei der künstlichen Befruchtung mit einer Samenspende. Wenn der männliche Partner aufgrund eines absoluten Mangels an Samenzellen im Sperma als unfruchtbar eingestuft wird, können über eine Hodenpunktion mitunter Samenzellen gewonnen werden. Falls auch dies nicht hilft, ist die Befruchtung mit einer Samenspende ein letzter Ausweg. Vor 30 Jahren wurden in Israel die Ergebnisse einer großen Studie über künstliche Befruchtung veröffentlicht, in welcher zu der Frage Stellung genommen wurde, inwiefern die gegenseitige Unterstützung des Paares die Ergebnisse einer Befruchtung mit Spendersamen beeinflusst.[9] 270 Paare, die unter gleichen Bedingungen von demselben Arzt behandelt wurden, durchliefen einen Vorbereitungsprozess, in dem die Art und Weise der Behandlung mit allen Stationen geschildert wurde. Zum Schluss unterzeichneten sie Einverständniserklärungen, dass beide Partner den Ablauf verstanden hätten und ihm zustimmten. Die Männer wurden dann gebeten, ihre Partnerinnen zur Befruchtung zu begleiten, bei der Einbringung des Samens dabei zu sein und sogar eine aktive Rolle zu übernehmen, einschließlich der Betätigung der Spritze, mit der das Spendersperma in die Vagina gelangte. Den Männern wurde auch angeboten, ihr eigenes Sperma mit dem Spendersperma zu mischen, um einen »positiven Zweifel« zu erreichen, also die Möglichkeit, dass am Ende doch das Sperma des Ehemanns das Ei befruchtet hätte. Bei 235 Paaren zeigte sich der Mann in jeder Hinsicht kooperativ. Bei 35 Paaren hingegen tauchte der Mann bei keiner der Sitzungen auf. Die Behandlungsergebnisse unterschieden sich erheblich. Bei den kooperativen Paaren kam es zu einer kumulativen Schwangerschaftsrate (für die auch Folgeversuche nach ersten Fehlschlägen berücksichtigt werden) von 93,6 Prozent, und die Rate der Fehlgeburten lag bei 15,9 Prozent. In der anderen Gruppe, die als die nicht unterstützende Behandlungsgruppe definiert wurde, wurden nur 28,6 Prozent der Frauen schwanger, und 30 Prozent dieser Schwangerschaften endeten mit einem Spontanabort.

Die Macht psychosomatischer Einflüsse auf eine Kinderwunschbehandlung lässt sich am besten anhand eines Falls nachvollziehen, der sich mir für immer eingeprägt hat. Ein junges, gebildetes Paar war aufgrund einer extrem geringen Spermienzahl seit fünf Jahren unfruchtbar. Nach entmutigenden Anläufen mit verschiedenen Behandlungsmethoden wollten die beiden es mit einer künstlichen Befruchtung mit Spendersamen versuchen. Obwohl ausführliche Untersuchungen der Frau bei ihr keine Probleme ergeben hatten, war sie auch nach acht oder neun Versuchen mit dieser Methode immer noch nicht schwanger, und die Enttäuschung des Paares (auch meine als behandelnder Arzt) wurde von Monat zu Monat größer. Nach anderthalb Jahren Behandlung mit zwischenzeitlichen Unterbrechungen erklärte mir die Frau vor dem Beginn des nächsten Zyklus mit künstlicher Befruchtung durch Spendersamen, sie sei sich sicher: »Diesen Monat klappt es!« An ihre Worte kann ich mich auch nach 35 Jahren noch erinnern: »Als wir ursprünglich zu Ihnen kamen, stand fest, wer an unserem Problem mit der Fruchtbarkeit schuld war. Wenn ich im ersten oder zweiten Monat schwanger geworden wäre, hätte immer die Schuld meines Mannes über unseren Köpfen geschwebt. Nach so viel Zeit und Leiden ist jedoch klar, dass die Schuld auch bei mir liegt. Auch ich bin für unsere vielen Fehlversuche verantwortlich. Inzwischen liegt das Problem bei meinem Mann und mir gleichermaßen. Deshalb können wir jetzt Erfolg haben.« Im selben Monat wurde sie schwanger.

Auch nach Eintritt der Schwangerschaft reagieren Männer und Frauen emotional unterschiedlich. Frauen machen sich oft Sorgen, ob die weitere Schwangerschaft ganz normal verläuft, Männer sorgen sich eher um die Gesundheit des Ungeborenen. Die Psyche sollte bei jeder medizinischen Behandlung einbezogen werden, ganz besonders jedoch, wenn es um die Fruchtbarkeit geht. Aus diesem Grund haben die führenden Kinderwunschzentren der Welt auch Psychologen in ihren Teams, denn ihnen ist bewusst, dass die unterschiedlichen Ausdrucksformen belastender Emotionen beim Paar und das Wissen über Bewältigungsstrategien für den Behandlungserfolg wichtig sind. Diese Einsicht spricht sich zunehmend herum, doch es gibt hier nach wie vor Raum für Verbesserungen. Im Hinblick auf biologische Unterschiede müssen Frauen und Männer selbstverständlich unterschiedlich behandelt werden.

Das gilt aber auch für die psychologischen Aspekte der

Art und Weise, wie sie mit dem Problem fertigwerden. Körperlich und psychisch trägt die Frau die größere Last, aber beide Partner sind einer unglaublichen Stresssituation ausgesetzt, mit der sie unterschiedlich umgehen. Dieses Thema spricht die Gendermedizin an, wenn sie die Notwendigkeit zu genderspezifischen Behandlungsansätzen hervorhebt. Unfruchtbare Männer und Frauen sowie gleichgeschlechtliche Paare haben während und zwischen den Behandlungszyklen besondere psychische Bedürfnisse. Viele bedeutende Kinderwunschzentren beschäftigen zwar Psychologen, doch die werden oft nur beim anfänglichen Screening und bei komplizierten Fällen hinzugezogen. Dabei erscheint es naheliegend, dass eine psychologische Betreuung, die auch die unterschiedlichen Bewältigungsmechanismen von Männern und Frauen berücksichtigt, routinemäßig auf die Begleitung und ständige Unterstützung unfruchtbarer Paare ausgeweitet werden sollte. Dieses Angebot muss nicht zwangsläufig im Rahmen der eigentlichen Behandlungseinrichtung angesiedelt sein. So wie ein Orthopäde seine Patienten zur Physiotherapie schickt oder der Kardiologe an Reha-Kliniken verweist, wo ergänzend zur ärztlichen Behandlung gezielte Therapien stattfinden, so können auch unfruchtbare Patienten und Patientinnen an spezialisierte Zentren überwiesen werden, wo sie parallel zur Kinderwunschbehandlung regelmäßig psychologisch betreut werden. Mir ist bisher kein solches Behandlungsangebot bekannt, doch ich halte es auf alle Fälle für erwägenswert.

Zum Abschluss dieses Kapitels möchte ich noch auf eine erhebliche Schieflage bei der Reproduktionsmedizin hinweisen: Bei der Behandlung unfruchtbarer Frauen wurden in den letzten Jahrzehnten erhebliche Fortschritte erzielt, und man darf zu Recht behaupten, dass die Methoden zur Provokation des Eisprungs, die In-vitro-Fertilisation und andere Methoden, Paaren zum ersehnten Kind zu verhelfen, einen Großteil der Fruchtbarkeitsprobleme der Frauen beheben konnten. Die Behandlung von Unfruchtbarkeit bei Männern macht hingegen kaum Fortschritte. Abgesehen von der Möglichkeit, Samenzellen direkt aus den Hoden zu entnehmen – die nur für einen extrem geringen Prozentsatz der unfruchtbaren Männer geeignet ist –, sind wir hier seit Jahrzehnten kaum vorangekommen. Und selbst diese Methode erfordert anschließend den Einsatz von unterstützenden Behandlungsmaßnahmen bei der Frau. Deshalb liegt sowohl bei der Kinderwunschbehandlung als auch bei der Empfängnisverhütung nach wie vor die Hauptlast fast ausschließlich bei den Frauen. Das ist eine ungute Situation, die einer dringenden Neubewertung und neuer Forschungs- und Finanzierungsstrategien bedarf. Die Gendermedizin möchte für dieses Thema mehr Bewusstsein erzeugen.

10. Genderabhängige Schmerzwahrnehmung und Schmerzbewältigung

Grundkonzepte und unterschiedliche Schmerztypen werden allgemein und aus geschlechtsspezifischer Sicht betrachtet. Frauen nehmen Schmerz anders wahr und reagieren auf bestimmte Arzneimittel anders als Männer.

Die Medizin befasst sich hauptsächlich mit drei Zielen: Leben retten, Leben verlängern und die Lebensqualität verbessern. Zu den zentralen Themen der letzten Kategorie zählt die Schmerzbehandlung. In der Allgemeinmedizin geht es vielfach in erster Linie um die Linderung von Schmerzen oder um Schmerzvorbeugung. Natürlich *will* niemand Schmerz erfahren, doch akuter Schmerz kann ein wichtiger Schutzmechanismus sein, der uns aus physiologischer Sicht vor einer unmittelbaren Gefahr warnen soll. Wenn wir die Hand auf eine heiße Oberfläche legen, führt der plötzliche Schmerz dazu, dass wir sie schnell zurückziehen. Zunehmende Schmerzen im Brustraum können auf einen Herzinfarkt hinweisen. Plötzliche Schmerzen im Auge können auf einen Fremdkörper hindeuten. Schmerzen an einem verletzten Arm oder Bein können uns dazu bringen, diese Gliedmaßen weniger zu belasten, und so die Heilung unterstützen. Auf diese Weise ermöglichen Schmerzen uns

Sofortmaßnahmen, die weiteren Schaden vom Körper abwenden. Solche grundlegenden Warnsignale sind für unser Überleben von großem Wert. In seltenen Fällen haben Personen kein körperliches Schmerzempfinden. Diese bedauernswerten Menschen kommen leicht zu Schaden, weil bei ihnen die natürlichen Warnsignale des Körpers fehlen. Sie verletzen sich immer wieder, und ihre Lebenserwartung liegt signifikant unter der von gesunden Menschen.

Doch nicht jeder Schmerz ist überlebenswichtig. Im Gegensatz zu den positiven Aspekten von akutem Schmerz führen chronische Schmerzen nicht zu Anpassungsreaktionen. Ihr Zweck ist bisher unklar. Kopfschmerzen, Migräne, Rückenschmerzen, die Schmerzen im Zusammenhang mit Krebs und andere chronische Schmerzen sind physiologisch betrachtet überflüssig. Chronische Schmerzen setzen leicht einen Teufelskreis in Gang, denn sie führen zu Angst und Depressionen, zu unnatürlichen Körperhaltungen, Fehlstellungen von Gliedmaßen und Schlafstörungen, und all dies verstärkt wiederum die Schmerzempfindung. Indirekt können Schmerzen einen Zustand auch verschlimmern. Nach einer Bauchoperation schmerzt beispielsweise das tiefe Durchatmen, so dass die Betroffenen vielleicht flacher atmen, was wiederum weitere Komplikationen nach sich ziehen kann. Solche Entwicklungen müssen durchbrochen werden, und daran wird in Forschung und Therapieentwicklung intensiv gearbeitet.

Eine weitere Schmerzkategorie, die irgendwo zwischen unerlässlichem und überflüssigem Schmerz angesiedelt ist, würde ich gern als »Belohnungsschmerz« bezeichnen. In solchen Situationen dienen Schmerzen – wie brennende

Muskeln während und nach dem Sport – einem erwünschten Ziel. Das wohl beste Beispiel dafür bilden die Geburt eines Kindes und die damit einhergehenden Wehen, also die Gebärmutterkontraktionen. Die Gebärende und diejenigen, die ihr beistehen, kennen den positiven Zweck dieser Schmerzen und wissen, dass jede schmerzhafte Wehe sie der ersehnten Entbindung ein kleines Stückchen näher bringt. Manche Frauen betrachten diese Schmerzen tatsächlich als positive, wenn auch mitunter kaum erträgliche Erfahrung. Natürlich ließe sich dasselbe Ergebnis auch ohne die damit einhergehenden Schmerzen erreichen, und moderne Entbindungsstationen sind so ausgestattet, dass sie die Schmerzen im Zusammenhang mit der Geburt lindern können. Dennoch entscheiden sich viele Frauen bewusst gegen eine Epiduralanästhesie (Schmerzblockade durch »Rückenmarksspritze«) oder schmerzlindernde Medikamente.

Aus medizinischer Sicht lassen sich Schmerzen anhand von bestimmten Kategorien als stark oder chronisch einstufen: Ort (unterer Rücken oder Magen), betroffenes Gewebe (Muskeln oder Knochen), Ausbreitungsart (fokussiert oder ausstrahlend), Ursache (nach einer Operation oder ohne erkennbaren Grund). Wie ich später noch erklären werde, werden diese Kategorien genderabhängig unterschiedlich erlebt. Dennoch ändern solche Fakten nichts am Grundproblem der Schmerzbehandlung in der Medizin: Ärzte brauchen für die Behandlung eine möglichst objektive Diagnose für etwas, was letztlich ein rein subjektives Gefühl ist.

Die Schmerzeinstufung gilt heute neben Puls, Blutdruck, Körpertemperatur und Atmung als fünftes Vitalzeichen.

Doch trotz unseres Wissens über den Schmerz selbst werden Schmerzen in der Praxis häufig unzureichend behandelt. Eine Studie an über 4500 Patienten eines italienischen Krankenhauses ergab 2005, dass nur ein Drittel derer, die über Schmerzen klagten, auch Schmerzmittel erhielten.[1] Dieses und andere Beispiele passen dazu, dass im Gesundheitssystem vielfach nach wie vor die Vorstellung vertreten wird, dass Patienten nach einer Operation nur dann Schmerzmittel bekommen, wenn sie ausdrücklich darum bitten. Der moderne Behandlungsansatz bietet Schmerzmittel schon vorher und als vorbeugende Behandlung an. Natürlich muss eine vorbeugende Schmerztherapie mit Bedacht verabreicht werden, damit das Warnsignal bei Schmerzen aufgrund von Komplikationen aller Art nicht übersehen wird.

Die Schmerzbehandlung ist kompliziert genug, doch das Beispiel der Wehen zeigt, dass Frauen und Männer biologisch unterschiedlichen Schmerzarten ausgeliefert sind. Das wirft eine weitere Frage auf: Erleben und äußern beide Geschlechter Schmerz womöglich unterschiedlich? Reagieren sie auf eine Schmerzbehandlung verschieden? Was kann die Gendermedizin uns über die angemessene Schmerzbehandlung lehren? In diesem Kapitel befassen wir uns mit verschiedenen Schmerzarten, mit der Schmerzübertragung ins Gehirn, mit der Wirkweise von Schmerzmitteln und wie Genderunterschiede jeweils in diese Themen hineinspielen. Ich möchte damit aufzeigen, dass es notwendig ist, Schmerzen bei Männern und Frauen unterschiedlich zu betrachten und zu behandeln. Dies zu unterlassen bedeutet insbesondere für Frauen eine inakzeptable Benachteiligung.

Was ist Schmerz?

Die internationale Schmerzforschungsorganisation *International Association for the Study of Pain* (IASP) definiert Schmerz als »ein unangenehmes Sinnes- und Gefühlserlebnis, das mit aktueller oder möglicher Gewebeschädigung verknüpft ist oder mit den Begriffen einer solchen Schädigung beschrieben wird«.[2] Teil dieser Definition ist der Hinweis auf das subjektive Schmerzempfinden und das Eingeständnis, dass objektive Instrumente zur Schmerzmessung fehlen.

Um Schmerz einzustufen, müssen wir uns auf subjektive verbale Berichte – wie die Beschreibungen des Patienten – sowie auf Beobachtungen von Körpersprache und Gesichtsausdruck stützen. Weitere indirekte Mittel zur Schmerzbeurteilung sind beispielsweise Schmerztagebücher oder Schmerzskalen mit einer Einstufung der Schmerzen auf einer Skala von 1 bis 10. Präzise Daten zum Schmerz lassen sich aufgrund der großen individuellen Bandbreite über die subjektive Einstufung genauso schwer erfassen wie Emotionen (zum Beispiel Ärger, Liebe oder Sehnsucht). Zudem sind Schmerzen schwer in Worte zu fassen.

Noch schwieriger ist die Schmerzbewertung, wenn die verbalen Fähigkeiten begrenzt sind. Dies gilt für Kinder, bei kognitiven Einschränkungen oder bei Sprachbarrieren zwischen Patienten und Ärzten. Bei Babys oder Tieren hingegen fehlt die Fähigkeit zum Sprechen. Selbst physiologische Messwerte wie Pupillenreaktionen, erhöhter Puls und Blutdruck oder die Bestimmung der Stresshormone sind unzuverlässig, weil auch hier beim Menschen große Bandbreiten bestehen. In klinischen Situationen verlassen wir uns stark auf den Gesichtsausdruck. (Wie ich in Kapitel 14 »Die Arzt-Patienten-Beziehung aus männlicher und weiblicher Sicht« ansprechen werde, ist die Analyse des Gesichtsausdrucks für das soziale Leben von derart elementarer Bedeutung, dass das Gehirn viele Ressourcen allein hierfür reserviert hat.)

Doch auch hier sind wir mit komplexen Bandbreiten konfrontiert. Gesichtsausdruck und Körpersprache unterliegen auch bei Schmerzen noch teilweise der willentlichen Kontrolle. Patienten können bei der Darstellung von Schmerzen ganz unterschiedliche Ziele haben – zum Beispiel, dass sie eine maximale Dosis Schmerzmittel erhalten. Pflegepersonal und Ärzte können für solche Botschaften unterschiedlich sensibel sein. Kulturelle und genderabhängige Stereotypen können die Aufgabe, Schmerzen am Gesicht abzulesen, weiter erschweren. Für ein zielführendes Gespräch über Schmerzen müssen wir daher zwischen dem biologischen Phänomen der Schmerzempfindung und dem Schmerzausdruck unterscheiden, der in der Regel auf sozialen Faktoren beruht, die gendertypische, ethnische, bildungsabhängige und andere Verhaltensnormen umfassen.

Die biologischen Aspekte von Schmerz hängen unter anderem mit Alter, Gesundheitszustand, Endorphinspiegel (körpereigene Schmerzmittel, die im Gehirn entstehen), Hormonlage, genetischer Struktur und auch dem Geschlecht zusammen. Der Einfluss der Hormone zeigt sich beispielsweise bei Migräne und anderen schmerzhaften Erscheinungsbildern. Wenn bei Frauen – insbesondere in der Schwangerschaft – der Östrogenspiegel steigt, gehen Schweregrad und Häufigkeit von Migräne-Kopfschmerzen häufig zurück. Umgekehrt beobachten wir bei einem Abfall des Östrogenspiegels (wie in der Menopause) im Allgemeinen zunehmende Gelenkschmerzen. Zu genetischen Einflüssen auf Schmerzen gibt es Beobachtungen bei Menschen mit roten Haaren, die genetisch bedingt schmerzempfindlicher sind als Menschen mit braunem oder blondem Haar. Bei rothaarigen Frauen ist dies wiederum ausgeprägter als bei rothaarigen Männern. Deshalb benötigen sie für jeden Eingriff höhere Mengen Schmerzmittel. Laut einer Studie aus den USA scheuen Rothaarige vor lauter Angst vor den Schmerzen doppelt so häufig vor einem Zahnarztbesuch zurück wie andere Menschen.[3] Hinzu kommt, dass Rothaarige sensibler auf Schmerzmittel reagieren, die an die KAPPA-Rezeptoren andocken (mehr dazu später).

Abgesehen von solchen biologischen Aspekten wird der Schmerzausdruck auch von psychischen Faktoren wie Angst oder Depressionen und von Erinnerungen an ähnliche Schmerzen beeinflusst. Für eine möglichst genaue Schmerzbeurteilung integrieren wir daher verschiedene halbwegs objektive und subjektive Faktoren, auf denen der Schmerzausdruck beruht, wobei wir nach wie vor nicht wirklich in der Lage sind, die Intensität des Schmerzempfindens oder des Schmerzes selbst zu bestimmen. Hinzu kommt, dass bei wissenschaftlichen Versuchen zum Schmerzempfinden ethische Grenzen bestehen (oder bestehen sollten). In jüngerer Zeit wurden automatisierte Systeme entwickelt, die künftig eine objektivere Beurteilung von schmerzvermittelnder Mimik gestatten sollen.[4] Insbesondere die funktionelle Magnetresonanztomographie (fMRT) ermöglicht die Beobachtung bestimmter Hirnregionen, die bei Schmerzversuchen zum Beispiel bei der Reaktion auf lokale Hitzeeinwirkung aktiviert werden.[5] Experimente mit dieser Technologie deuten darauf hin, dass Frauen Hitzereize eher als Schmerz einstufen als Männer und dass Gehirnregionen zum Schmerzempfinden bei Frauen schneller und stärker aktiviert werden. Außerdem stellte sich heraus, dass die Hirnregionen, die bei Schmerzen aktiv werden, bei Männern und Frauen an unterschiedlichen Orten angesiedelt sind.

Wie alle körperlichen Empfindungen beginnt auch die Schmerzempfindung im Gehirn. Der Bereich des Körpers, der Schmerzen ausgesetzt ist – zum Beispiel die Hand am heißen Herd –, überträgt diesen Reiz ans Gehirn. Bestimmte Hirnregionen lokalisieren und interpretieren die empfangene Information, vergleichen sie mit vorhandenen Daten zu früheren Ereignissen und konstruieren das Gefühl, das wir als Schmerz einstufen. Ohne diese Informationsübermittlung gäbe es kein Schmerzempfinden. Schmerzlindernde Mittel blockieren entweder die Übertragung der Informationen vom Ort des Geschehens und entlang des Informationspfads zum Gehirn oder aber die Zentren im Gehirn, die diese Informationen auswerten. Bei der Informationsübermittlung werden zwei Nervenarten aktiviert, was zu unterschiedlichen Schmerzempfindungen führt. Die eine Art, die A-delta-Fasern, übertragen Informationen schnell und erzeugen einen schnellen, scharfen Schmerzeindruck. Die andere Art, die C-Fasern, übertragen Informationen langsamer und erzeugen ein anhaltendes, brennendes Schmerzgefühl.

Die Substanzen, die Nervenfasern aktivieren und verbinden und den Informationsfluss zum Gehirn ermöglichen, werden als Neurotransmitter bezeichnet. Sie geben Meldungen der Nervenfasern weiter, indem sie sich an Rezeptoren auf der Oberfläche des Nervs wie ein Schlüssel im Schloss anheften. Einer der bekannteren Neurotransmitter, Prostaglandin, bringt auch lokale Blutgefäße dazu, sich zu erweitern, und verstärkt auf diese Weise vor Ort die Durchblutung. Deshalb kommt es in den schmerzenden Bereichen auch zu Hitzeempfinden, Rötung und Schwellung. Daneben können Prostaglandine auch die Sensibilität der C-Fasern verändern, die Schmerzinformationen langsamer weiterleiten. Das heißt, die Prostaglandine können das Schmerzempfinden eigenständig verstärken, und viele schmerzlindernde Mittel sollen diese Neurotransmitter unterdrücken.

Als dritte wichtige Art langer Nervenfasern sind die A-beta-Fasern beteiligt. Diese Fasern übermitteln Informationen an das Gehirn und das Rückenmark, die keine Schmerzen, sondern andere körperliche Reize betreffen, darunter Berührung, Druck und Bewegung. Wenn wir Schmerz wahrnehmen, »sprechen« offenbar verschiedene Nervenfasern miteinander. Deshalb kann ein schmerzhaftes Geschehen in einer Körperregion sich an einem scheinbar gar nicht damit zusammenhängenden Ort bemerkbar machen, so wie der Schmerz bei einem Herzinfarkt Schulterschmerzen hervorrufen kann. Hierzu muss man wissen, dass die Bandbreite für den Informationszustrom zum Gehirn begrenzt ist – in einem bestimmten Zeitraum kann nur eine bestimmte Maximalmenge weitergeleitet werden. Die A-delta-Schmerzfasern und die C-Schmerzfasern konkurrieren sozusagen mit den A-beta-Fasern, die für andere Empfindungen zuständig sind. Das bedeutet umgekehrt, dass wir die Möglichkeit haben, Schmerzempfindungen, die über die C-Fasern vermittelt werden, über unschädliche Informationen, die über die A-beta-Fasern laufen, zu unterdrücken. Aus diesem Grund ist es möglich, Schmerzen zu lindern oder die übertragene Information zu unterbrechen, wenn man etwa den Finger, den gerade der Hammer getroffen hat, drückt oder reibt. Zugleich ist es eine wissenschaftliche Erklärung, wieso liebevolles elterliches Streicheln der schmerzenden Stelle tatsächlich den Schmerz lindert und nicht nur Empathie vermittelt.

Selbst bei der Messung der Schmerzschwelle, also dem Grad, bis zu dem Menschen Schmerzen aushalten können, ist die Einteilung und zahlenmäßige Auswertung der umfangreichen Datenmengen schwierig bis unmöglich. Noch komplizierter wird die Frage der Schmerztoleranz, wenn man zunehmende Belege zu Genderunterschieden in Bezug auf den Grad der Schmerzempfindlichkeit einbezieht, die teilweise vom männlichen und weiblichen Hormonsystem abhängig sind. Sexualhormone wie Östrogen und Progesteron beeinflussen Schmerzen und unsere Reaktion auf Schmerzen sowohl qualitativ als auch quantitativ.[6] Evolutionstechnisch war das einst hilfreich für uns: Ein Mann, der den ganzen Tag auf der Jagd ist oder kämpft, wäre entscheidend im Nachteil, wenn ihn jede kleine Verletzung stören würde. Mit zunehmendem Alter gehen bei Männern jedoch der Testosteronspiegel und damit auch Schmerzschwelle und Schmerztoleranz zurück. Das ist der physiologische Grund, weshalb ältere Männer über Schmerzen klagen, die sie in jüngeren Jahren einfach ignoriert hätten. Ältere Männer klagen also nicht nur mehr über Schmerzen, sondern sie leiden tatsächlich mehr unter Schmerzen als zuvor. Bei Frauen verändert sich die Schmerztoleranz mit dem Alter, aber auch (aufgrund von hormonellen Schwankungen) im Verlauf des Menstruationszyklus. In der ersten Zyklushälfte und bis zum Eisprung sind Frauen normalerweise schmerzempfindlicher als in der zweiten Hälfte.[7]

Das Immunsystem hat ebenfalls Einfluss auf das unterschiedliche Schmerzerleben beider Geschlechter. Das Immunsystem von Frauen ist aktiver als bei Männern, und dies gilt auch für ihre Entzündungsbereitschaft. Entzündungsreaktionen sind nicht immer die Antwort auf eine Infektion, sondern der Körper aktiviert dabei seine Verteidigung gegen alles, was er als »Angriff« einstuft. Diese Reaktion verbessert die Chancen auf Wundheilung oder Infektabwehr, steht aber auch im Zusammenhang mit einem erhöhten Risiko für Autoimmunkrankheiten, die vielfach mit Schmerzen einhergehen.

Wer ist schmerzempfindlicher?

Zur Schmerztoleranz von Männern und Frauen gibt es widersprüchliche Aussagen. Es wird oftmals unterstellt, dass Frauen eine höhere Schmerzschwelle haben müssten und besser mit Schmerzen umgehen können als Männer. Diese Ansicht beruht vor allem auf der Beobachtung, dass Frauen die Geburtsschmerzen erdulden müssen. Wir kennen den Witz: »Wenn Männer die Kinder zur Welt bringen müssten, wäre die Menschheit längst ausgestorben.« Tatsächlich durchläuft der weibliche Körper in der Schwangerschaft diverse physiologische Veränderungen, unter anderem eine höhere Schmerztoleranz infolge eines erhöhten Progesteronspiegels, was möglicherweise auf die bevorstehenden Geburtsschmerzen vorbereiten soll. Gegen Ende der Schwangerschaft ist der Progesteronspiegel mehr als hundert Mal höher als vor der Menstruation, wenn die Schmerztoleranz ebenfalls etwas ansteigt.

In Experimenten und auch klinisch gesehen empfinden Frauen mehr Schmerzen als Männer, wie sich nach Operationen beobachten lässt.[8] Die Diskrepanz zwischen der landläufigen Wahrnehmung, dass Frauen schmerztoleranter sind als Männer (was nicht stimmt) und den vorhandenen Untersuchungsdaten beruht teilweise auf Informationen zum Opiatverbrauch von Krankenhauspatienten. Wenn Frauen ihre Schmerzmittel selbst dosieren dürfen, gehen sie sparsamer damit um als Männer. Dies wird gern als Beweis dafür zitiert, dass Frauen insgesamt schmerztoleranter sind als Männer. Forscher aus Hongkong analysierten Daten aus einem computergestützten System, mit dessen Hilfe Patienten die Menge ihrer über eine intravenöse Infusion verabreichten Schmerzmittel selbst kontrollieren können.[9] Die Frauen verbrauchten in der Regel geringere Mengen Opioide als die Männer. Das könnte nun bedeuten, dass Frauen besser auf Opiate zur Schmerzlinderung ansprechen oder dass sie weniger Schmerzen haben als Männer. Die Daten lassen sich aber auch ganz anders interpretieren. Denn Frauen gestehen sich zwar wirklich weniger Opiate zu als Männer, leiden aber auch stärker unter deren Nebenwirkungen wie Übelkeit und Erbrechen. Könnte dies der Grund sein, warum sie im Krankenhaus freiwillig kleinere Mengen dieser Schmerzmittel zu sich nehmen? Andere Studien ergaben für den Gebrauch von Schmerzmitteln außerhalb des Krankenhauses genau das Gegenteil. Hier verbrauchen Frauen deutlich größere Mengen Schmerzmittel als Männer, und zwar sowohl verordnungspflichtige als auch frei verkäufliche Mittel. Trotz dieser Ergebnisse wird Frauen normalerweise eine weniger intensive Schmerzbehandlung angeboten als Männern.[10]

Immer mehr Untersuchungen belegen, dass Frauen Schmerzen keineswegs besser tolerieren als Männer. Es hat sich vielmehr gezeigt, dass ihre Schmerzschwelle und auch die Schmerztoleranz niedriger liegt als bei den Männern.[11] Sie nehmen unangenehme Gefühle deutlicher wahr und reagieren schlechter auf Schmerztherapien. Dabei müssen wir bedenken, dass die meisten Arzneimittel – auch Schmerzmittel – zuerst an Männern getestet wurden.

Hierzu möchte ich ein Beispiel aus der Notaufnahme anführen. Üblicherweise werden dort zumindest bis zur Diagnosestellung keine starken Schmerzmittel verabreicht, um nicht die eigentliche Ursache der Schmerzen zu verschleiern. Das gilt für männliche und weibliche Patienten gleichermaßen. Doch bei einer Untersuchung zu den Abläufen in der Notaufnahme in den USA stellte sich heraus, dass Frauen bei akuten Bauchschmerzen seltener Schmerzmittel erhielten als Männer. Von 1000 Patienten, die in die Notaufnahme kamen, erhielten 62 Prozent Schmerzmittel. Trotz vergleichbarer Diagnose und Schmerzangaben für beide Geschlechter wurden die Schmerzen nur bei 60 Prozent der Frauen behandelt – gegenüber 67 Prozent der Männer. Die Frauen erhielten auch weniger Opiate (47 Prozent gegenüber 56 Prozent der Männer) und mussten länger auf die Behandlung warten (65 Minuten gegenüber 45 Minuten).[12] Diskriminierung konnte dafür kaum der Grund gewesen sein, denn Ärzteschaft und Pflegepersonal bestanden aus Männern und Frauen. Es musste also damit zusammenhängen, dass Schmerzen bei Frauen aufgrund von vorgegebenen Gendervorstellungen für Fachleute schwerer einzuschätzen sind und anders angesehen werden als bei Männern. Weil Frauen üblicherweise mehr Medikamente nehmen als Männer und eher über ihre Schmerzen reden, stoßen ihre Klagen in der Klinik nicht immer auf Verständnis. Bei Männern hingegen reagiert man aufmerksamer, denn von Männern erwartet man weniger Klagen als von Frauen. Bei einer Frau rechnet man damit, dass sie über Schmerzen klagt, wohingegen man bei einem Mann davon ausgeht, dass er *wirklich* Schmerzen hat, wenn er etwas sagt.

Chronische Schmerzen

Chronische Schmerzen zählen zu den großen Bürden der Menschheit. 2015 veröffentlichte die amerikanische National Academy of Medicine einen Strategieplan zu diesem Thema.[13] Bedauerlicherweise kommen chronische Schmerzen bei Frauen deutlich häufiger vor als bei Männern. Die häufigste Form chronischer Schmerzen sind Kopfschmerzen. Eine Kopfschmerzform, die Migräne, zeichnet sich durch wiederkehrende, in der Regel halbseitige Kopfschmerzen aus. Im alten Griechenland war diese Krankheit als »Hemikrania« bekannt, was »halber Kopf« bedeutet. Migräne hat eine genetische Komponente und geht normalerweise mit Übelkeit sowie Überempfindlichkeit gegenüber Licht und Lärm einher. Sie kann durch viele Umweltfaktoren ausgelöst werden. Unter Migränekopfschmerzen leiden 17 Prozent aller Frauen, aber nur sechs Prozent der Männer.

Spannungskopfschmerzen sind bei Frauen ebenfalls doppelt so häufig wie bei Männern. Sie entstehen durch Verspannungen der Stirn- und Nackenmuskulatur. Im Unterschied dazu kommen Clusterkopfschmerzen bei Männern fünf Mal häufiger vor. Diese relativ seltene Schmerzform beginnt normalerweise im Augenbereich. Der Schmerz ist extrem scharf, normalerweise einseitig und wird häufig als der schlimmstmögliche Schmerz beschrieben, der beim Menschen bekannt ist. Im Gegensatz zu Migräne gibt es für Clusterkopfschmerzen keine Warnzeichen, und die Behandlung der verschiedenen Schmerzarten ist unterschiedlich. Deshalb ist die richtige Diagnose so wichtig.

Kinder sind keineswegs immun gegen Kopfschmerzen, und auch hier bestehen Genderunterschiede. Migräne tritt bei Jungen früher auf als bei Mädchen, wobei der Gipfel zwischen fünf und zehn Jahren erreicht wird. Bei Mädchen macht sich Migräne zwischen zwölf und 17 bemerkbar. Bis zur Pubertät sind Migräne und andere Kopfschmerzarten bei Jungen stärker verbreitet als bei Mädchen, doch mit der sexuellen Reifung schlägt dies ins Gegenteil um.

Eine andere Form chronischer Schmerzen sind Neuropathien. Neuropathische Schmerzen entstehen in einem verletzten, kranken oder nicht richtig funktionierenden Nerv und sind bei Frauen doppelt so häufig. Diese Schmerzart ist beispielsweise bei Erysipels, fortgeschrittenem Diabetes, multipler Sklerose, verschiedenen bösartigen Erkrankungen und anderen Gesundheitsproblemen zu beobachten.

Von Muskel- und Skelettschmerzen sind Frauen zu 30 Prozent stärker betroffen als Männer. Im gesamten Körper schmerzt das Muskel- und Skelettsystem von Frauen häufiger, und sie werden in ihrer Mobilität dadurch stärker eingeschränkt.[14] Eine Fibromyalgie zeichnet sich beispielsweise durch ausgedehnte Muskel- und Skelettschmerzen aus, wobei bestimmte Bereiche besonders empfindlich sind. Andere Begleiterscheinungen dieser Erkrankung sind anhaltende Müdigkeit, Schlafstörungen und Verdauungsstörungen. Die Ursache für dieses Krankheitsbild konnte bisher nicht gefunden werden. Wissenschaftliche Überlegungen zu den Risikofaktoren umfassen zahlreiche Hypothesen, unter anderem schwere emotionale oder körperliche Traumata, lang andauernde Infektionen und sogar genetische Faktoren. Abgesehen vom Gender scheinen keine Verbindungen zum sozioökonomischen Status, zur ethnischen Herkunft oder anderen äußerlichen Faktoren zu bestehen. Fast alle Betroffenen sind Frauen.

Eine weitere häufige Schmerzquelle bei Frauen liegt im Verdauungssystem. So ist das Reizdarmsyndrom (wie in Kapitel 6 »Magen, Darm und Genderfragen« erwähnt) bei Frauen fünfmal so häufig wie bei Männern. Da Schmerzen viele körperliche Grundfunktionen wie Atmung, Herzrhythmus, Durchblutung und das Verdauungssystem beeinträchtigen können, versucht der Körper, sich über Substanzen zur Schmerz- und Stressregulierung davor zu schützen. Diese körpereigenen Endorphine sind Neurotransmitter, deren chemische Struktur Opium ähnelt. Die Wissenschaft hat mittlerweile über 20 verschiedene Endorphinarten identifiziert, die im Rückenmark und im Gehirn ihre Wirkung entfalten. Neben ihrer Aufgabe als natürliche Schmerzmittel lösen Endorphine auch euphorische Gefühle aus und kurbeln die Immunreaktion sowie die Ausschüttung von Sexualhormonen an. Da sie auch bei anhaltender körperlicher Anstrengung ausgeschüttet werden, prüfen Wissenschaftler die These, ob »Sportsucht« und das nachfolgende Hochgefühl bei Läufern (»Runner's High«) mit der Ausschüttung von Endorphinen zusammenhängen. Anscheinend gibt es sogar bei Reaktion dieses inneren Systems gegen Schmerzen gendertypische Unterschiede – zumindest in Tierversuchen an Hamstern. Wenn beide Geschlechter denselben Schmerzreizen ausgesetzt waren, schütteten die Weibchen danach weniger Endorphine aus als die Männchen.

Schmerzbewältigung

In den letzten Jahren hat sich die Einstellung zum Schmerzmanagement grundlegend verändert.[15] In der Medizin setzt sich der Gedanke durch, dass Medikamente bei chronischen Schmerzen nicht ausreichen, sondern dass für eine erfolgreiche Behandlung interdisziplinäre Ansätze und die bewusste Beteiligung des Patienten erforderlich sind. Interessanterweise sind an der anfänglichen Schmerzempfindung die klassischen Schmerzzentren im Gehirn beteiligt, die sogenannte »Neuromatrix«, an der viele Regionen wie Großhirnrinde, Hypothalamus, Thalamus und andere beteiligt sind. Bei chronischen Schmerzen werden jedoch auch Gehirnregionen aktiv, die mit der emotionalen und psychosozialen Verarbeitung zu tun haben.[16] Das könnte erklären, warum Schmerzen erträglicher werden, sobald Patienten an den Behandlungsstrategien aktiver beteiligt sind. Die Behandlung chronischer Schmerzen muss nicht nur auf die Schmerzintensität und deren medikamentöse Eindämmung abzielen, sondern auch auf die Fähigkeit des Patienten, mit den eigenen Schmerzen umzugehen und damit zu leben und zu funktionieren. Deshalb ist es ungeheuer wichtig, dass Schmerzpatienten sich an der Therapieplanung aktiv beteiligen. Dazu können multidisziplinäre Ansätze erforderlich sein, die auch eine psychosoziale Unterstützung einbeziehen, die in manchen Fällen genauso wirksam sein kann wie die medikamentöse Behandlung. Um Schmerzen zu bewältigen, müssen Themen wie Furcht, Katastrophisieren, mangelnde Resilienz und übermäßige Aufmerksamkeit auf schmerzbezügliche Phänomene aktiv angesprochen werden. All diese Tendenzen ziehen Patienten leicht in einen Teufelskreis, der allein durch Medikamente schwer zu durchbrechen ist. In einer spanischen Studie, an der 415 Männer und Frauen mit chronischen Wirbelsäulenschmerzen teilnahmen,[17] wurde untersucht, inwiefern weniger Furcht und das Akzeptieren von Schmerzen bei beiden Geschlechtern die Schmerzintensität, Funktionen, Depressionen und Angst beeinflusste. Dabei ist Akzeptanz nicht als Synonym für Resignation zu verstehen, sondern steht eher für eine aktive Haltung. Laut dieser Studie (und im Gegensatz zu früheren Meldungen) bestanden beim Katastrophisieren, das als übertriebene Reaktion auf negative Erfahrungen definiert wurde, keine Genderunterschiede. In der hier erwähnten Studie zeigten Frauen in Bezug auf Schmerzen signifikant mehr Angst und erlebten Schmerzen intensiver. Dennoch bewältigten sie ihren Alltag besser. Das wurde so interpretiert, dass Frauen mit chronischen Schmerzen möglicherweise besser umgehen können als Männer. In einer neueren Übersichtsstudie,[18] die sieben frühere Untersuchungen auswertete, zeigte sich, dass Frauen bei Schmerzen eher weniger wirkungsvolle Bewältigungsstrategien einsetzten und schlechter funktionierten, während Männer zweckmäßigere Maßnahmen ergriffen. Obwohl es also noch keine abschließenden Ergebnisse zu diesem Thema gibt, ist es ermutigend, dass der Umgang mit Schmerzen und diesbezüglichen Genderfragen gegenwärtig gründlich erforscht werden.

Medizinische Schmerzbehandlung

Zu den wichtigsten Arzneimittelgruppen für die Schmerzbehandlung zählen Opiumderivate wie Morphin (»Morphium«). Der Begriff Morphin geht auf Morpheus zurück, den griechischen Gott der Träume. Opioide, für die Morphin nur ein Beispiel ist, heftet sich an Rezeptoren an den Nervenzellen von Rückenmark und Gehirn an. Dadurch blockieren sie die Signalwege, die zur Weiterleitung des Reizes und Aktivierung der Nervenzellen erforderlich sind. Dann aktivieren sie den Nerv, allerdings weniger stark, oder verhindern die Übermittlung der Information ans Gehirn vollständig. Dieser Prozess wird als »kompetitive Wirkung« bezeichnet. Wie viele andere Arzneimittel wirken auch Schmerzmittel im Körper von Männern und Frauen jeweils unterschiedlich.[19] Frauen reagieren auf intravenöse Morphingaben langsamer, und die Wirkung verfliegt schneller – zum Beispiel nach einer Operation.

Morphin und seine Derivate docken bevorzugt an bestimmten Rezeptoren im Gehirn an. Die verschiedenen Opiumderivate sind nach diesen Vorlieben definiert. Derivate, die sich am ehesten an KAPPA-Rezeptoren anheften, werden als KAPPA-Opioide bezeichnet, wohingegen die, die eher MY-Rezeptoren wählen, MY-Opioide sind. Im Tierversuch an Hamstern sind KAPPA-Opioide bei Weibchen wirksamer, MY-Opioide bei Männchen. Diese Erkenntnisse lassen auch Rückschlüsse auf den Menschen zu. Eine Schlussfolgerung für die Praxis ist, dass die Verabreichung von Schmerzmitteln vor und nach der Anästhesie bei Männern und Frauen auf das jeweilige Geschlecht zugeschnitten werden sollte.

Eine zweite verbreitete Schmerzmittelgruppe sind die nichtsteroidalen Antirheumatika (NSAR). Im Gegensatz zu Opiumderivaten machen diese Mittel nicht abhängig, können jedoch Nebenwirkungen wie Blutungen hervorrufen. Opiumderivate wirken vor allem über Gehirn und Rückenmark, wohingegen nichtsteroidale Antirheumatika in erster Linie auf das periphere Nervensystem außerhalb von Gehirn und Rückenmark wirken. Diese Mittel sind im Allgemeinen bei Männern besser wirksam als bei Frauen, können aber unter bestimmten Voraussetzungen auch Frauen gut helfen, weil sie die Produktion von Prostaglandinen senken. Prostaglandine sind Hormone, die beispielsweise bei der Menstruation lokal das Zusammenziehen der Gebärmutter auslösen. Menstruationskrämpfe können daher mit einer erhöhten Prostaglandinausschüttung zusammenhängen. Frauen, die unter heftigen Menstruationsschmerzen leiden, bekommen häufig auch Magenschmerzen und Durchfall – lauter Symptome, die auf eine übermäßige Prostaglandinsekretion hindeuten. Daher sollten Gynäkologen, deren Patientinnen über Schmerzen bei der Menstruation klagen, auch nachfragen, ob begleitend Verdauungsstörungen auftreten. In diesem Fall gehen beide Symptome vermutlich auf die übermäßige Ausschüttung von Prostaglandinen zurück. Die geeignetste und wirksamste Behandlung besteht in diesem Fall aus Medikamenten wie Ibuprofen, die die Prostaglandinsynthese hemmen. Chronische Schmerzen werden neuerdings zunehmend mit Cannabis behandelt. Auch hier bestehen genderbezogene Unterschiede in der Wirksamkeit. Forscher in den USA untersuchten die Schmerzreaktion beim Eintauchen der Hand in vier Grad kaltes Wasser. Sie bestimmten die Schmerzempfindlichkeit (die Zeitspanne, bis die Probanden Schmerzen meldeten) und die Schmerztoleranz (die Zeit, bis die Hand zurückgezogen wurde). Cannabis senkte die Schmerzempfindlichkeit bei Männern, aber nicht bei Frauen, und erhöhte bei beiden Geschlechtern die Schmerztoleranz.[20]

Wie bei allen Arzneimitteln beruht die Wirkweise auch bei Schmerzmitteln auf zwei Mechanismen. Der erste ist die Pharmakodynamik, das heißt, der Weg, über den ein

Wirkstoff die Körperzellen anspricht. Der zweite Mechanismus ist die Pharmakokinetik, welche vom Zeitpunkt der Einnahme bis zum Zeitpunkt der Ausscheidung die Wirkung von Arzneimitteln auf unsere Körpersysteme beschreibt. Einfach ausgedrückt ist die Pharmakokinetik das, was der Körper mit einem Medikament macht, und die Pharmakodynamik das, was das Medikament mit dem Körper macht. Grundsätzlich folgt die Pharmakokinetik dem LADME-Prinzip, einem englischen Akronym für die verschiedenen Stadien der Arzneimittelwirkung: Liberation (Freisetzung des Mittels), Absorption (Übergang des Mittels in den Körper), Distribution (Verteilung im gesamten Gewebe), Metabolismus (Verstoffwechselung der Substanzen in dem Medikament) und Elimination (Ausscheidung des Mittels aus dem Körper). Die Freisetzung hängt von den physikalischen und chemischen Merkmalen des Arzneimittels ab, doch alle anderen Stadien sind stark genderbeeinflusst. Die Aufnahme des Wirkstoffs hängt von bestimmten körperlichen Voraussetzungen ab. Wenn sie über die Haut erfolgt, wird sie von unterschiedlichen Hauteigenschaften der Geschlechter beeinflusst. Wenn der Wirkstoff über eine Spritze ins Unterhautfettgewebe oder in einen Muskel gelangt, spielen die je nach Geschlecht unterschiedlichen Eigenschaften dieser Gewebearten eine Rolle. Die Verteilung im Körper hängt davon ab, wie der Wirkstoff sich in Wasser und im Fettgewebe löst. Der Körperanteil von Wasser und Fett unterscheidet sich bei den Geschlechtern. Hinzu kommen Unterschiede beim Stoffwechsel und bei Effizienz und die Rolle der Ausscheidungsmechanismen über Leber und Nieren. Wenn also bei allen Komponenten der Pharmakokinetik Unterschiede zwischen Mann und Frau bestehen, ist es unlogisch, beiden Geschlechtern Schmerzmittel oder andere Medikamente gedankenlos in derselben Art zu verordnen.

Auf dieser Grundlage zweifele ich nicht daran, dass Apotheken bald verschiedene Medikamente oder Dosierungen für Männer und Frauen bereithalten werden, die sich nicht nur am Körpergewicht, sondern eher am Geschlecht orientieren. Dies gilt nicht nur für Schmerzmittel, sondern für die meisten, wenn nicht gar alle Medikamente.

Der erste revolutionäre Schritt in diese Richtung erfolgte im Januar 2013, als die amerikanische Arzneimittelbehörde FDA Pharmahersteller anwies, das beliebte Schlafmittel Ambien (mit dem Wirkstoff Zolpidem) für Männer und Frauen in unterschiedlicher Dosierung bereitzustellen, nachdem sich herausstellte, dass Frauen eine nur halb so hohe Dosierung brauchen wie Männer. 2014 erfolgte der zweite Schritt mit dem Schlafmittel Flurazepam, das bei Männern und Frauen ebenfalls unterschiedlich dosiert werden sollte. Ich gehe davon aus, dass in Zukunft bei vielen weiteren Medikamenten Dosierungsempfehlungen für Männer und Frauen erfolgen, dass es spezielle Mittel für Männer oder für Frauen geben wird und dass man auch Arzneimittel mit unterschiedlichen Komponenten für Männer und für Frauen entwickeln wird. Erste Vorstöße sind bereits erfolgt, und sobald wir die Schmerzmechanismen bei beiden Geschlechtern besser durchschauen, erhalten hoffentlich bald sowohl Frauen als auch Männer die Schmerzbehandlung, die sie so dringend benötigen.

11. Zu heiß, zu kalt – genderspezifische Aspekte der Temperaturregulierung

Dieses Kapitel beschäftigt sich mit der Frage, warum Männer und Frauen Hitze und Kälte unterschiedlich wahrnehmen und auch körperlich unterschiedlich auf Temperaturschwankungen reagieren. Kälteempfinden und Frieren können unterschiedliche Gründe haben.

Die wohl häufigste Aussage zu kaltem Wetter ist, dass es krank machen kann. In gewisser Hinsicht kann das zutreffen. Bestimmte Viren gedeihen besser bei Kälte, wenn die Abwehrmechanismen der oberen Atemwege weniger gut funktionieren. Hitzewellen und Kälteeinbrüche gehen besonders bei alten Menschen vermehrt mit Krankheiten einher. Die häufigsten temperaturabhängigen Krankheitsursachen finden sich bei Herz, Blutgefäßen, Lunge und Nieren. Das gilt nicht nur für extreme Temperaturen, sondern auch für mäßige Hitze oder Kälte in der Umgebung. Frauen neigen in Kälteperioden stärker zu Herzproblemen, plötzlichem Herzstillstand oder Schlaganfall, während bei Männern Herzinfarkte, Asthmaanfälle und Lungenentzündung bei heißem Wetter häufiger sind.[1,2]

Darum sind Temperatur und Temperaturregulierung wichtig für Gesundheit und Krankheit. An diesem Punkt kommt die Gendermedizin ins Spiel. Empirisch betrachtet empfinden Männer und Frauen Temperaturen unterschiedlich und gehen auch unterschiedlich mit Hitze und Kälte um. Doch gibt es hierfür eine physiologische Grundlage, und wenn ja, worin unterscheiden sich die Geschlechter? Dieses Kapitel behandelt verschiedene Facetten dieses faszinierenden Themas.

Um zu verstehen, warum Männer und Frauen auf Hitze und Kälte verschieden reagieren, müssen wir uns zunächst eines bewusst machen: Der Mensch stammt aus den Tropen. Obwohl die Menschheit mittlerweile fast alle Lebensräume vom Eis der Arktis bis zur hitzeflirrenden Sahara besiedelt hat, ist die Wissenschaft sich allgemein einig, dass die Menschheit im Bereich des afrikanischen Äquators entstanden ist und sich von dort aus irgendwann über den Rest des Planeten ausgebreitet hat. Als »der nackte Affe« mussten wir uns seit Anbeginn unserer Existenz damit beschäftigen, wie wir unsere Körpertemperatur schützen können.[3] Die endlose Suche nach Nahrung ging stets auch mit der Suche nach einem Dach über dem Kopf einher. Wärme bedeutete (relative) Sicherheit. Da unsere Spezies in einem heißen Klima heranreifte, reagieren wir auf Kälte naturgemäß empfindlicher als auf Hitze. Unsere Haut enthält viermal so viele Kälterezeptoren wie Wärmerezeptoren. Diese erhöhte Sensibilität ist interessanterweise bei Frauen ausgeprägter als bei Männern.

Die Wärmeregulierung, über die der Körper versucht, seine Temperatur zu erhalten, ist eine komplexe Geschichte, die von diversen Faktoren wie Alter, Sexualhormonspiegel, Körperzusammensetzung, Körpermasse, Körpergröße, sozialen Normen, Schlafgewohnheiten, der Fähigkeit zu schwitzen, Geschlecht und anderem abhängt. Die Kälteempfindlichkeit hat auch genetische Komponenten. Beispielsweise sind Rothaarige (besonders die Frauen) kälteempfindlicher als Menschen mit blondem oder braunem Haar. Aus unerfindlichen genetischen Gründen hängt das Gen, das für rote Haare zuständig ist, auch mit der Regulierung der Körpertemperatur zusammen. Noch komplizierter wird es, wenn man den wichtigen Unterschied zwischen Unterkühlung und Frieren einbezieht. Unterkühlung bezieht sich in erster Linie auf die Kerntemperatur, also die Temperatur in den Körperhöhlen wie Kopf, Bauch und Brust. Normalerweise erhält der Körper eine Kerntemperatur (Basaltemperatur) von etwa 37 Grad Celsius aufrecht, ohne dass wir von deren Schwankungen etwas mitbekommen. Was wir als Frieren wahrnehmen, sind die Auswirkungen der körperlichen Reaktionen zur Erhaltung der Kerntemperatur, die uns vor allem an den Gliedmaßen und vorstehenden Körperteilen wie Ohren und Nase auffallen. Um die Temperatur lebenswichtiger Organe wie Gehirn, Herz, Nieren und Verdauungsapparat zur erhalten, zieht der Körper bei vergleichsweise weniger wichtigen Körperteilen wie Armen und Beinen, Fingern, Zehen und Ohren Wärme ab. Wenn dort die Temperatur zurückgeht, wird uns kalt, wir frieren. Wer im Winter in einen kalten See springt, hat zweifellos ein eisiges Gefühl und friert sehr stark. Die Kerntemperatur wird sich dadurch jedoch kurzfristig nicht ändern, sondern könnte sogar ansteigen, weil die Durchblutung der Extremitäten kurzfristig vermindert oder im Extremfall ganz unterbrochen wird. Hände und Füße fühlen sich eiskalt an, aber Gehirn und Herz bleiben warm. Zu einer Unterkühlung kommt es also nicht gleich. Neben automatisierten Mechanismen zur Erhaltung der Kerntemperatur ist Frieren auch mit einer Anpassungsreaktion verbunden. Wenn uns kalt ist, sorgen wir aktiv dafür, Wärme zu erhalten oder zu erzeugen. Zur Wärmeerhaltung reduzieren wir die Körperoberfläche, indem wir die Hände zu Fäusten ballen, die Arme um den Körper schlingen, den Kopf einziehen und insgesamt möglichst kompakt werden. Umgekehrt versuchen wir, überschüssige Hitze abzuleiten, indem wir instinktiv mehr Körperoberfläche entblößen. Achten Sie darauf, wie jemand mit ausgestreckten Armen und offenen Händen auf dem heißen Strand liegt. (Wir schwitzen auch zur Abkühlung. Gendertypisch ist, dass Männer leichter und stärker ins Schwitzen geraten als Frauen und deshalb tendenziell besser mit Hitze umgehen können.)

Der wohl wichtigste Faktor zur Temperaturregulierung ist das Verhältnis zwischen Körperoberfläche und Körpervolumen. Je kleiner die Körperoberfläche im Verhältnis zum Volumen ist, desto effizienter lässt sich die Temperatur aufrechterhalten. Dies gilt für Hitze wie für Kälte. Pferde oder Kühe haben im Vergleich zum Körpervolumen eine relativ kleine Oberfläche, weshalb sie heiße und kalte Temperaturen deutlich besser vertragen als der Mensch, dessen Oberfläche im Vergleich zum Körpervolumen größer ist. Das entspricht der Beobachtung, dass magere Menschen kälteempfindlicher sind als Menschen mit mehr Körperfett. Bedenken Sie, wie empfindlich Kinder auf Temperaturveränderungen reagieren oder wie schnell ein Brötchen abkühlt, das man aus dem Ofen holt, und wie viel länger ein frisches Brot warm bleibt.

Womit wir beim ersten auffälligen Genderunterschied bei der Temperaturregulierung sind: Das Körpervolumen von Frauen ist durchschnittlich 20 Prozent kleiner als das von Männern; ihre Körperoberfläche ist jedoch nur rund 18 Prozent kleiner. Das bedeutet, dass Frauen im Verhältnis zum Körpervolumen eine größere Körperoberfläche haben, was für die Temperaturerhaltung ein klarer Nachteil ist. Um die zitierten prozentualen Unterschiede kurz zu erklären: Zwei Prozent Unterschied bei der Körperoberfläche von Männern und Frauen erscheint auf den ersten Blick gering und nicht unbedingt als nachvollziehbare Erklärung. Bezieht man diese Zahl aber auf das 20 Prozent geringere Körpervolumen, dann geht es um zwei von 20 Punkten, also tatsächlich einen Unterschied von zehn Prozent.

Der zweite Unterschied zwischen den Geschlechtern ist die übliche Kerntemperatur. Dieser Standardwert liegt bei Männern etwa 0,3 Grad unter dem der Frauen. Sobald die Körpertemperatur unter einen bestimmten, feststehenden Wert fällt, beginnen die oben beschriebenen Regulierungsmaßnahmen, und man fängt an zu frieren. Bei gegebenen Umgebungstemperaturen setzte dieser Prozess also bei Männern später ein als bei Frauen – Männer spüren Kälte also nicht so schnell wie Frauen.

Der dritte Unterschied im Umgang mit der Temperaturregulierung ließe sich als physiologische Strategie bezeichnen. Frauen können Wärme besser erhalten als Männer, weil sie in den Körperhöhlen mehr Fett einlagern, wohingegen Männer mehr Wärme erzeugen als Frauen, weil sie im Vergleich mehr Muskeln haben. Mit bloßem Auge sieht man es nicht, doch wenn man männliche und weibliche Olympiateilnehmer mit identischem Körpergewicht vergleichen müsste, beide schlank, gut trainiert und ohne erkennbaren Fettansatz, dann läge der innere Körperfettanteil der weiblichen Teilnehmerin immer noch 15 Prozent über dem des männlichen Teilnehmers, und dieser könnte mit rund 20 Prozent mehr Muskelmasse aufwarten. Langfristig können Frauen längere Kälteperioden möglicherweise leichter überstehen; kurzfristig würden sie aufgrund ihrer schlechteren Wärmeproduktion jedoch mehr leiden.

Die Kerntemperatur schwankt im Tagesverlauf: frühmorgens erreicht sie ihren Tiefpunkt, am späten Nachmittag ihren Höhepunkt. Auch bei Müdigkeit sinkt sie ab. In beiden Fällen geht die Kerntemperatur der Frau rascher zurück als beim Mann. Aus praktischer Sicht bedeutet dies, dass Mann und Frau sich abends vielleicht auf eine bestimmte Zimmertemperatur für den Thermostat geeinigt haben. Trotzdem könnte die Frau frühmorgens fröstelnd erwachen, während er in aller Ruhe weiterschläft und von ihrem Unbehagen nichts mitbekommt, zumal der Thermostat genau die vereinbarte Temperatur anzeigt.

Ein weiterer Unterschied im Umgang mit der Temperatur hängt mit den Hormonen zusammen. Bei Männern bleibt der Testosteronspiegel relativ konstant im selben Bereich. Bei Frauen hingegen kommt es im Zyklusverlauf zu erheblichen Schwankungen von Östrogen und Progesteron. Zum Beispiel steigt nach dem Eisprung die Progesteronmenge an und bleibt bis zur nächsten Menstruation auf hohem Niveau. Der erhöhte Progesteronspiegel lässt die Kerntemperatur der Frau um knapp 0,5 Grad Celsius ansteigen. (Dieser zweiphasige Hormonrhythmus wird als Hinweis auf den

Eisprung gewertet, und wo Ultraschall und Hormonmessungen nicht allgemein verfügbar sind, werden Kurven zur Basaltemperatur nach wie vor gern genutzt.) Vereinfacht betrachtet entspricht die Erhöhung der Basaltemperatur bei Frauen einer Abweichung von ihrer optimalen Grundtemperatur, was wiederum bedeutet, dass sie bei Temperaturen, die Männer als angenehm empfinden, eher frösteln. Bei Frauen in den Wechseljahren sind die hormonellen Einflüsse auf die Temperaturregulierung noch auffälliger. Hitzewallungen sind in diesem Lebensabschnitt eine unmittelbare Folge hormoneller Veränderungen.

Auch das soziale Umfeld hat Einfluss auf die Wahrnehmung der Umgebungstemperatur. Diese Tendenz ist bei Frauen stärker ausgeprägt. So lässt sich feststellen, dass soziale Isolation häufig mit tatsächlichem Kälteempfinden verknüpft ist. Für eine Studie teilten kanadische Forscher 65 Studenten in einem geschlossenen Raum in zwei Gruppen ein.[4] Die erste Gruppe sollte sich eine Situation vorstellen, in der sie sozial isoliert wären. Die zweite Gruppe wurde gebeten, sich eine Situation mit sozialer Akzeptanz auszumalen. Anschließend sollten die Studenten die aktuelle Temperatur des Raumes schätzen, in dem sie alle saßen. Die erste Gruppe schätzte die Zimmertemperatur auf durchschnittlich ein Grad kälter als die zweite Gruppe. In ähnlicher Form wird unsere Kältewahrnehmung durch die Stimmung beeinflusst. Wer schlechte Laune hat, friert eher, wer seinem Ärger Luft macht, beginnt im wörtlichen Sinne zu kochen oder verhält sich »hitzköpfig«. Was hat dies nun mit geschlechtsspezifischen Fragen zu tun? Es hängt damit zusammen, wie akzeptabel es erscheint, Emotionen auszudrücken. In den meisten Gesellschaften gilt es für Männer als akzeptabler, ihrem Ärger lautstark Luft zu machen. Das heißt, dass Frauen sich im sozialen Kontext seltener in hitzige Diskussionen hineinsteigern und Ärger ablassen können (oder dass dies zumindest weniger akzeptiert wird) als Männer.

Die genderabhängig unterschiedliche Temperaturwahrnehmung ist der Wirtschaft natürlich nicht entgangen. 2005 verabschiedete die Europäische Union die Norm EN 135737 zur Standardisierung von Schlafsäcken in vier Temperaturbereichen (Upper Limit, Comfort, Lower Limit und Extreme). Die Komfortstufe gilt bei Frauen als die niedrigste Temperatur, bei der ein Schlafsack eine Durchschnittsfrau warm hält, und der Bereich des unteren Limits gilt als die niedrigste Temperatur, bei der ein Schlafsack einen Mann warm halten kann. Diese beiden Einstufungen unterscheiden sich um fast vier Grad Celsius. Daher produzieren führende Hersteller heutzutage Schlafsäcke, die auf die körperlichen Merkmale von Männern und Frauen zugeschnitten sind, mit mehr Isolation und Wärme im Kopf und Fußbereich für die Frauen und im Einklang mit den EN-Standards für Männer und Frauen.Verständnis für Genderunterschiede bei der Temperaturregulierung sind nicht nur medizinisch und sozial von Bedeutung, sondern können auch erhebliche wirtschaftliche Auswirkungen haben. Die Vorgaben für die Klimaanlagen der meisten Bürogebäude beruhen auf einem empirischen Wärmekomfortmodell, dass vor über 50 Jahren für die klimatischen Bedürfnisse des durchschnittlichen männlichen Angestellten entwickelt wurde.[5] Zudem hängt die Höhe der Wohlfühltemperatur unter anderem auch davon ab, wie jemand Wärme erzeugt. Dieser Prozess, die Stoffwechselrate, liegt bei Männern um 35 Prozent über der Rate von Frauen.[6] Um diese höhere Wärmeerzeugung zu kompensieren, brauchen Männer niedrigere Umgebungstemperaturen. Deshalb fühlen sich die meisten Männer an ihrem Schreibtisch noch wohl, wenn ihre Kolleginnen längst frieren und nicht selten bei offenem Fenster neben der brummenden Klimaanlage sitzen. Wenn man den Wärmebedarf aller Büroangestellten in die Programmierung der Klimaanlagen einbeziehen würde, könnte der Energieverbrauch deutlich sinken, was gesamtgesellschaftlich erhebliche Einsparungen ermöglichen würde.

Letztlich erhalten Männer und Frauen beide ihre Körperkerntemperatur, greifen dabei aber auf unterschiedliche Mechanismen zurück. Obwohl Frauen öfter frieren als Männer, sind ihre Ausgleichsmechanismen langfristig möglicherweise wirkungsvoller. Da es offenbar aufwändiger ist, mit Kälte fertigzuwerden als mit Hitze, könnte es ratsamer sein, dass Männer sich in Bezug auf den Thermostat an die Bedürfnisse der Frauen anpassen. Mit anderen Worten: Überlasst ihr die Fernbedienung für die Klimaanlage.

12. Männer – das schwächere Geschlecht

An dieser Stelle werden Fragen der Gendermedizin aus männlicher Sicht angesprochen, denn im gesamten Lebenszyklus des Mannes ist er objektiv das unterlegene Geschlecht. Schon im Mutterleib gehen mehr männliche als weibliche Feten verloren, die perinatale Sterblichkeit bei Jungen ist höher, und Männer haben eine kürzere Lebenserwartung.

Im Herbst 2003 brachte das Magazin *Der Spiegel* eine Titelgeschichte zum Y-Chromosom zum Thema »Eine Krankheit namens Mann«.[1] Die Autoren berichteten unter anderem, dass Männer, die doch eigentlich als das stärkere Geschlecht gelten, lebenslang krankheits- und vor allem infektanfälliger sind als Frauen. Das ist eine ausgesprochen wichtige Feststellung, denn sie zeigt, dass Größe und Körperkraft nichts mit besserer Gesundheit zu tun haben. Obwohl die Erforschung von Krankheitsbildern sich bisher vor allem auf die Männer konzentriert, sind sie gesundheitlich gegenüber Frauen ihr Leben lang im Nachteil, auch bei der Lebenserwartung. Die Gendermedizin zielt auf eine Verbesserung der Gesundheitsversorgung für beide Geschlechter ab, insbesondere indem sie zum beiderseitigen Vorteil Unterschiede bei den Körperfunktionen von Mann und Frau herausarbeitet. Ein besseres Verständnis für die Fallstricke der Gesundheitsversorgung von Männern dient also demselben Zweck wie das Aufzeigen der Probleme bei den Frauen. Die Kapitel »Männer – das schwächere Geschlecht« und »Ist der Mann vom Aussterben bedroht?« konzentrieren sich daher auf männliche Aspekte der Gendermedizin.

Lebenslang schwächer

Frauen werden in der Regel älter als Männer. Bis Mitte des 19. Jahrhunderts lag die Lebenserwartung für beide Geschlechter bei unter 40 Jahren. Seitdem hat sie kontinuierlich zugenommen, und inzwischen gibt es ein Gefälle zugunsten der Frauen (Abbildung 6).[2] Im Westen nimmt dieses Gefälle zwischen den Geschlechtern im Laufe des

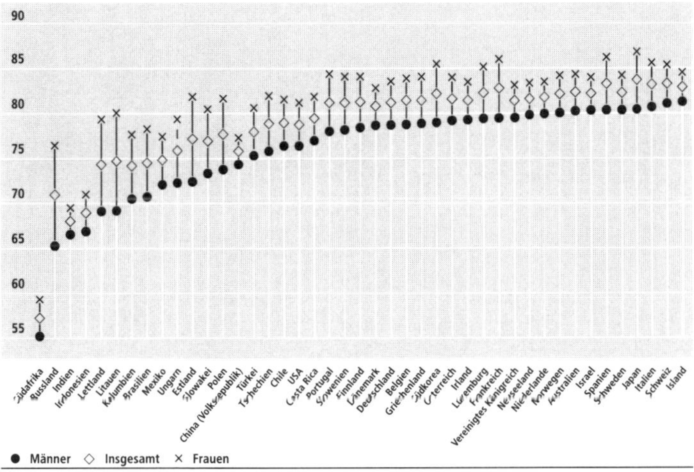

Abbildung 6: Genderabhängige Lebenserwartung bei der Geburt in ausgewählten Ländern

Lebens zu, weshalb das Verhältnis von Männern zu Frauen im Alter von 65 Jahren bei 40 zu 60 liegt, und ab 85 Jahren auf drei Männer sieben Frauen kommen. Bei den Hundertjährigen sind es nicht einmal mehr 20 Prozent Männer und dementsprechend über 80 Prozent Frauen. Frauen haben weltweit eine höhere Lebenserwartung als Männer, und in den meisten westlichen Ländern ist dieser Unterschied augenfällig (Abbildung 7).[3]

Dabei stellt sich die Frage, ob dieser Abstand auf einer höheren Lebenserwartung der Frauen oder einer geringeren Lebenserwartung der Männer beruht. Um dieser Frage nachzugehen, müssen wir uns genetische Faktoren und

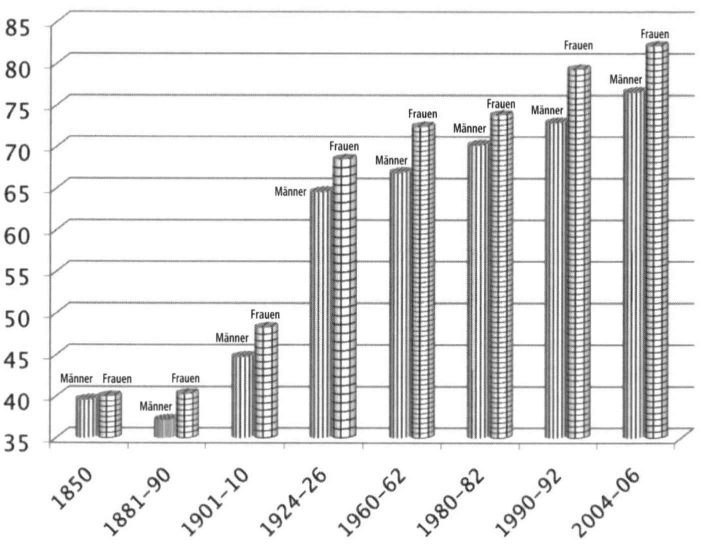

Abbildung 7: Lebenserwartung in Zentraleuropa von 1850 bis 2006

Quelle: Dinges[2]

Umweltfaktoren ansehen. Zum Einfluss der Umwelt auf die Lebenserwartung von Männern und Frauen entwickelten deutsche Wissenschaftler ein Modell, bei dem sie kinderlose Männer und Frauen mit vergleichbaren Lebensbedingungen und den gleichen Aufgaben und Verantwortungen verglichen, die ähnlichen Verhaltensauflagen unterworfen waren. Die idealen Bedingungen für solche Fragen fanden sie im abgeschirmten Bereich eines Klosters oder Konvents. Dabei kam heraus, dass selbst unter diesen Idealbedingungen eine unterschiedliche Lebenserwartung vorlag, wobei diese hier nur noch ein Jahr zugunsten der Frauen betrug. Dieses eine Jahr schrieben die Forscher daraufhin genetischen Faktoren zu, wohingegen sich alle sonstigen Unterschiede bei der Lebenserwartung auf Umweltfaktoren zurückführen lassen sollten.[4]

Wie bereits angemerkt beginnt die männliche Verletzlichkeit schon vor der Geburt. Eine Studie aus dem israelischen Beilinson Hospital untersuchte bei 66000 normalen Einlings-Schwangerschaften den Einfluss des kindlichen Geschlechts auf den Ausgang der Schwangerschaft.[5] Dabei zeigte sich, dass bei den Mädchen Wachstumsverzögerungen und Steißgeburten häufiger waren, wohingegen es bei Jungen vermehrt zu Frühgeburten, vorzeitigem Blasensprung, Entbindungen mit Zange oder Saugglocke, mehr auffälligem Herzrhythmus und mehr Kaiserschnitten kam. Diese Diskrepanz könnte teilweise auf die unterschiedliche hormonelle Umgebung zurückgehen, in der sich weibliche und männliche Ungeborene entwickeln (siehe Kapitel »Das Leben im Mutterleib« und »Stress in der Schwangerschaft«).

In einer anderen Studie ging es um die Frage, ob es bei zweieiigen Zwillingen je nach Geschlecht Unterschiede beim Ausgang der Schwangerschaft gäbe. Hierzu untersuchten dieselben Autoren 2700 Geburten von zweieiigen Zwillingen.[6] Es stellte sich heraus, dass bei männlichen Zwillingen mehr Frühgeburten vorkamen und häufiger ein geringeres Geburtsgewicht zu verzeichnen war als bei weiblichen Zwillingen. Insgesamt war der Schwangerschaftsausgang für weibliche Zwillinge signifikant besser als für männliche. Bei den gemischten Paaren hatte das Mädchen einen positiven Einfluss auf den Zustand seines Bruders, der Bruder hingegen einen negativen Einfluss auf seine Schwester. Die Autoren stellten die Hypothese auf, dass Testosteron aus der Fruchtblase des Jungen in die des weiblichen Zwillings gelangt sein könnte und das Mädchen nachteilig beeinflusst, wohingegen bereits die Anwesenheit des weiblichen Ungeborenen vor negativen Aspekten schützt, die bei Schwangerschaften mit einzelnen Jungen auftreten.

Die meisten ernsthaften Komplikationen und Geburtsfehler sind bei männlichen Säuglingen zu beobachten. Jungen weisen mehr Fehlbildungen ihrer Gliedmaßen auf, mehr Zerebralparesen und mehr Hirnschäden. In der sensiblen Phase der Entbindung und den zwei Wochen unmittelbar nach der Geburt sterben doppelt so viele Jungen wie Mädchen. Auch im frühen Kindesalter sterben doppelt so viele Jungen wie Mädchen, Jungen müssen häufiger beatmet oder im Brutkasten behandelt werden, und zwei Drittel der Kinder, die mit unreifer Lunge geboren werden, sind Jungen. Auch hier könnte der höhere Testosteronspiegel bei männlichen Kindern dahinterstecken.

Schwächer bis zur Pubertät

Im Laufe der Kindheit scheinen Jungen für viele Krankheiten anfälliger zu sein als Mädchen. Maligne Erkrankungen (Krebs) sind bei Jungen beispielsweise 25 Prozent häufiger als bei Mädchen. Deutschen Daten zufolge haben zehn Prozent der zehnjährigen Jungen, aber nur fünf Prozent der gleichaltrigen Mädchen starkes Übergewicht, und dieser Prozentsatz steigt bei Heranwachsenden und jungen Erwachsenen noch an.[7] Als wäre dies noch nicht genug, sind Jungen auch emotional verletzlicher. Eine Studie aus den USA untersuchte die Reaktionen sechs- bis achtjähriger Kinder auf Babygeschrei, das über ein Audiosystem mit Lautsprecher zu hören war.[8] Es gingen mehr Mädchen zum Lautsprecher und versuchten, die Babys zu beruhigen. Und die Jungs? Die meisten (doppelt so viele wie Mädchen) stellten den Lautsprecher einfach ab. Auf den ersten Blick deutete dieses Ergebnis darauf hin, dass die Jungen weniger sensibel wären als die Mädchen. Bei der Untersuchung von Pulsschwankungen als Messwert für Stress, stellte sich jedoch heraus, dass die Jungen das Babygeschrei als stressiger empfanden als die Mädchen. Offenbar hatten die Mädchen durch das Zeigen von Empathie einen Weg gefunden, ihre Gefühle zielführend auszudrücken. Den Jungen hingegen gelang es nicht, ein solches Ventil zu finden, so dass sie zu der »radikaleren« Lösung griffen, die Geräuschquelle auszuschalten. Dieser Zwiespalt zwischen emotionaler Beteiligung und der Unfähigkeit, damit umzugehen, ist sehr typisch für die Welt, in der Jungen aufwachsen.

Im Gegensatz zu Mädchen fällt es Jungen (besonders in der Pubertät) schwer, ihr Gefühlschaos anderen mitzuteilen. Einer der Gründe dafür sind die Verhaltensweisen, die in den meisten Gesellschaften von Jungen erwartet werden. Heranwachsende Jungen hören, dass sie sich »wie ein Mann« verhalten, keine Schwäche zeigen und nicht weinen sollen. Hinzu kommt, dass die »Alexithymie« (die Unfähigkeit, Emotionen zu erkennen und Gefühle in Worte zu fassen) bei Jungen stärker verbreitet ist. Dafür gibt es offenbar anatomische Gründe, die mit den Verbindungen zwischen den beiden Gehirnhälften zusammenhängen, welche bei Jungen weniger entwickelt sind als bei Mädchen.

Die Kluft zwischen emotionalem Stress und der Fähigkeit der Jungen, diesem Ausdruck zu verleihen, sowie die gesellschaftlichen Tabus machen die Sache für pubertierende Jungen noch schwieriger und führen dazu, dass sie sich sogar noch für ihre Scham schämen.[9] Auch die erhöhte Unfallgefahr bei Jungen hängt mit Verhaltensunterschieden zusammen. Jungen schätzen Risiken häufiger falsch ein als Mädchen, verhalten sich durch sozialen Druck risikofreudiger und sind insgesamt eher bereit, etwas Gefährliches anzugehen. Zusammen mit der höheren Wettbewerbsbereitschaft der Jungen könnte all dies erklären, warum Jungen häufiger verunglücken als Mädchen, bisweilen sogar mit tödlichem Ausgang.

Die erhöhte Risikobereitschaft und Impulsivität bei männlichen Jugendlichen ließe sich auch durch die anatomische Entwicklung erklären. Bestimmte Hirnregionen wie die vordere Großhirnrinde (die unter anderem für die Verhaltenskontrolle zuständig ist) entwickeln sich erst allmählich, und das gilt besonders für die Jungen. Parallel dazu erreicht das Testosteron, das unter anderem mit impulsivem Verhalten zu tun hat, hohe Werte, noch ehe das Kontrollsystem beim männlichen Teenager ausgereift ist. Dieses fehlende emotionale Gleichgewicht bildet die Kulisse für die Achterbahnfahrt der Gefühle bei Jungen in diesem Alter, die unter diesen Umständen nicht immer die passende Hilfe erfahren.

Jungen bekommen oft Hilfe, wenn sie Probleme **verursachen**, nicht wenn sie Probleme **haben**. Das könnte einer der Gründe sein, weshalb Suizid in der westlichen Welt bei männlichen Jugendlichen und jungen Männern die zweithäufigste Todesursache ist. Während Suizidversuche bei Mädchen viermal häufiger vorkommen, ist der »erfolgreiche« Suizid bei Jungen viermal häufiger. Der Suizidversuch eines Mädchens entspricht womöglich eher einem verzweifelten Hilfeschrei, während er beim Jungen den endgültigen Entschluss darstellt, seinem Leben ein Ende zu setzen. Jungen und junge Erwachsene greifen bei ihren Suizidversuchen auch zu gewaltsameren Methoden – sie springen aus großer Höhe, verwenden Schusswaffen oder erhängen sich. Mädchen wählen eher eine Überdosis Medikamente. Insgesamt kommen männliche Jugendliche am häufigsten durch Unfälle ums Leben, die weitgehend auf ihr unvorsichtiges Verhalten zurückgehen. Bei Unfällen sterben doppelt so viele Jungen wie Mädchen.

Bei jungen Männern sind die Krankheits- und Sterblichkeitsziffern aufgrund von Unfällen bei der Arbeit, beim Sport und im Verkehr signifikant höher als bei jungen Frauen. Riskante Aufgaben beim Militär, in der Polizei, bei der Feuerwehr oder beim Bau werden weitaus häufiger von Männern übernommen als von Frauen. Knochenbrüche sind bei jungen Männern drei Mal häufiger als bei jungen Frauen. Auch dies könnte an einer höheren Bereitschaft liegen, körperliche Risiken einzugehen.

Die Schwächen erwachsener und alternder Männer

Selbst nach der Adoleszenzphase bleiben Männer krankheitsanfälliger. Herz- und Lungenkrankheiten, Herzinfarkte, Schlaganfälle, neurologische Erkrankungen, Diabetes, Lungenkrebs und insbesondere Infektionskrankheiten sind bei Männern häufiger als bei Frauen. So ist das Risiko einer postoperativen Infektion bei Männern doppelt so hoch wie bei Frauen und die Sterblichkeit nach einem chirurgischen Eingriff mit nachfolgender Blutvergiftung sogar drei Mal so hoch.[10]

Zwischen 40 und 60 machen etwa zwei bis fünf Prozent aller Männer anhaltende Niedergeschlagenheit oder gar Depressionen durch, auch wenn vielfach weder sie selbst noch ihr Umfeld etwas davon bemerkt. Es kann zu Schlafstörungen, mangelnder Energie, Störungen der Sexualfunktion, Gewichtszunahme und Muskelschwäche kommen. Dieses Symptomenbündel ähnelt dem Menopausalsyndrom der Frau und wird mitunter als »Menopause des Mannes« oder »Andropause« bezeichnet, was natürlich eine offensichtlich falsche Wortwahl ist. Das Wort »Menopause« setzt sich aus den griechischen Wörtern *menos* (monatlich) und *pausis* (Ende oder Pause) zusammen und bezieht sich auf das Ende der monatlichen Menstruationsblutungen. Im Lebenszyklus von Männern gibt es kein monatliches Ereignis, was irgendwann aussetzt. Während bei der Frau die Hormonproduktion in den Eierstöcken praktisch zum Erliegen kommt, erzeugen Männer weiterhin männliche Hormone, wenn auch weniger. (Dieser Rückgang beginnt bei Männern schon zwischen 30 und 40 Jahren.) Hinzu kommt, dass Männer weiterhin zeugungsfähig bleiben. Ihre Fruchtbarkeit geht zwar mit zunehmendem Alter zurück, doch sie produzieren ihr Leben lang Samenzellen.

Was beide Geschlechter im Laufe des Lebens gemeinsam haben, ist die nachlassende Sexualhormonproduktion. Viele Frauen leiden in gewissem Maße unter Wechseljahresbeschwerden, doch – wie oben dargestellt – auch manchen Männern macht der Hormonmangel zu schaffen. Die übliche Bezeichnung für dieses Syndrom beim Mann lautet ADAM (*Androgen Deficiency of the Aging Male,* also Androgenmangel beim alternden Mann). Ein anderer Begriff ist SLOH *(Symptomatic Late Onset Hypogonadism,* also spät beginnende, symptomatische Unterfunktion der Keimdrüsen). Natürlich können nicht nur Frauen gegen Hormonmangel behandelt werden, sondern auch Männer. Allerdings nehmen männliche Patienten Hinweise auf eine Krankheit nicht so bewusst wahr, gehen seltener zum Arzt und geben auch relevante Informationen nicht so bereitwillig preis. Die schwierige Diagnosestellung beruht auch auf mangelndem Bewusstsein bei Ärzten und Patienten. Zudem hängen viele ADAM-Symptome häufig mit Depressionen, Alterung und sonstigen Krankheiten wie einer Schilddrüsenunterfunktion zusammen.[11]

Niederländische Untersuchungen konnten aufzeigen, dass starke Depressionen bei älteren Männern mit einem reduzierten Testosteronspiegel im Blut einhergeht, was sich bei älteren Frauen nicht nachweisen ließ.[12]

Da von Männern gemeinhin erwartet wird, dass sie stoisch leiden, ohne zu klagen, und dass sie jedes Anzeichen für Schwäche verbergen, gilt Kranksein als unmännlich. Das gesellschaftliche Konzept von Männlichkeit einschließlich der Selbstdefinition der Männer kann so dazu führen, dass sie medizinische Probleme nur widerstrebend zugeben, sich wegen Symptomen schämen, die ihre Männlichkeit betreffen, und einen Arztbesuch deshalb hinausschieben. Hinzu kommt, dass die Behandlungsbedürftigkeit von Wechseljahresbeschwerden bei der Frau unumstritten ist, wohingegen bei Männern keine Einigkeit besteht, ob ihre Beschwerden behandelt werden sollten. Es gibt viele Studien zur Menopause mit Zehntausenden Teilnehmerinnen. Untersuchungen zu Hormonmangel bei Männern sind dagegen extrem rar gesät und haben im Allgemeinen nicht genug Teilnehmer, um aussagekräftige Schlussfolgerungen zu erlauben. Das ADAM-Syndrom wird in der Regel anhand von Symptomen und über Bestimmungen der männlichen Hormone diagnostiziert. Je nach Diagnose bieten sich verschiedene Formen der Testosteronbehandlung an, die Ärzte allerdings nur widerstrebend verordnen, weil bei solchen Behandlungen immer die Furcht vor Prostatakrebs mit hineinspielt. Die Annahme, dass eine Testosteronbehandlung das Risiko für Prostatakrebs erhöht, ist wissenschaftlich allerdings bisher nicht belegt. Man muss die Situation jedoch nicht einfach hinnehmen. Die amerikanische Gesellschaft für Endokrinologie, *Endocrine Society*, veröffentlichte schon 2010 klinische Leitlinien, in denen die verfügbaren Behandlungsansätze dargestellt und auch die Kontraindikationen aufgelistet werden.[13] Angesichts dieser Leitlinien sollten Männer mit ADAM-Beschwerden nicht unbehandelt bleiben.

Bisher haben wir bei der Diskussion der Gendermedizin immer wieder betont, dass Krankheiten und neue Arzneimittel vor allem an Männern erforscht werden, und die Hoffnung geäußert, dass Frauenfragen in der Forschung zukünftig stärker berücksichtigt werden. Es gibt jedoch einige Gebiete, auf denen das Gegenteil der Fall ist und die Forschungsergebnisse an Frauen sich nicht ohne Weiteres auf Männer übertragen lassen. Im nächsten Abschnitt spreche ich drei solche Krankheitsbilder und ihre Auswirkungen auf die männliche Gesundheit an, und zwar Brustkrebs, Depression und Osteoporose.

Brustkrebs bei Männern

Brustkrebs ist beim Mann eine seltene Erkrankung. Nicht einmal einer von 100 diagnostizierten Fällen in der westlichen Welt betrifft einen Mann. Angesichts der absoluten Erkrankungsziffern muss Brustkrebs beim Mann dennoch weiter untersucht werden. Eine multinationale Studie, an der Dänemark, Finnland, Norwegen, Schweden, Singapur und die Schweiz teilnahmen, untersuchte Daten zu Brustkrebs, die in einem Vier-Jahres-Zeitraum erhoben wurden.[14] Dabei wurden 460 000 Brustkrebsfälle bei Frauen gefunden und 2700 bei Männern. In Nordamerika und anderen Gegenden unserer Welt war das Verhältnis ähnlich.

Die Brustkrebsbehandlung von Männern stützt sich in erster Linie auf das Wissen und die Erfahrungen, die bei der Behandlung von Frauen gesammelt wurden. Dabei wären jedoch wichtige Faktoren zu berücksichtigen: Bei Männern tritt die Krankheit fünf bis zehn Jahre später auf als bei Frauen und hat eine schlechtere Prognose. Nach dem 50. Lebensjahr geht das Erkrankungsrisiko nicht zurück (anders als bei den Frauen). Und das Behandlungsangebot beruht – wie bereits erwähnt – auf den Ansätzen, die an weiblichen Patienten erprobt wurden. Manche davon haben sich bei Männern als weniger wirksam erwiesen. Einer der Gründe besteht möglicherweise darin, dass über 20 Prozent der Patienten ihre Langzeitmedikation (wie Tamoxifen) nicht konsequent genug einnehmen, weil diese Medikamente bei Männern unliebsame Nebenwirkungen hervorrufen.[15] Die zweithäufigste Behandlungsform mit Aromatase-Inhibitoren bleibt ohne eine parallele Behandlung zur Testosteronsenkung unwirksam, und die Testosteronunterdrückung hat wiederum eigene Nebenwirkungen.[16] Am schlimmsten ist jedoch, dass die Krankheit bei Männern aufgrund der verzögerten Diagnosestellung häufig erst in späteren Stadien entdeckt wird und dann mit einer schlechten Prognose verknüpft ist. Man weiß bisher wenig über die Nebenwirkungen einer Chemotherapie oder lokalen Behandlung bei Männern, und das gilt auch für die emotionale Verarbeitung der Brustkrebsbehandlung. Abgesehen davon sind der genetische Hintergrund und die Familiengeschichte bei Brustkrebs für beide Geschlechter vergleichbar. Etwa zehn

Prozent aller Männer mit der Genmutation BRCA2 bekommen irgendwann Brustkrebs, und auch ihre Kinder tragen ein höheres Brustkrebsrisiko.

Depressionen und Psyche

Depressionen kommen sehr häufig vor. In den USA wird Schätzungen zufolge jährlich bei 16 Millionen Menschen eine Depression diagnostiziert.[17] In Australien lassen sich über zehn Prozent der Hausarztbesuche auf eine Depression zurückführen.[18] Die Fachliteratur geht normalerweise davon aus, dass Depressionen bei Frauen doppelt so häufig vorkommen wie bei Männern. Diese Aussage wurde in jüngster Zeit in Frage gestellt, worauf wir noch zu sprechen kommen. Jedenfalls sind Depressionen weltweit ein wachsendes Problem, und es ist wichtig, dass Patienten beider Geschlechter entsprechende Behandlungsangebote vorfinden.

Psychiater diagnostizieren eine Depression in der Regel aufgrund von Symptomen wie Traurigkeit, Einsamkeit, einem Rückgang des Selbstbewusstseins, nachlassendem Interesse an der eigenen Umgebung, Schlafproblemen, nachlassendem oder steigendem Appetit, Energiemangel und Vernachlässigung des äußeren Erscheinungsbildes. Der Gesundheitsfragebogen PHQ-9, der gern zur Diagnose von Depressionen herangezogen wird, umfasst neun Fragen, die sich vor allem auf diese Symptome beziehen (Tabelle 1). Diese Symptome basieren allerdings auf typischen Klagen depressiver Frauen, und das ist ungut für die Männer.

1. Wenig Interesse oder Freude an Ihren Tätigkeiten
2. Niedergeschlagenheit, Schwermut oder Hoffnungslosigkeit
3. Schwierigkeiten, ein- oder durchzuschlafen, oder vermehrter Schlaf
4. Müdigkeit oder Gefühl, keine Energie zu haben
5. Verminderter Appetit oder übermäßiges Bedürfnis zu essen
6. Schlechte Meinung von sich selbst; Gefühl, ein Versager zu sein oder die Familie enttäuscht zu haben
7. Schwierigkeiten, sich auf etwas zu konzentrieren, z. B. beim Zeitunglesen oder Fernsehen
8. Waren Ihre Bewegungen oder Ihre Sprache so verlangsamt, dass es auch anderen auffallen würde? Oder waren Sie im Gegenteil »zappelig« oder ruhelos und hatten dadurch einen stärkeren Bewegungsdrang als sonst?
9. Gedanken, dass Sie lieber tot wären oder sich Leid zufügen möchten

Tabelle 1: Patientenfragebogen (PHQ-9)

Quellen: Deutsche Übersetzung und Validierung des »Brief Patient Health Questionnaire (Brief PHQ)« durch B. Löwe, S. Zipfel und W. Herzog, Medizinische Universitätsklinik Heidelberg. (Englische Originalversion: Spitzer, Kroenke & Williams, 1999)

Bei Männern äußert sich eine Depression mitunter nicht in Form von Passivität und Energiemangel, sondern in Aggressivität, Alkohol- und Drogenmissbrauch und übertriebenem Interesse an Sex oder Arbeit.[19] Weil der PHQ und andere Fragebögen dieser Art nichts davon erwähnen, werden Depressionen bei Männern leicht übersehen.

Immerhin hat die Aufmerksamkeit für dieses Problem zugenommen, und es wurden neue Methoden entwickelt, um auch Depressionen bei Männern besser zu diagnostizieren. So wurde in den USA die Depressionsrate bei knapp 7000 Männern und Frauen ermittelt. Die Ergebnisse erschienen im *Journal of the American Medical Association (JAMA Psychiatry)*.[20] Bei Verwendung passender Diagnosemethoden scheinen Depressionen bei Männern und Frauen gleichermaßen häufig vorzukommen. Es gibt jedoch eine klare Tendenz zur Stigmatisierung männlicher Depressionen.[21] Eine Frau kann sich an eine Freundin wenden und sich über ihre Stimmungslage oder auch ihre Psyche beklagen. Bei Männern sind solche Bekenntnisse weit weniger üblich. Wenn ein Mann von Depressionen spricht, gilt dies als peinlich und als Zeichen von Schwäche. Schon Kinder lernen: »Ein Junge weint nicht.« Eine Umfrage unter 1100 australischen Allgemeinmedizinern erkundigte sich nach den Diagnosekriterien für Depressionen bei Männern.[22] 64 Prozent der Antwortenden gaben Schwierigkeiten bei einer solchen Diagnosestellung an. Bei Ärztinnen war die Unsicherheit noch größer, hier sagten 73 Prozent, dass es ihnen schwerer fiele, mit männlichen Patienten zu sprechen. Die Umfrage zeigte zudem, dass Männer ihre Probleme Ärztinnen gegenüber zögerlicher äußerten. Meistens bitten sie erst mitten in einer Krise um ärztliche Hilfe, wohingegen Frauen oft schon Hilfe suchen, wenn die Krise sich erst anbahnt.

Selbst die Wochenbettdepression, die etwa zehn Prozent aller Mütter betrifft, beschränkt sich nicht allein auf Frauen. Depressionen vor und nach der Entbindung können in gleicher Höhe auch bei Männern vorliegen.[23] Und genau wie die Wochenbettdepression der Mutter das Risiko eines Kindes für künftige emotionale Störungen erhöht, gilt dies auch für Depressionen des Vaters.[24] Dies ist ein weiterer Grund, weshalb die korrekte und zuverlässige Diagnose von Depressionen bei Männern so wichtig ist.

Osteoporose bei Mann und Frau

Osteoporose ist eine Knochenkrankheit, bei der es durch einen Verlust der Knochenmasse und Veränderungen der Knochenqualität zu einer erhöhten Brüchigkeit des Skeletts kommt.[25] Der Rückgang der Knochenmasse beginnt beim Menschen häufig schon zwischen 30 und 40 und verläuft klinisch zunächst unauffällig. Das Problem an der Osteoporose ist weniger der Verlust der Knochenmasse selbst, sondern eher die zunehmende Gefahr durch Knochenbrüche, insbesondere am Oberschenkelhals.

Bisher galt Osteoporose in erster Linie als Frauenkrankheit, und die Fallzahlen steigen nach der Menopause steil an, sobald der Östrogenspiegel zurückgeht. Grundsätzlich geht die Knochendichte bei Frauen drei Mal so schnell zurück wie bei Männern, und irgendwann ist jede zweite Frau von Osteoporose betroffen. Das gilt auch für jeden fünften

Mann, doch dieses Risiko ist den meisten Menschen nicht bewusst.

Jede sechste Frau muss im Laufe ihres Lebens mit einem Oberschenkelhalsbruch rechnen, aber nur jede neunte bekommt Brustkrebs.[26] Doch obwohl ein Oberschenkelhalsbruch damit wahrscheinlicher ist als die Diagnose Brustkrebs, werden für die Erkennung und Behandlung von Brustkrebs deutlich mehr Ressourcen aufgewendet. Bei der Prävention und Diagnose gibt es für Brustkrebs große Fortschritte; für die Behandlung von Oberschenkelhalsbrüchen ist die Situation weniger ermutigend. Innerhalb des ersten Jahres nach der Diagnose sterben etwa 30 Prozent der Betroffenen.

Jedes Jahr erleiden etwa neun Millionen Menschen Frakturen wegen eines Verlusts der Knochendichte, und 30 Prozent davon sind Männer.[27] Während einerseits jedoch mehr Frauen betroffen sind, sind die Folgen bei Männern schlimmer, und sie sterben im Verhältnis häufiger daran. Das könnte daran liegen, dass eine Osteoporose bei Männern seltener diagnostiziert beziehungsweise behandelt wird.[28]

Die Knochenstärke setzt sich aus Knochendichte und Knochenhärte zusammen. Die Dichte bezieht sich auf den Mineralanteil des Knochens, die Härte hängt von der Knochenstruktur ab. Auch hier gibt es viele Unterschiede zwischen Männern und Frauen. Knochen bestehen vor allem aus dichten Bereichen, die etwa 80 Prozent des Skeletts ausmachen, und darin eingeschlossenem schwammartigen Gewebe, welches auch das Knochenmark enthält. Dieses spezielle Gewebe trägt zur Verstärkung der Struktur bei und sorgt dafür, dass der Knochen nicht zu schwer wird (Abbildung 8a).

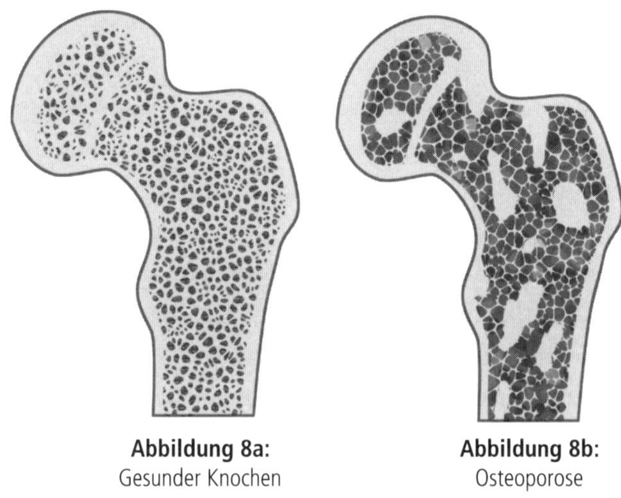

Abbildung 8a: Gesunder Knochen

Abbildung 8b: Osteoporose

Im Verlauf der Osteoporose reißen bei Frauen die Verbindungen zwischen den schwammartigen Gewebeteilen. Bei Männern werden diese Verbindungen dünner, bewahren aber die vorhandene Struktur und erhalten damit besser die Kontinuität und die Stabilität des Knochengewebes. Bei den Frauen wird durch die Risse die Kontinuität beeinträchtigt, so dass der Knochen brüchiger wird.[29] (Abbildung 8b)

Osteoporose kommt bei zwölf Prozent der Männer und 29 Prozent der Frauen vor. Der wahre Unterschied ist meiner Vermutung nach geringer, so dass eigentlich mehr Männer unter Osteoporose leiden müssten. Die gegenwärtige WHO-Definition der Osteoporose beruht auf der mittleren Knochendichte des Oberschenkelknochens bei 20- bis 29-jährigen Frauen kaukasischer Herkunft.[30] Damit beruht die Standardreferenz bei Männern und Frauen auf einer jungen, weißen Frau. Wenn man bedenkt, dass junge Männer eine höhere Knochenmasse und Knochendichte aufweisen als junge Frauen, dürfte der messbare Unterschied zwischen älteren und jüngeren Männern höher liegen als die heutigen Messwerte gemäß den Empfehlungen der Weltgesundheitsorganisation. Außerdem sollte man berücksichtigen, dass osteoporosebedingte Knochenbrüche bei Frauen zwar häufiger sind, Männer jedoch nach einem Knochenbruch häufiger erkranken oder sterben. Eine Studie aus Kanada mit annähernd 4000 Patienten mit Hüftfrakturen (29 Prozent Männer, 71 Prozent Frauen) kam zu dem Ergebnis, dass während des Klinikaufenthalts 4,7 Prozent der Frauen starben – aber 10,2 Prozent der Männer. Obwohl ein Oberschenkelhalsbruch also drei Mal mehr Frauen als Männer betrifft, sterben im Verhältnis doppelt so viele Männer an dieser Verletzung.[31]

Die meisten medizinischen Gesellschaften weltweit empfehlen ein Osteoporosescreening für Frauen ab 65 Jahre und Männer ab 70 Jahre. Zu Vorsorgeuntersuchungen für Frauen gibt es dabei fast überall einen Konsens, nicht jedoch für die Männer. Die amerikanische Arbeitsgruppe für Präventionsfragen fand überraschenderweise keine ausreichenden Belege, die eine Empfehlung für ein Screening bei Männern nahelegten.[32] Das erklärt zum Teil, warum die Knochendichtemessungen bei Frauen viermal häufiger sind als bei Männern. Zwischen 1999 und 2011 wurden rund 41 000 Menschen zur Knochendichtemessung ans Rabin Medical Center überwiesen. Nur 11,5 Prozent davon waren Männer.[33]

Insgesamt sind Männer also zwar körperlich größer und stärker als Frauen, aber dennoch ihr Leben lang überraschend verwundbar. Manchmal werden sie als das »extreme

Geschlecht« bezeichnet.[34] In den meisten Führungsetagen der modernen Gesellschaft hat ein kleiner Teil der Männer das Sagen, doch als Gegenseite der Medaille sind Männer deutlich überrepräsentiert, sobald es um Kriminalität, Drogenmissbrauch und Alkohol geht, um Obdachlosigkeit, Suizid und alles Mögliche, was im Leben schieflaufen kann. Offenbar sind Männer gegen schwierige Situationen wie Lebenskrisen, Scheidung, finanzielle Probleme und Krankheit schlechter gewappnet als Frauen. Das liegt vor allem an der Genderrolle des Mannes in der Gesellschaft, aber auch an seiner angeborenen, biologischen Verletzlichkeit. Wenn Frauen also ein Recht darauf haben, dass bei Krankheiten, die sie betreffen, auch die nötige Grundlagenforschung an Frauen durchgeführt wird, haben Männer das Recht auf eine vergleichbare Herangehensweise. Bei den Frauen ist die zu schließende Lücke nach wie vor deutlich größer, doch auch im Hinblick auf Männer besteht Nachholbedarf.

13. Ist der Mann vom Aussterben bedroht?

Wir behandeln die Frage, ob der Mann als »bedrohte Art« einzustufen ist und warum der anhaltende Qualitätsverlust des männlichen Y-Chromosoms innerhalb von einigen 100 000 Jahren zum Verschwinden des Mannes führen könnte.

Der Titel dieses Kapitels mag provokant klingen, doch es gibt tatsächlich Wissenschaftler, die der Ansicht sind, dass der männliche Vertreter unserer Art im Laufe der nächsten paar 100 000 Jahre verschwinden wird. Bevor wir uns näher damit befassen, sollten wir erneut auf die körperliche Anfälligkeit und die Schwächen des Mannes zurückkommen. Wie kommt es, dass Männer derart krankheits- und infektanfällig sind? Die wichtigsten Ursachen sind die Hormone und die Chromosomen. Ich beginne mit dem Hauptübeltäter, dem männlichen Hormon Testosteron.

Testosteron ist unter anderem für die Unterdrückung des Immunsystems zuständig, das uns vor Infektionskrankheiten schützt. Das erklärt, warum Männer eine schlechtere Infektabwehr haben als Frauen. Ein Experiment an Hamstermännchen ergab, dass ein Schock infolge einer starken Blutung nur eine mäßige Immunreaktion zur Folge hatte.[1] Die Immunreaktion fiel allerdings stärker aus, wenn die

Hamster wenig Testosteron hatten. Hamsterweibchen hatten zunächst eine bessere Immunreaktion, die jedoch nachließ, wenn ihnen Testosteron verabreicht wurde.

Testosteron stellt auch einen Risikofaktor für Herz-Kreislauf-Erkrankungen dar, denn es lässt das »gute« Cholesterin zurückgehen und das »schlechte« ansteigen. Deshalb neigen Männer eher zu arteriosklerotischen Plaques und entsprechend verengten Gefäßen, und zwar besonders an den Koronararterien, die den Herzmuskel versorgen. Das wiederum erklärt, warum Männer unter 50 im Vergleich zu Frauen dieser Altersgruppe häufiger von Herzinfarkt und Schlaganfall betroffen sind. Frauen werden in diesem Alter noch vom Östrogen geschützt und haben daher weniger Herzinfarkte und Schlaganfälle (siehe Kapitel 5 »Frauenherzen ticken anders«). Testosteron hat aber auch mit riskantem Verhalten am Arbeitsplatz, in der Freizeit und beim Fahren sowie mit übermäßigem Alkoholkonsum zu tun. All dies trägt zu dem erhöhten Verletzungs- und Sterberisiko bei. Das männliche Hormon ist Segen und Fluch zugleich. Körperlich macht es Männer zum stärkeren Geschlecht, aber zugleich auch lebenslang zum gefährdeteren Geschlecht.

Die männliche Schwäche beruht indessen nicht nur auf den Hormonen, sondern auch auf genetischen Faktoren, darunter den Stammzellen und Qualitätsverlusten beim Y-Chromosom.

Genetische Faktoren der männlichen Schwäche

Sobald Samenzelle und Ei erfolgreich verschmolzen sind, enthält die dabei entstehende Zelle das genetische Material beider Eltern. Diese Stammzelle ist »totipotent«, das heißt, sie hat das Potenzial, sich in jede Zelle des menschlichen Körpers zu entwickeln. Der frühe Embryo beginnt sich zu teilen, und bis zum vierten Tag nach der Befruchtung, an dem er bereits Dutzende Zellen enthält, ist jede neu geschaffene Zelle nach wie vor totipotent. Wenn sich der Zellhaufen in diesem Stadium teilt, kann jede Gruppe sich wie bei eineiigen Zwillingen zu einem vollständigen Organismus entwickeln.

In einem bestimmten Stadium beginnen die sich teilenden Zellen mit der Differenzierung, und der Weg der individuellen Stammzellen ist vorbestimmt. Ab jetzt steht fest, zu welcher Zellenart sie sich entwickeln. Nach wie vor tragen alle Zellen dieselben Gene in sich, doch ab diesem Punkt nutzen die Stammzellen nur noch einen Teil ihres Genpools. Die Gene, die im Einzelfall genutzt werden, ermöglichen einer Zelle ihre Funktion und die Entwicklung zum Beispiel zur Lungen- oder Herzzelle, während die nicht benötigten Gene dauerhaft »abgeschaltet« werden. Eine solche Zelle kann sich nicht spontan in eine Leberzelle verwandeln. So entstehen auch die Gameten (Samenzellen und Eier). Alle anderen Stammzellen sind dazu bestimmt, Zellen für die verschiedenen Körpersysteme zu erzeugen, und werden als somatische Zellen bezeichnet.

Die Gene sitzen auf den Chromosomen und liefern Erbinformationen in Form einer »Handlungsanweisung«. Jedes Chromosom ist ein langes Molekül, das aus Genen besteht, die entlang einer langen, spiralförmigen Doppelhelix in einer bestimmten Reihenfolge angeordnet sind. 1962 wurde James Watson, Maurice Wilkins und Francis Crick für die Entdeckung dieser Struktur ein Nobelpreis zugesprochen. Anzahl, Größe und Form der Chromosomen unterscheiden sich je nach Tier- und Pflanzenart. Abgesehen von den Samen- und Eizellen enthält jede menschliche Zelle 22 Paare somatischer Chromosomen (Autosomen), und zwei Geschlechtschromosomen (Heterosomen). Damit hat jede Körperzelle 46 Chromosomen, die jeweils zur Hälfte von der Mutter und vom Vater stammen. Alle Autosomenpaare haben eine ähnliche Größe, Form und Genfolge. Samenzelle und Eizelle hingegen sind einzigartig. Die Geschlechtschromosomen unterscheiden sich in Größe und Form. Eine Samenzelle und eine Eizelle enthalten jeweils nur einen halben Gensatz, also 23 Chromosomen, so dass die nächste Generation genetische Eigenschaften von beiden Eltern erbt und nach der Verschmelzung von Samen und Ei wieder 46 Chromosomen hat.

Genetisches Geschlecht (Genotyp) und Chromosomenstruktur des Menschen werden durch die Kombination der Geschlechtschromosomen festgelegt. Frauen und Männer haben jeweils 22 Paare somatischer Chromosomen (insgesamt 44) und zwei Geschlechtschromosomen. Ein Ei enthält immer ein X-Chromosom, doch eine Samenzelle kann ein X- oder ein Y-Chromosom enthalten. Der Genotyp einer Frau lautet somit 46 XX und der eines Mannes 46 XY.

Das X-Chromosom und das väterliche Y-Chromosom unterscheiden sich erheblich in ihrer Struktur und ihrer genetischen Zusammensetzung. Wenn die Samenzelle sich bei der Befruchtung mit dem Ei verbindet und auch bei jeder Teilung der Körperzellen im Laufe des Lebens ordnen alle 23 Chromosomenpaare von Mann und Frau sich so an, dass ähnliche Gene einander gegenüberliegen. In den meisten Fällen übernimmt dann eines dieser Gene das Sagen über das entsprechende Gen auf dem gegenüberliegenden Chromosom. Ein Beispiel hierfür ist die Haarfarbe. Nehmen wir einmal an, das mütterliche Gen würde blondes Haar vererben wollen, und das väterliche wäre für schwarzes Haar zuständig. Das Kind hat dann nicht zur Hälfte schwarze Haare oder eine Mischung aus Blond und Schwarz, sondern es ist entweder blond oder schwarzhaarig. Mit Hilfe komplexer Mechanismen wird die Expression des einen Gens unterdrückt, und das entsprechende aktive Gen bestimmt die Haarfarbe des Kindes. Ein ähnlicher Prozess erfolgt lebenslang zu einem anderen Zweck, nämlich zur Reparatur von Defekten an den Stammzellen für verschiedene Organe. Das Gen, das gerade nicht aktiv ist, dient als »Ersatzteil« für das entsprechende aktive Gen auf dem Parallelchromosom.

Dieses Ersatzteillager ist sehr wichtig, weil an den Zellen tagtäglich Hunderttausende von Defekten auftreten. Die meisten davon müssen nicht repariert werden, doch manchmal ist eine Reparatur unumgänglich. Dafür stehen verschiedene Mechanismen bereit. Eine wichtige Methode hängt mit dem Alignment (der Anordnung) von identischen Genen auf parallel zueinander arrangierten Chromosomen zusammen. Wenn ein Defekt korrigiert werden muss, kann das inaktive Gen als Vergleichssegment für das aktive Gen dienen und das neu geschaffene Segment das beschädigte Segment ersetzen (Abbildung 9). Dieser Prozess ist nur möglich, wenn das beschädigte und das intakte Gen strukturell identisch sind und sich überlappen können. Bei Frauen funktioniert das, weil alle 23 Chromosomenpaare, auch das X-Chromosom, identisch sind.

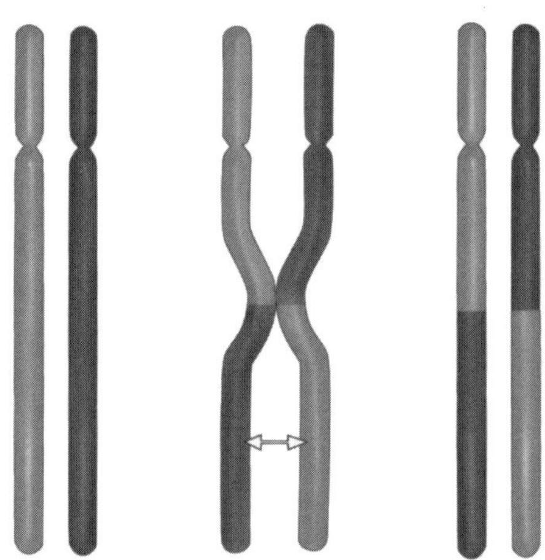

Abbildung 9: Reparatur von Defekten durch Sequenzabgleich bei zwei somatischen Chromosomen (Crossing-over)

Was also geschieht bei den Männern? Während ihre 22 somatischen Chromosomenpaare identisch sind und diesen Korrekturmechanismus aktivieren können, bilden die Geschlechtschromosomen eine Ausnahme. Das Y-Chromosom hat kein entsprechendes Chromosom ähnlicher Größe und Form. Das X-Chromosom ist doppelt so groß und ähnelt ihm weder strukturell noch von der genetischen Zusammensetzung her. Untersuchungen zufolge waren die beiden Geschlechtschromosomen vor zwei- bis dreihundert Millionen Jahren zu Beginn der Säugetierentwicklung ungefähr gleich groß und besaßen etwa gleich viele Gene. Mangels eines effektiven Reparaturmechanismus verschlechterte sich jedoch das Y-Chromosom und hat mittlerweile zwei Drittel seiner Größe und 90 Prozent seines Geninhalts eingebüßt. Das weibliche X-Chromosom enthält etwa 1000 Gene, das männliche Y-Chromosom hingegen nur rund 80 Gene. Große Bereiche dieses Chromosoms sind genetisch eine Einöde. Eine männliche Zeugungsunfähigkeit geht in 25 Prozent der Fälle auf genetische Defekte des Y-Chromosoms zurück. (Zu den scheinbar überflüssigen Genen, die auf dem Y-Chromosom erhalten sind, zählt merkwürdigerweise das, welches bei älteren Männern das Haarwachstum in Nase und Ohren in Gang setzt.) Allerdings ist auf dem Y-Chromosom auch eines der wichtigsten männlichen Gene verankert, nämlich das SRY-Gen, das für die Entwicklung der Hoden verantwortlich ist (siehe Kapitel 2 »Das Leben im Mutterleib, Teil 1«).

Chromosomen werden von Generation zu Generation weitergegeben. Das gilt auch für die Geschlechtschromosomen. Ein väterliches X-Chromosom trifft immer auf ein mütterliches X-Chromosom, so dass die oben beschriebenen Korrekturmaßnahmen aktiv werden können. Das Y-Chromosom hingegen steckt sozusagen in einer Sackgasse, weil es unter normalen Umständen nie auf ein zweites Y-Chromosom trifft. Kein gesunder Mann hat zwei Y-Chromosomen, und wenn bei einer Befruchtung ein Chromosomenmuster wie XYY entsteht, haben diese Männer später zahlreiche Gesundheitsprobleme und sind unfruchtbar. Deshalb hat die Natur für das männliche Geschlechts-

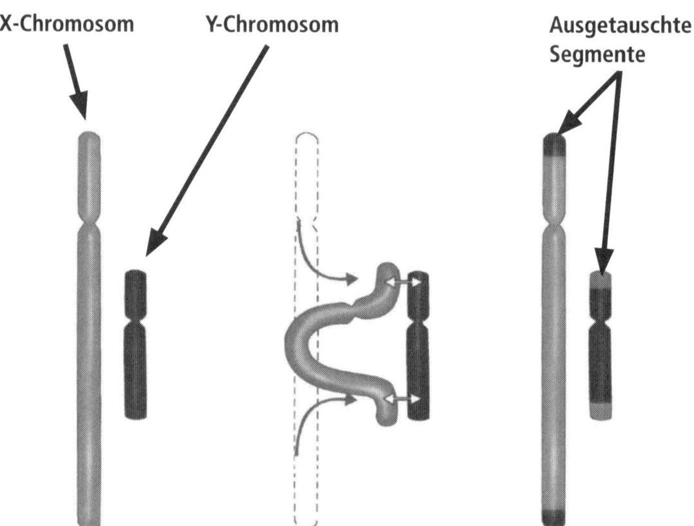

Abbildung 10a: Genetisches Crossing-over und Chromosomenreparatur zwischen X- und Y-Chromosom

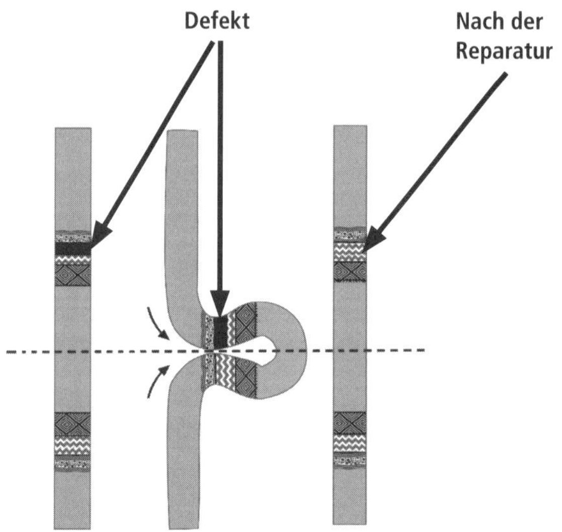

Abbildung 10b: Selbstreparatur des Y-Chromosoms durch Faltung und Sequenzabgleich

chromosom ziemlich interessante, wenn auch nur begrenzt wirkungsvolle, einzigartige Reparaturtechniken entwickelt.

X- und Y-Chromosom lassen sich aufgrund ihrer unterschiedlichen Struktur nicht miteinander abgleichen, so dass sie sich nur schwer gegenseitig reparieren können. Nur wenn das X-Chromosom gefaltet ist, können seine Enden die Enden des Y-Chromosoms berühren, so dass sich die Gene dort mischen können (Abbildung 10a). Defekte im mittleren Bereich des Y-Chromosoms lassen sich so jedoch nicht beheben. Deshalb hat das Y-Chromosom im Verlauf der Jahrmillionen der Evolution erstaunliche Fähigkeiten zur Selbstreparatur entwickelt. Auf der verzweifelten Suche nach einer identischen Genregion, mit der es sich verknüpfen könnte, faltet es sich in sich selbst und gleicht zwei Sequenzen des eigenen »Körpers« miteinander ab (Abbildung 10b). Damit sich die Gene dieser beiden Regionen tatsächlich miteinander abgleichen können, ist das genetische Material wie ein Palindrom geschrieben, also ein Wort wie »Ebbe« oder »Rentner«, das vorwärts und rückwärts gleich gelesen werden kann. Ein Teil des Y-Chromosoms dient also als Ersatzteillager für einen anderen Teil. Doch selbst diese schlaue Technik ist nur eine Teillösung für Gene an den Enden und in einem kleinen Bereich in der Mitte des Y-Chromosoms. Den meisten Genen auf dem Y-Chromosom fehlt daher jede Reparaturmöglichkeit.

Langfristig sind das also schlechte Aussichten. Wenn die Verschlechterung des Y-Chromosoms im heutigen Tempo weitergeht, wird dieses Chromosom nach Berechnungen von Genetikern in etwa 200 000 Jahren nicht mehr existieren, und *das männliche Geschlecht, so wie wir es heute kennen, wird ebenfalls verschwinden.*[2,3]

14. Die Arzt/Ärztinnen-Patient/innen-Beziehung aus männlicher und weiblicher Sicht

In diesem Kapitel werden verschiedene Aspekte der zwischenmenschlichen Kommunikation beleuchtet. Dabei geht es um verbale und nonverbale Kanäle insbesondere in der Arzt-Patienten-Kommunikation.

Wissenschaftliche Entdeckungen, technischer Fortschritt, das Informationszeitalter und immer weitergehende fachliche Spezialisierung haben in der Medizin atemberaubende Entwicklungen ermöglicht, die wiederum grundlegende Auswirkungen auf die Organisation des Gesundheitswesens hatten – besonders in Kliniken. Krankenhäuser sind zu medizinischen Zentren geworden, in denen gelehrt und geforscht wird. Wir können gesundheitlich weitaus besser unterstützen, Leben retten und Leben verlängern als früher. Zugleich hat sich aber auch die klassische Arzt-Patienten-Beziehung verändert. Aus Sicht der Patienten ist das Gesundheitssystem heutzutage eine überwältigende, schwer durchschaubare Struktur mit zahllosen anonymen Beschäftigten, denen häufig die Krankheit des Patienten wichtiger zu sein scheint als seine Person.

In der Arztpraxis und in kleinen Gemeindekliniken herrscht vielfach noch eine eher persönliche Atmosphäre, doch vielen Patienten fehlt heute im Krankenhaus eine Kontinuität der medizinischen Versorgung, und in vielen Ländern gibt es auch keine freie Arztwahl in den Krankenhäusern. Im Laufe eines Klinikaufenthalts werden die Patienten somit von verschiedenen Personen untersucht, die sie erst nach dem Blick in die Krankenakte mit Namen ansprechen. Die Begegnung mit dem Arzt konzentriert sich auf »das Wesentliche«. Das umfasst heute die Krankengeschichte, das Festhalten medizinischer Beschwerden und die körperliche Untersuchung. Zudem haben auch das digitale Zeitalter und Gesundheitsapps die ärztliche Beratung stark verändert. Zu dem Zeitpunkt, da ich dies schreibe, sind über 200 000 Smartphone-Applikationen zu Lebensweise und Gesundheit verfügbar. Weltweit werden damit zehn Milliarden Dollar umgesetzt. Eine jüngere Untersuchung aus Deutschland ergab, dass 30 Prozent der Patienten Online-Kontakte mit ihren Ärzten zu schätzen wüssten. 16 Prozent glauben, eine App könnte einen Arztbesuch ersetzen, und 85 Prozent der Patienten wären bereit, ihre Krankenakte auf einem externen Server abzulegen.[1]

Diese Veränderungen im medizinischen Umfeld haben die Arzt-Patienten-Beziehung grundlegend verändert. Ärzte werden als »Erbringer von Gesundheitsdienstleistungen« bezeichnet und Patienten als »Kunden«. Das heißt, das Ökosystem Medizin unterliegt Marktbedingungen, die Kunden kaufen Dienstleistungen ein, und es herrscht zunehmend Wettbewerb zwischen den verschiedenen Anbietern.

Dabei haben sich auch die Erwartungen verändert. Die auf Vertrauen basierende, persönliche Konsultation ist einem technikorientierten Diagnose- und Therapiesystem gewichen, in dem die Patienten eher dem System vertrauen sollen als dem einzelnen Menschen. Dennoch erwarten sie das bestmögliche Resultat. Wenn eine Behandlung erfolglos bleibt – Fehlerfreiheit gilt ohnehin als selbstverständlich –, gilt dies bereits als ärztlicher Kunstfehler oder gar schuldhaftes Verhalten. Die medizinische Versorgung im Westen wird daher immer von der düsteren Drohung eines Behandlungsfehlers überschattet. Dies wiederum hat zur Folge, dass immer mehr Ärzte sicherheitshalber eher defensiv verfahren und unnötige (vielfach kostspielige) Untersuchungen anordnen, um den Patienten zu beruhigen und sich keine Blöße für eine Klage zu geben. Die Versicherungsprämien für Ärzte erreichen schwindelerregende Höhen, und die medizinische Versorgung wird immer teurer. In der Kluft zwischen Patienten und Gesundheitssystem hat sich ein milliardenschweres Geschäft für Gutachter und Anwälte etabliert.

Dieses Umfeld geht weit über legitime und erforderliche Qualitätssicherung und das rechtmäßige Anprangern medizinischer Sorgfaltspflichtverletzungen hinaus. Es trägt auch nicht zu einer Verbesserung des Systems oder der Arzt-Patienten-Beziehung bei. Häufig wird übersehen, wie wichtig die gute Kommunikation zwischen Arzt und Patient ist. Schlechte Kommunikation ist zwar praktisch nie als Hauptklagepunkt aufgeführt, aber dennoch vielfach die eigentliche Motivation für eine Patientenklage. Ärzte werden eher wegen Kommunikationsfehlern angeklagt als wegen tatsächlichen ärztlichen Versagens.[2]

Patienten reichen zunehmend Klage ein, um ihre Ärzte für unzureichende Kommunikation zu bestrafen. Neben ständigen Bemühungen um Qualitätsverbesserungen hilft ehrliche, transparente Kommunikation am besten gegen ausufernde Verfahren wegen Behandlungsfehlern. Vor einigen Jahren führte das Gesundheitssystem der Universität Michigan ein Programm ein, bei dem Patienten über medizinische Fehler transparent aufgeklärt werden mussten. Im untersuchten Zeitraum stieg zwar die Anzahl der medizinischen Eingriffe, doch die Anzahl der Klagen wegen Behandlungsfehlern ging signifikant zurück, und die Fälle waren erheblich schneller beigelegt. Patienten scheinen medizinische Fehler zu akzeptieren, solange sie mit der Kommunikation mit ihrem Anbieter zufrieden sind. Diese Studie ist ein klarer Hinweis, dass transparente, ehrliche Kommunikation mit Patienten ein Schlüsselelement ist, um Klagen vorzubeugen.

Wichtiger jedoch ist, dass Kommunikation bei jeder Begegnung zwischen Arzt und Patient ein zentrales Thema ist.

Arzt-Patienten-Kommunikation: Welche Modelle gibt es?

Es ist noch gar nicht allzu lange her (und auf dem Land mitunter heute noch üblich), dass ein Hausarzt seine Patienten und deren Familien ziemlich gut kannte. Ärzte wussten, was in ihrer Nachbarschaft los war, und kannten Patienten und deren private oder soziale Probleme auch aus der häuslichen Umgebung. Die Arzt-Patienten-Beziehung war langlebig und eher patriarchalisch geprägt. Vom Patienten wurde blindes Vertrauen erwartet; umgekehrt erwarteten Patienten von ihren Ärzten Loyalität, Einfühlungsvermögen, professionelles Wissen und nachhaltigen Einsatz für ihre Patienten. Wenn ein Patient davon überzeugt war, dass sein Arzt alles Menschenmögliche getan hatte, akzeptierte er auch ein Versagen der Bemühungen.

Natürlich idealisieren wir die Vergangenheit gern und vergessen dabei, dass die damaligen Ärzte auch ein anderes Verständnis von medizinischer Ethik hatten. Das Selbstbestimmungsrecht des Patienten, das Recht auf volle Aufklärung und freie Entscheidung waren praktisch nicht vorhanden. Ärzte hielten sich an den Leitsatz: »Du darfst auf keinen Fall schaden.« Der Verzicht darauf, dem Patienten Schaden zuzufügen, und Mitgefühl waren häufig alles, was Ärzte ihren Patienten anzubieten hatten. Andererseits sind Zuhören, angemessen gezeigtes Mitgefühl, eine gute Kommunikation und das Eingehen auf die Wertvorstellungen des Patienten auch für sich genommen wertvolle therapeutische Mittel.

In der Wissenschaft werden Arzneimittel heute normalerweise in klinischen Studien getestet, bei denen die Patienten per Zufallsausfall entweder die Testsubstanz erhalten oder ein äußerlich identisches Placebopräparat ohne aktiven Wirkstoff. Weder die Prüfärzte noch die Patienten wissen dabei, welcher Patient das getestete Mittel bekommt und welcher das Placebo. Am Ende der Studie werden die Daten »entblendet« und die Wirkungen des Mittels mit denen des Placebos verglichen. Dabei zeigt sich immer wieder, dass auch bei etwa 30 Prozent der Patienten, die das Placebo bekommen, eine Besserung eintritt.[3] Dieser Placeboeffekt beruht unmittelbar auf der Erwartung des Patienten, dass er (oder sie) eine wirksame Therapie erhält.

Auch früher beruhten möglicherweise viele Behandlungserfolge auf einem Placeboeffekt, der nicht durch fortgeschrittene Medizin, sondern durch eine vertrauensvolle Beziehung und gute Kommunikation erzielt wurde.

Das klassische Landarztmodell, das in der medizinischen Literatur so gern beschrieben wird, wurde weitgehend durch das einer »Informationsberatungsbeziehung« ersetzt. In diesem Modell liefert der Arzt seinen Patienten alle verfügbaren Informationen zu ihrer medizinischen Situation, berät zu den angebotenen Alternativen und gesteht den Patienten die Entscheidung zu, welchen Behandlungsverlauf sie wählen möchten. Damit liegt aber auch die Last der Entscheidung beim Patienten. Dieses Problem verschärft sich, sobald ein Patient mit einer zweiten Meinung konfrontiert ist, die der des ersten Arztes widerspricht. Am Ende geht es unweigerlich wieder um das erforderliche Vertrauen des Patienten, dass der Arzt die bestmögliche Hilfe anbietet. Diesem Denkansatz folgt das Modell der patientenzentrierten Versorgung, die das unabhängige Institute of Medicine (IOM) folgendermaßen definiert: »Bereitstellung einer Versorgung, die individuelle Vorlieben, Bedürfnisse und Werte respektiert und berücksichtigt und zugleich dafür sorgt, dass alle klinischen Entscheidungen sich an den Wertvorstellungen des Patienten orientieren.«[4] Das bedeutet letztlich, dass die Entscheidungsfindung nicht allein auf technischen Kriterien wie Laborwerten und Untersuchungen beruhen, sondern Patienten und ihre Familien auf jeder Ebene einbeziehen sollte. Dieser Ansatz führte zur Formulierung der fünf Prinzipien der patientenzentrierten Gesundheitsversorgung, nämlich: 1. Respekt, 2. Wahlfreiheit und aktive Beteiligung, 3. Teilhabe der Patienten auf gesetzlicher Ebene, 4. Zugang/Unterstützung und 5. Information.[5] Die Förderung dieser Denkweise wird derzeit öffentlich intensiv vorangetrieben.[6]

* * *

Unabhängig von der eigenen Entscheidung bleibt die Kommunikation bei jedem Modell für den direkten Arzt-Patienten-Kontakt der Dreh- und Angelpunkt. Hier beginnt die Gesundheitsversorgung, und hier bereitet man die Bühne für die anschließende Zusammenarbeit. Angemessene Kommunikation lässt Vertrauen entstehen und sorgt dafür, dass Arzt und Patient alle nötigen Informationen austauschen. Sie verbessert sogar das Behandlungsergebnis. Leider wird auf die Lehre kommunikativer Fähigkeiten an der Universität nach wie vor zu wenig Wert gelegt. Stattdessen konzentriert man sich auf Methoden und Fähigkeiten, die möglichst viele Fakten produzieren, die für die richtige Diagnose relevant sind, und vergisst leicht, dass sowohl der Arzt als auch der Patient menschliche Wesen mit einem ureigenen Wertesystem, Glaubenssätzen, Ängsten und Erwartungen sind. Kommunikationsmittel wie verbaler und nonverbaler Ausdruck sind im Arzt-Patienten-Kontakt ebenso entscheidend wie bei allen zwischenmenschlichen Kontakten im Leben.

Angesichts der von Natur aus ungleichen Kräftedynamik muss der erste Anstoß für eine Beziehung, die auf Vertrauen und dem Austausch verlässlicher Informationen beruht, um einen individuellen Diagnose- und Behandlungsablauf zu erstellen, vom Arzt oder der Ärztin ausgehen. Der Patient sollte in der Lage sein, diese Informationen und diesen Rat aufzunehmen, zu verstehen und sich später daran zu erinnern. Es ist ein ungeschriebenes Gesetz, dass sowohl vom Arzt als auch vom Patienten wahrheitsgemäße, gut verständliche Informationen erwartet werden. Außerdem sollte man für die Dokumentierung, das Schreiben von Anweisungen, die Unterschrift unter Einwilligungsbögen und Ähnliches genügend Zeit einplanen. Der Patient soll nach der Begegnung davon überzeugt sein, dass er oder sie die erhaltenen Unterweisungen befolgen kann. Und all dies sollte innerhalb eines relativ engen Zeitrahmens von maximal 20 bis 25 Minuten (meist weniger) ablaufen.

Schon dieses Idealbild mag herausfordernd erscheinen, dabei haben wir das zweite große Kommunikationsproblem zwischen Arzt und Patienten, die Aufrichtigkeit, bisher ausgeklammert. Die Umfrage aus der Abteilung für Medizinethik an der Universität Pennsylvania, veröffentlicht auf einer medizinischen Website, wendete sich an knapp 1500 Männern und Frauen und ergab, dass 13 Prozent der Teilnehmer nach eigenen Angaben schon einmal ihren Arzt belogen hatten. 32 Prozent gaben ein, dass sie nicht ganz wahrheitsgemäß geantwortet hätten.[7] Etwa ein Drittel der Patienten log bei der Frage, ob sie sich an die ärztlichen Anweisungen gehalten hätten und in Bezug auf Sport, 20 Prozent bei den Themen Rauchen und Sex, sechs bis sieben Prozent bei der familiären und persönlichen Krankengeschichte und zum Einholen einer Zweitmeinung. Etwa 50 Prozent der Patienten gaben an, dass sie gelogen hätten, weil sie eine Verurteilung befürchteten, 20 bis 30 Prozent, weil es ihnen peinlich war, oder weil sie glaubten, das würde der Arzt sowieso nicht verstehen. Patienten lügen, weil sie bestimmte Informationen nicht in ihren Krankenakten haben wollen, weil sie das Thema für tabu erachten, weil sie Angst vor Folgen haben oder weil sie sich davon einen Vorteil versprechen, zum Beispiel einen schnelleren Termin oder die gewünschte Überweisung, wenn sie ihre Symptome übertrieben schildern.

Doch auch Ärzte sagen nicht immer die Wahrheit. Manchmal fällt es ihnen zu schwer, eine schlimme Diagnose zu überbringen, manchmal bittet die Familie des Patienten darum, die Wahrheit nicht preiszugeben, und manchmal finden Ärzte einfach, dass der Patient bestimmte Einzelheiten nicht zu wissen braucht. In einer Harvardstudie an knapp 1500 Ärzten räumten über zehn Prozent der Ärzte ein, dass sie Patienten belogen hätten, fast 20 Prozent haben medizinische Fehler nicht zugegeben, weil sie rechtliche Konsequenzen fürchteten, und mehr als 55 Prozent sagten, sie hätten für eine Behandlungsoption eine übertriebene Prognose abgegeben.[8] Was die Informationskette angeht: Patienten bekommen häufig nicht die Chance, ihre Einstiegsfrage zu Ende zu bringen. Bei fast 70 Prozent der Termine unterbrechen Hausärzte ihre Patienten nach nicht einmal 25 Sekunden und lenken ihre Frage um. Nicht einmal 30 Prozent der Patienten bringen während des Besuchs ihre ursprüngliche Aussage zu Ende.[9] Solche Beispiele unterstreichen deutlich, wie mangelhaft und oft schädlich unsere Kommunikation verläuft.

Wie können wir mit solchen Herausforderungen umgehen? Wie lässt sich die Arzt-Patienten-Kommunikation auf eine Weise verbessern, dass Patienten die nötige Behandlung erhalten und verstehen? Dazu sollten wir uns zunächst einmal bewusst machen, wie effektive Kommunikation jedweder Art funktioniert (oder scheitert). Der Rest dieses Kapitels widmet sich allgemeineren Fragen wie den Kommunikationskanälen generell und typischen Eigenheiten der Kommunikation von Männern und Frauen, insbesondere zwischen Menschen desselben und unterschiedlichen Geschlechts. Dabei werde ich auch darauf eingehen, inwiefern die dyadische Situation (mit zwei Teilnehmern) auf die Arzt-Patienten-Kommunikation zutrifft. Gendermedizin interessiert sich für das Ergebnis der Gesundheitsversorgung bei Männern und Frauen, und bei diesem Thema kommt dem Arzt-Patienten-Kontakt mit all seinen Aspekten zentrale Bedeutung zu.

Wie kommunizieren Menschen?

Die zwischenmenschliche Kommunikation ist ein komplexes Unterfangen. Wir kommunizieren verbal und nonverbal, und bei diesen Hauptkanälen verlassen wir uns zusätzlich auf viele Nebenkanäle. Die verbale Kommunikation passen wir durch nonverbale Zeichen wie Intonation, Lautstärke, Stimmlage, Betonung und Pausen an. Worte haben je nach kulturellem und sozialem Zusammenhang unterschiedliche Bedeutung, mitunter sogar je nach Betonung. Für die nonverbale Kommunikation gilt dasselbe. Standort, Körperhaltung, Gestik oder die Art, wie wir uns während des Gesprächs selbst berühren, können in unterschiedlichen Situationen verschiedene Bedeutungen haben. Wer sich am Kopf kratzt, kann damit beispielsweise ausdrücken, dass er nachdenkt, überfragt ist – oder dass es ihn juckt. Vor der Brust verschränkte Arme signalisieren Aggression, Defensive oder sind einfach eine persönliche Angewohnheit. Zudem können dieselben nonverbalen Signale je nach Umfeld eine unterschiedliche kulturelle Bedeutung haben. In der Türkei kann es unhöflich wirken, die Beine übereinanderzuschlagen, in Nordamerika gilt es als Zeichen der Entspannung. Ein übertriebener oder betont stoischer Gesichtsausdruck kann je nach Kultur unterschiedliche Botschaften vermitteln. Dies gilt auch für das Suchen oder Meiden von Augenkontakt.

Unser Arsenal an nonverbalen Kanälen ist noch komplexer als die Mittel, mit denen wir unsere verbalen Botschaften anpassen, und umfasst als Hauptkanäle den Gesichtsausdruck und die Körpersprache, wobei der Gesichtsausdruck hier sicher am wichtigsten ist. Ihn zu erkennen und zu analysieren, ist für das Sozialleben und die eigene Sicherheit entscheidend, so dass viele Ressourcen im Gehirn darauf abzielen, diese Fähigkeiten zu optimieren. Wir haben eigene Gehirnareale, die einzig und allein für Gesichtserkennung und Mimikanalyse zuständig sind. Deshalb können Menschen den emotionalen Zustand eines anderen in Sekundenbruchteilen einordnen.

Hinzu kommt, dass nonverbale Kommunikation weitgehend unabsichtlich abläuft, weil wir uns der Botschaften und Signale unserer Körpersprache üblicherweise gar nicht bewusst sind. Gewisse andere Aspekte nonverbalen Verhaltens (wie den Gesichtsausdruck) können wir besser kontrollieren. Wir wissen es zwar nicht unbedingt, doch die nonverbale Kommunikation kann unsere Worte verstärken oder ihnen widersprechen, was andere entweder als Ehrlichkeit oder als Täuschungsmanöver deuten können. Zur zwischenmenschlichen Kommunikation gehört auch das Interpretieren und Vergleichen nonverbaler und verbaler Botschaften.

In jedem Gespräch gehen verbale Aussagen mit nonverbalen Botschaften einher, und man kann bis zu einem gewissen Grad frei entscheiden, welche Kanäle man für eine zwischenmenschliche Begegnung oder die Übermittlung spezieller Botschaften wählen möchte. Dabei nutzen wir auch »äußerliche« nonverbale Kanäle, zum Beispiel, wie wir uns für die jeweilige Begegnung kleiden, welche Umgebung wir dafür wählen sowie unzählige Hinweise an unsere Umgebung, um die gewünschte Botschaft zu übermitteln. Menschen wählen die Kommunikationskanäle, die ihnen für die beabsichtigte Botschaft am sinnvollsten erscheinen. Wenn Sie eine unmissverständliche Botschaft mit möglichst wenig nonverbalen Störsignalen übermitteln möchten, beschränken Sie sich vielleicht auf den verbalen Kanal und wählen dafür ein Telefonat. Möglicherweise möchten Sie die Informationsübermittlung sogar ganz auf die Grundinformationen beschränken und alle nonverbalen Sprachanteile wie Betonung, Pausen oder Lautstärke ausschalten – dann wählen Sie eine E-Mail oder sogar einen klassischen Brief. Wenn Sie hingegen Verhandlungen führen, möchten Sie vermutlich alle verfügbaren Kommunikationsmöglichkeiten bestmöglich nutzen. Unter diesen Umständen möchten Sie Ihren Verhandlungspartner genau einschätzen und hätten daher gern ein persönliches Treffen, für das Sie Zeit, Ort und sogar die Sitzplätze genau vorbereiten. Es wäre undenkbar, einen Patienten oder eine Patientin per E-Mail über das Ergebnis einer Biopsie zu informieren, wenn ein bösartiger Befund vorliegt. Für eine Terminbestätigung ist ein Anruf hingegen überflüssig, hier reicht eine E-Mail. Aufgrund von Zeitmangel und mangelnden Kommunikationsfähigkeiten wählen Ärzte für die Übermittlung derartiger Nachrichten leider zu häufig den falschen Kanal. Das untergräbt in der Arzt-Patienten-Beziehung das Vertrauen und nährt die Überzeugung, dass in der Medizin die persönliche Bindung verloren gegangen ist.

Kommunizieren Männer und Frauen unterschiedlich?

Zum unterschiedlichen Umgang von Männern und Frauen mit Sprache liegen zahlreiche Artikel, Untersuchungen und Bücher vor. Das sollte uns kaum überraschen. In weiten Teilen der Welt werden an Jungen und Mädchen unterschiedliche Normen und Wertsysteme herangetragen, sie spielen gendertypische Spiele, führen verschiedene Arten von Gesprächen und verfolgen damit nicht immer dieselben Absichten. Zudem unterscheiden sich die verbalen Fähigkeiten von Männern und Frauen (siehe Kapitel »Das Leben im Mutterleib«).

(Bevor es weitergeht, möchte ich noch einmal einen Punkt betonen, der für dieses ganze Buch gilt: Wann immer ich Unterschiede zwischen Männern und Frauen erwähne, meine ich damit weder *alle* Frauen noch *alle* Männer und möchte auch keine Stereotypen über typisch männliches oder typisch weibliches Verhalten fördern. Wenn ich Unterschiede hervorhebe, entnehme ich lediglich einer Vielzahl an Veröffentlichungen, dass bestimmte Phänomene jeweils bei Frauen oder bei Männern häufiger auftreten.)

So wie das Sprachverständnis eng mit dem kulturellen Hintergrund eines Menschen verwoben ist, so prägt auch das Gender die Verwendung und das Verstehen von Sprache. Für die speziellen Verbindungen der Sprache zum Gender hat die bekannte Linguistin Deborah Tannen den Begriff »Genderlekt« geprägt und vergleicht die Kommunikation zwischen Männern und Frauen mit »interkultureller Kommunikation«, bei der verschiedene Konversationsstile aufeinanderprallen.[10] Beide Geschlechter verwenden gegebenenfalls dieselben Worte und grammatischen Regeln, doch das Gender kann ein wichtiger Einfluss sein, der diesen Kommunikationskanälen unterschiedliche Bedeutungen verleiht. Für Genderlekte liefert die Literatur zahlreiche Beispiele. Lesen Sie beispielsweise die Dialoge in Flauberts *Madame Bovary,* in Shakespeares *Hamlet,* in Tolstois *Anna Karenina* oder in *Mein Michael* von Oz (ein Beispiel finden Sie in der Fußnote)* und den Werken anderer Schriftstel-

* Oz, A. (1989). *Mein Michael.* Aus dem Englischen übersetzt von Gisela Podlech-Reisse. Erstausgabe Claassen Verlag, Düsseldorf 1979. Zitierte Taschenbuchausgabe: Suhrkamp Verlag, Frankfurt, Seite 64:
»Findest du mich hässlich, Michael?«
»Du bedeutest mir sehr viel, Hannah.«
»Wenn du mich nicht hässlich findest, warum umarmst du mich dann nicht?«
»Weil du, wenn ich es tue, in Tränen ausbrichst und behauptest, dass ich dir etwas vorspiele. Du hast schon vergessen, was du mir heute Morgen gesagt hast. Du sagtest, ich solle dich nicht anrühren. Und daran habe ich mich gehalten.«

ler von der Antike bis in moderne Zeiten. Genderlekte gibt es schon immer. Zu Dialekten sagte George Bernard Shaw einst: »England und Amerika sind zwei Länder, die durch eine gemeinsame Sprache getrennt sind.« Bei den beiden Geschlechtern kommt es einem mitunter ebenso vor.

Frauen drücken sich verbal und nonverbal stärker aus. Bei einem Gespräch lächeln sie mehr, berühren sich häufiger, gestikulieren mehr und richten ihren Körper deutlicher auf ihr Gegenüber aus als Männer. Sie entschlüsseln auch nonverbale Signale besser als Männer und verlassen sich mitunter womöglich mehr auf nonverbale Kommunikation als auf das gesprochene Wort. Besonders die Deutung eines Gesichtsausdrucks gelingt ihnen besser[11] (siehe auch Einleitung »Was ist Gendermedizin?«). Diese Fähigkeit ist vermutlich genetisch verankert, weil Mütter im Umgang mit Babys und Kleinkindern besonders darauf angewiesen sind, deren Mimik richtig zu deuten.

Deshalb können Frauen auch ausgezeichnet erkennen, ob eine nonverbale Botschaft die ausgesprochene Botschaft unterstreicht. Das dürfte der Inbegriff der »weiblichen Intuition« sein.[12] Daher stünde zu erwarten, dass Frauen generell weniger leicht in die Irre zu führen sind, insbesondere wenn die Botschaft mit Mimik einhergeht. Das scheint bei bestimmten Situationen (wie Interviews) auch zuzutreffen, in anderen (wie Kaufverhandlungen) weniger. Aufgrund von Genderstereotypen und einer negativeren Einstufung der eigenen Verhandlungskünste lassen sich Frauen unabhängig vom Geschlecht des Verkaufspersonals in solchen Situationen leichter manipulieren und gehen auch leichter Verführern auf den Leim. In einer Untersuchungsreihe gaben

24 Prozent der Männer und elf Prozent der Frauen zu, dass sie die Frauen bei dem angeblichen Immobilienverkauf belogen hätten. Im Gegensatz hierzu logen nur drei Prozent der Männer und wiederum elf Prozent der Frauen gegenüber Männern.[13]

Umgekehrt nehmen Männer das gesprochene Wort häufig für bare Münze und scheinen weniger zwischen den Zeilen lesen zu können. Aussagen wie *»Ich habe zwar ABC gesagt, aber angesichts der Umstände hättest du wissen müssen, dass ich XYZ meinte«*, finden Männer normalerweise extrem schwer zu verstehen. Sie sind für nonverbale Botschaften weniger empfänglich und verlassen sich mehr auf verbale Sprache als auf nonverbale Signale. Sie scheinen Worten auch mehr zu trauen als nonverbalen Hinweisen.[14]

Männer und Frauen greifen nicht nur auf unterschiedliche Kommunikationsstile zurück, sondern legen auch unterschiedlich viel Wert auf die drei häufig überlappenden Ziele eines Gesprächs: Kennenlernen, Informationsaustausch und Verhandeln. Männer scheinen besonderes Interesse an der Bereitstellung und dem Empfangen von Informationen zu haben. Häufig bieten sie Lösungen für Probleme an, obwohl sie gar nicht ausdrücklich darum gebeten wurden, und achten im Gesprächsverlauf auch stärker auf Status und Wettbewerb. Frauen hingegen konzentrieren sich auf die Stärkung der Beziehung und suchen gleichzeitig nach einer gemeinsamen Lösung für ein Problem.

Ferner scheinen Frauen längere Gespräche zu führen als Männer. Forscher aus Deutschland und Frankreich prüften anonymisierte Telefonrechnungen von über 3100 Handynutzern aus Italien und Griechenland sowie von 92 000 Tagesdaten zu Telefongesprächen in Deutschland. Die Gespräche der Frauen dauerten 15 bis 16 Prozent länger als die von Männern.[15]

Wenn Kommunikationsmittel und -inhalt bei Männern und Frauen so stark voneinander abweichen, dürfte es wenig überraschen, dass in der Arzt-Patienten-Kommunikation dieselben Faktoren zum Tragen kommen. Angesichts der unterschiedlichen Genderlekte ist es nur wahrscheinlich, dass das Gender von Arzt und Patient sowie die geschlechtliche Übereinstimmung (Konkordanz) oder Abweichung (Diskordanz) die Interaktionen beeinfluss. Diese Arbeitshypothese wurde bereits von etlichen wissenschaftlichen Studien bestätigt.[16]

Inwiefern beeinflusst das Geschlecht von Arzt und Patient das Beratungsgespräch?

Eine zunehmende Anzahl an Untersuchungen belegt, dass bei besserer Arzt-Patienten-Kommunikation die Therapietreue steigt, so dass man die Krankheit leichter im Griff behalten kann, der Gesundheitsstatus profitiert und die Patienten zufriedener sind. Klar ist aber auch, dass Ärzte und Ärztinnen mit ihren Patienten unterschiedlich kommunizieren. Die Expertin für das Gesundheitswesen, Debra Roter, und ihr Team veröffentlichten eine Studie, in der sie die Ergebnisse aus 26 Forschungsprojekten zu unterschiedlichen Genderaspekten der Arzt-Patienten-Kommunikation untersuchten.[17] Dabei konzentrierten sie sich vor allem auf Allgemeinmedizin, bezogen aber auch Geburtshilfe, Gynäkologie, Pädiatrie und Innere Medizin mit ein. Es stellte sich heraus, dass Ärztinnen deutlich öfter auf psychosoziale Fragen eingingen und eher einen partnerschaftlichen Ansatz verfolgten, indem sie Themen erfragten und in der Beziehung eine weniger dominante Position einnahmen. Ärztinnen gelang es eher, eine positive Gesprächsatmosphäre zu erzeugen, indem sie verbal zustimmten, ermunterten oder dem Patienten Sicherheit vermittelten. Zudem ließen sich Ärztinnen eher auf emotionalere Gespräche ein, in denen sie auch Gefühle oder Bedenken erfragten. Und schließlich vermittelten Ärztinnen über nonverbale Signale wie Vorbeugen, Lächeln oder Nicken eine positive Einstellung. Männliche Kollegen hingegen traten eher bestimmend auf und konzentrierten sich auf die Ermittlung von Fakten, die körperliche Untersuchung und die Anamnese. Sie gaben auch mehr Ratschläge.

Zu den unmittelbaren praktischen Ergebnissen dieser unterschiedlichen Haltungen von Ärztinnen und Ärzten gehört, dass Ärztinnen im Durchschnitt zehn Prozent mehr Zeit mit ihren Patienten verbringen. Angesichts des relativ engen Zeitkorsetts, in dem alle Ärzte sich bewegen, geraten Ärztinnen daher unvermeidlich in Zeitnot, so dass die zusätzliche Zeit für jeden einzelnen Patienten sich im Laufe des Tages zu einer vollen Überstunde (oder mehr) aufsummieren kann.

Genderpräferenzen bei Ärzten

Als ich vor über 50 Jahren mein Medizinstudium aufnahm, waren nur sehr wenige Studentinnen unter uns. Dieses Geschlechterverhältnis hielt sich auch während meiner Assistenzarztzeit und danach noch eine ganze Weile. Trotz meiner langjährigen Tätigkeit als Gynäkologe und Geburtshelfer kam mir nicht der Gedanke, dass einige meiner Patientinnen vielleicht lieber eine Ärztin vor sich gehabt hätten. Heute ist das Verhältnis zumindest im Westen eindeutig umgekehrt; wir haben mehr Ärztinnen als Ärzte. In einigen Fachrichtungen wie der Gynäkologie sind mehrheitlich Frauen in der Facharztausbildung. Bei der Arztwahl lassen sich Gendervorlieben berücksichtigen, und Frauen können auf Wunsch gern bewusst zu einer Gynäkologin gehen.

Angesichts des Trends zur gleichmäßigen Genderverteilung in der Ärzteschaft ist es interessant, dass der Arzt oder die Ärztin in der Wahrnehmung der Patienten weiterhin eng an die Erfüllung von Gendernormen geknüpft ist. Schweizer Forscher konnten belegen, dass Patienten an das Verhalten männlicher und weiblicher Mediziner unterschiedliche Erwartungen haben.[18] Die Patienten waren nach dem Kontakt zufriedener, wenn die Ärzte gendertypische Verhaltensmuster gezeigt hatten. Insbesondere von den Frauen wurde mehr Sozialkompetenz, Fürsorge und Empathie erwartet, sie sollten weniger bestimmend sein und kein übertriebenes Durchsetzungsvermögen an den Tag legen, gleichzeitig aber professionell und statusbewusst auftreten (weißer

Kittel, Stethoskop um den Hals und Ähnliches). Bei der Begegnung mit einem männlichen Arzt erwarteten die Patienten mehr Distanz, mehr Nachdruck und mehr typisch männliche Verhaltensweisen. Medizinische Statussymbole waren ihnen bei männlichen Ärzten weniger wichtig.

Eine zunehmende Anzahl von Studien deutet darauf hin, dass Frauen allgemein lieber eine Ärztin aufsuchen, wohingegen Männer keine besondere Vorliebe haben. In einer Studie der Universität Kalifornien erklärten 52 Prozent der Patientinnen einer Notaufnahme, dass sie ihrer Ärztin vertrauen würden, während dem männlichen Arzt nur 39 Prozent vertrauten. Bei Werten wie »verbrachte Zeit«, »gezeigte Besorgnis« und »allgemeine Fürsorge« schnitten Ärztinnen besser ab als Ärzte. Männliche Patienten hingegen bewerteten weibliche und männliche Ärzte bei allen erhobenen Indikatoren für die Zufriedenheit gleich.[19] Bei gynäkologischen Untersuchungen bevorzugen insbesondere jüngere Frauen (mittleres Alter 33,7 Jahre gegenüber 42,8 Jahren in der Vergleichsgruppe) eine Ärztin.[20] Männer lassen sich im Intimbereich lieber von einem Arzt untersuchen, wobei die Vorliebe weniger ausgeprägt ist. Doch während aus irgendwelchen Gründen die meisten Urologen Männer sind, sind Krankenpflegepersonal und Ultraschallassistentinnen mehrheitlich weiblich. Die meisten Pflegeaufgaben, technischen Untersuchungen und Abläufe wie Katheterisierung oder Ultraschallaufnahmen der Hoden werden von Frauen durchgeführt. Männer haben diesbezüglich keine Wahl und die Situation kann derart unangenehm für sie sein, dass sie solche Untersuchungen sogar meiden. Kinder bevorzugen interessanterweise Ärzte des eigenen Geschlechts, wohingegen Eltern zufriedener sind, wenn ihre Kinder von Ärztinnen behandelt werden.

Eine Studie aus den USA überprüfte die Frage der Konkordanz bei 92 000 Arztbesuchen.[21] In Fachgebieten wie Allgemeinmedizin, Psychiatrie, Dermatologie und Kinderheilkunde behandelten Ärztinnen bis zu 20 Prozent mehr Frauen als Männer. Dieser Unterschied war statistisch signifikant. Es zeigte sich auch, dass zumindest in der Allgemeinmedizin Frauen zunehmend von Ärztinnen behandelt werden. Zahlreiche Studien ergaben, dass Ärztinnen sich für ihre Patienten mehr Zeit nehmen und mehr Präventionsmaßnahmen empfahlen als Ärzte. Hierzu zählten PAP-Abstriche zur Früherkennung von Gebärmutterhalskrebs oder Mammographien. Männliche Ärzte hingegen gingen ausführlicher auf Suchtmittel wie Alkohol oder Drogen ein.[22]

All diese Ergebnisse werfen eine unausweichliche Frage auf: Behandeln Ärztinnen besser als Ärzte? Eine umfangreiche Studie an 160 000 erwachsenen Diabetespatienten, die in den USA vom Hausarzt behandelt wurden, wurde so angelegt, dass man die vier möglichen Arzt-Patienten-Konstellationen und die Auswirkung einer Konkordanz auf die Kontrolle von Risikofaktoren untersuchen konnte.[23] Dabei stellte sich heraus, dass Frauen, die von Ärztinnen behandelt wurden, ihren Diabetes im Vergleich zu allen anderen Arzt-Patienten-Beziehungen am besten in den Griff bekamen (siehe Tabelle 2). Patientinnen, die von Ärztinnen behandelt wurden, hatten auch besser Cholesterin- und Blutdruckwerte und erhielten eher eine intensive Behandlung von Risikofaktoren als Frauen, die Ärzte aufsuchten.

Eine andere Studie aus den USA hingegen überprüfte

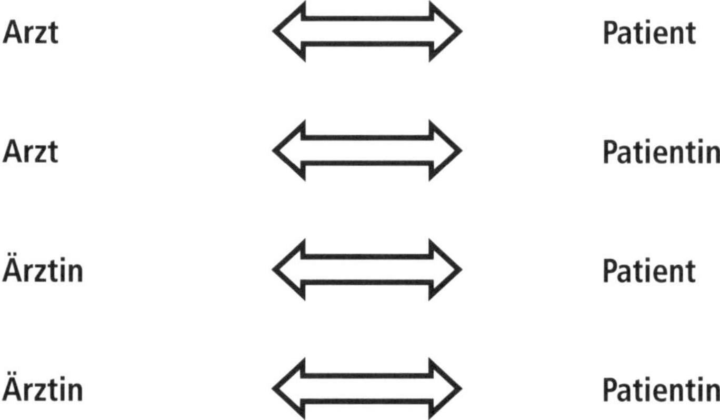

Tabelle 2: Arzt-Patienten-Beziehungen unter Gendergesichtspunkten

bei 5700 Patienten mit behandlungsbedürftigem, starkem Übergewicht die Auswirkung der Genderkonkordanz auf Empfehlungen zum Gewichtsabbau.[24] Männliche Patienten, die von männlichen Ärzten behandelt wurden, wurden zu Ernährung und körperlicher Aktivität deutlich ausführlicher beraten als Patientinnen und auch mehr als Patientinnen, die sich an Ärztinnen wandten.

Die meisten Untersuchungen zeigen – erwartungsgemäß –, dass die Kommunikation unter ungleichgeschlechtlichen Gesprächspartnern schwieriger ist als unter gleichgeschlechtlichen. Australische Forscher berichteten, dass Ärztinnen größere Schwierigkeiten hatten, sich auf männliche Patienten einzustellen als auf weibliche. Dies galt besonders für den emotionalen Zustand.[25] Ein schottisches Team testete, ob unter Experimentalbedingungen das Geschlecht des Untersuchenden auf die von jungen weiblichen und männlichen Probanden geäußerte Schmerzschwelle Einfluss hätte.[26] Hierfür wurde eine 64-köpfige Gruppe in vier Untergruppen mit je 16 Probanden aufgeteilt. Zwei Untergruppen bestanden nur aus Frauen, zwei nur aus Männern. In jeder Untergruppe wurde von einem Mann und einer Frau die Schmerzschwelle als Reaktion auf physischen Druck geprüft. Bei Frauen war die Schmerzschwelle unabhängig vom Geschlecht des Untersuchenden, und bei Männern, die von Männern untersucht wurden, blieb sie ebenfalls unverändert. Doch männliche Probanden, die von Frauen untersucht wurden, gaben eine höhere Schmerzschwelle an, meldeten ihre Schmerzen also erst in einem späteren Stadium des Experiments (Abbildung 11).

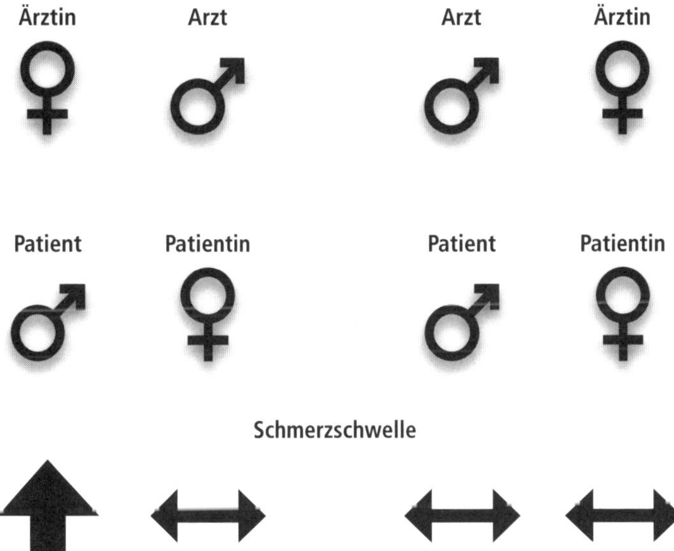

Abbildung 11: Schmerzschwelle im Experiment und Einfluss des Geschlechts der Versuchsleitung. Nach Gijsbers et al. 2005[27]

Die Frage, ob Ärztinnen besser sind als Ärzte, erscheint letztlich müßig. Es gibt Bereiche, in denen Ärztinnen besser zurechtkommen, und Bereiche, in denen Ärzte sich besser schlagen. Grundsätzlich scheint die Kommunikation unter Frauen besser zu verlaufen, was zu besseren Behandlungsergebnissen führen kann. Am wichtigsten ist, dass Patienten die Wahl haben sollten, auf Wunsch einen Arzt des eigenen Geschlechts zu wählen.

Noch wichtiger jedoch wäre, dass Gesundheitssystem und Forschung dem Arzt-Patienten-Kontakt deutlich mehr Aufmerksamkeit zukommen lassen und dieser Begegnung mehr Zeit zugestehen. Die patientenzentrierte Versorgung sollte als wünschenswerte Kommunikationsplattform weiter ausgebaut werden. Patientenzentrierte Versorgung ist eine Fähigkeit, die lehrbar und messbar ist. Zu den Instrumenten gehören Videoaufnahmen von Arztbesuchen mit anschließender Auswertung diverser Interaktionen zwischen Arzt und Patient. Universitäten und Kliniken sollten der Ausbildung ihrer Studenten in diesen Fähigkeiten einen deutlich höheren Stellenwert beimessen. Die amerikanische Ärztin und Professorin Klea Bertakis und ihre Kollegen konnten 315 Frauen und 194 Männer für eine Studie zu den Auswirkungen patientenzentrierter Versorgung gewinnen.[28] Da man glaubte, dass Patientinnen mehr Fragen stellen und mehr Redebedarf haben, war die Ausgangsthese, dass Patientinnen eher eine patientenzentrierte Versorgung wünschen würden als Patienten. Das war nicht der Fall, und das Ausmaß der patientenzentrierten Versorgung war genderunabhängig. Die Rahmenbedingungen für patientenzentrierte Versorgung zu schaffen, liegt offenbar in der Verantwortung des Arztes.

Eine grundlegende Veränderung des Arzt-Patienten-Kontakts, die dem Gespräch mehr Zeit einräumt und auf eine kommunikationsfreundliche Atmosphäre Wert legt, muss finanziell und personell entsprechend ausgestattet sein. Die erforderlichen Umstrukturierungen würden den Rahmen dieses Buches sprengen. Daher überlasse ich das Austüfteln, ob die erforderlichen Veränderungen bei der Kosten-Nutzen-Rechnung am Ende womöglich eine ökonomische Investition in die Gesundheit der Allgemeinheit darstellen könnte, dem Medizincontrolling. Denkbar ist, dass das Gesundheitssystem damit trotz besserer Versorgung Kosten einspart.[29,30]

Das medizinische System in der entwickelten Welt ändert sich weiterhin rapide. Wettbewerb und Kundenorientierung nehmen zu, doch gleichzeitig sind wir eher krankheits- als patientenorientiert. Patienten wissen besser Bescheid, sie werden vom Gesetzgeber besser geschützt, und sie werden immer kritischer. Das Informationszeitalter gestattet mehr Menschen den Zugang zu Daten, und Patienten sind an medizinischen Entscheidungsprozessen stärker beteiligt. Das hat auch Nachteile, weil sie sich leicht von irrelevanten oder unrichtigen Informationen überwältigen lassen.

Aus der Genderperspektive wird die Medizin weiblicher, und die Genderverteilung unter den Allgemeinärzten verändert sich sehr rasch. 2013 praktizierten in den USA etwa 770 000 Ärzte unter 75 Jahren, darunter rund 31 Prozent Frauen. Doch 2016 waren fast die Hälfte der Medizinstudenten Frauen, so dass das Verhältnis zwischen Ärzten und Ärztinnen sich in nicht allzu ferner Zukunft zugunsten der Ärztinnen verändern dürfte.[31] Daten aus dem Vereinigten

Königreich weisen darauf hin, dass es dort schon 2017 mehr Ärztinnen als Ärzte gibt.

Patientenzentrierte Versorgung ist ein wichtiges Konzept für die Arzt-Patienten-Beziehung, und die verfügbaren Daten lassen vermuten, dass Ärztinnen hierfür besser gerüstet sein könnten als Ärzte. Es ist ausgesprochen wichtig, dass die Lehrpläne der Universitäten und Lehrkrankenhäuser deutlich mehr Wert auf das Unterrichten dieser Fähigkeiten sowie der Kommunikationsfähigkeit insgesamt legen – besonders im Sinne der männlichen Studenten und Ärzte in Weiterbildung.

15. Die Zukunft der Gendermedizin

Exponentielle Fortschritte in der gender- und geschlechtsspezifischen Medizinforschung der letzten zehn Jahre zeigen in aller Deutlichkeit, dass geschlechtsspezifische Unterschiede in medizinischen Fachkreisen nicht mehr zu leugnen sind. In diesem Kapitel geht es auch um die Frage, warum es trotz bester Absichten so schwierig ist, ein Umdenken zu bewirken, und wie man die Gendermedizin fördern kann.

Mitte des 20. Jahrhunderts kam es in der Medizin zu zwei großen Katastrophen, beide Male bei der Behandlung von Schwangeren und beide Male mit katastrophalen Folgen für ihre Kinder. Das erste Problem gab es mit dem Wirkstoff DES (Diethyl-Stilbestrol), einem synthetischen Östrogen, das in den 1930ern entwickelt worden war und gern zur Behandlung von Blutungen während der Schwangerschaft verordnet wurde. Bis in die Siebzigerjahre wurden Millionen Frauen mit DES behandelt, obwohl schon 1953 eine Untersuchung darauf hindeutete, dass die Behandlung weder Fehlgeburten noch Frühgeburten verhindern könne. Ende der Fünfzigerjahre wurden in der wissenschaftlichen Literatur erstmals Probleme an den Sexualorganen von Kindern beschrieben, deren Mütter während ihrer Schwangerschaft DES erhalten hatten. In den folgenden Jahren stellte sich heraus, dass DES bei Ungeborenen maligne Veränderungen der Genitalien hervorruft, und es wurden viele tausend Fälle gemeldet. 1971 untersagte die amerikanische Arzneimittelbehörde FDA schließlich offiziell die Verordnung von DES an schwangere Frauen.

Die zweite Katastrophe ging auf das Mittel Thalidomid zurück. Thalidomid (»Contergan«) wurde in den Fünfzigern als Mittel gegen Krämpfe und Allergien entwickelt, erwies sich jedoch bei beidem als unwirksam. Da es jedoch gegen Übelkeit half, wurde es vielen Schwangeren verschrieben, um solche Symptome zu erleichtern. 1961 berichteten zwei Ärzte – einer aus Australien, der andere aus Deutschland – von Kindern mit schweren Fehlbildungen der Gliedmaßen und zogen eine Verbindung zwischen diesen Defekten und der Behandlung der Mütter mit Thalidomid. Schon bald stellte sich heraus, dass Tausende von Kindern mit ähnlichen Defekten zur Welt gekommen waren, nachdem die Mütter während der Schwangerschaft Thalidomid eingenommen hatten, und das Mittel wurde nicht mehr verwendet. Heute kommt Thalidomid verbreitet und erfolgreich gegen Krebs, Lepra und Tuberkulose zum Einsatz. Diese beiden Katastrophen erschütterten die Welt der Medizin so sehr, dass die FDA 1977 die Vorschrift erließ, dass Frauen im gebärfähigen Alter an bestimmten Phasen klinischer Studien nicht mehr teilnehmen dürften. Diese Direktive sollte ungeborene Kinder vor dem Schicksal der Babys bewahren, die mit den Folgen von DES und Thalidomid geboren worden waren. Forscher und Pharmaindustrie, die ohnehin lieber männliche Kandidaten einsetzten, begrüßten diese Vorschrift. Männer sind als Versuchspersonen praktischer: Sie haben keine monatliche Menstruation, sie werden nicht schwanger, und sie sind vielfach weniger durch häusliche Pflichten gebunden – lauter Faktoren, die den Untersuchungsablauf stören können. Doch die Empfehlung wurde weitaus umfassender umgesetzt, bis auch an Frauen jenseits der Menopause nicht mehr geforscht wurde. Im Grunde genommen verschwanden Frauen damit aus der klinischen Forschung.

Zehn Jahre später versuchten die amerikanischen Gesundheitsforschungsinstitute NIH, die Uhr zurückzudrehen, und gaben bekannt, dass Untersuchungen, die nicht Männer *und* Frauen einbezogen, nicht mehr finanziell gefördert werden würden. Das änderte jedoch kaum etwas daran, dass weiterhin vorrangig an Männern geforscht wurde. 1990 richteten die NIH eine gesonderte Abteilung zur Förderung der Frauenforschung ein und finanzierten mit über 620 Millionen Dollar die größte diesbezügliche Studie aller Zeiten an rund 160 000 Frauen nach der Menopause.[1]

1993 erhielt die NIH-Direktive gesetzliche Rückendeckung, und die Finanzierung von Forschungsprojekten ohne Frauenbeteiligung galt ab diesem Zeitpunkt für alle Institutionen der amerikanischen Regierung als inakzeptabel. Heute nehmen an US-Studien, die mit öffentlichen Geldern gefördert werden, etwa gleich viele Männer und Frauen teil. Während das Gesetz die Wissenschaft jedoch zwingt, Frauen einzubeziehen, werden die Ergebnisse nicht unbedingt geschlechtsspezifisch ausgewertet. Daher ist dieses Gesetz letztlich wenig wert. Eine Studie von 2004 überprüfte Publikationen aus neun führenden Wissenschaftsjournalen auf die Frage, wie viele dieser von der öffentlichen Hand finanzierten Studien die Ergebnisse auch nach Geschlecht und Gender auswerteten und ob – bei fehlender Auswertung in dieser Form – eine plausible Erklärung abgegeben wurde. In 67 Prozent der Artikel fehlte eine solche Auswertung ohne jede Erklärung. 2011 publizierte dasselbe Forscherteam eine Nachfolgestudie, die in denselben Zeitschriften dieselbe Frage untersuchte. Wieder missachteten 64 Prozent der Studien, die in den führenden Wissenschaftsjournalen erschienen, entweder die Anforderung, Frauen in der klinischen Forschung einzubeziehen, oder die Ergebnisse nach Geschlecht und Gender auszuwerten.[2] Sogar im Tierversuch werden lieber männliche Tiere verwendet, unter anderem wegen der Hormonschwankungen bei den Weibchen. Bei der Durchsicht von rund 2000 medizinischen Studien an Tieren, die im Jahr 2009 veröffentlicht wurden, entdeckten amerikanische Wissenschaftler, dass in acht von zehn Fachgebieten der Medizin mehr männliche als weibliche Tiere in die Experimente einbezogen wurden. Sogar bei Erkrankungen, die bei Frauen viel häufiger vorkommen, greift man im Tierversuch vornehmlich auf männliche Tiere zurück.[3]

* * *

Warum sind Veränderungen so schwer ins Rollen zu bringen? Trotz der enormen Fortschritte in der heutigen Medizin übernehmen viele Ärzte nur ungern Veränderungen in den Alltag, wenn sie nicht selbst auf diese speziellen Veränderungen gehofft haben. Zwei Beispiele aus der Geburtshilfe können diese Aussage erläutern.

Zu den größten Problemen bei vorzeitig geborenen Babys gehört die mangelnde Lungenreife, die in vielen Fällen zu ernsten Erkrankungen oder zum Tod führt. Zwischen 1972 und 1982 erschienen sieben Studien, in denen geschildert wurde, dass die kindliche Lunge sich besser entwickeln und reifen konnte, wenn man der Mutter Steroide verabreichte. Innerhalb der nächsten zehn Jahre folgten sieben weitere Studien, die auf eine um 30 bis 50 Prozent geringere Sterblichkeit bei zu früh geborenen Babys hinwiesen, wenn die Mütter sich dieser Behandlung unterzogen. Obwohl diese Berichte in erstrangigen Fachjournalen veröffentlicht wurden, gaben Experten erst 1994 auf einer NIH-Konferenz eine entsprechende Behandlungsempfehlung heraus. Nach dieser Publikation stieg der Einsatz dieser Behandlungsmethode von 21 auf gerade mal 46 Prozent an. Das bedeutet, dass mehr als die Hälfte der behandelnden Ärzte diese lebensrettende Behandlung nach wie vor nicht einsetzte. Dass aktuelle, wissenschaftlich fundierte Informationen zu einer neuartigen Behandlungsmethode vorliegen, ist offenbar nicht unbedingt ein Anreiz, dieses Wissen auch anzuwenden. Mehr Daten verändern nicht zwangsläufig die Gewohnheiten. Mein zweites Beispiel bezieht sich auf das Gegenteil und zeigt, wie schnell sich Gewohnheiten unter gewissen Umständen ändern können: Hier geht es um den Verzicht auf eine vaginale Entbindung, wenn das Baby in Steißlage liegt (also mit dem Gesäß zum Geburtskanal), zugunsten eines Kaiserschnitts. Eine große Studie aus dem Jahr 2000 schien zu belegen, dass ein Kaiserschnitt bei Kindern in Steißlage sicherer ist als eine vaginale Entbindung.[4] Diese Empfehlung wurde von internationalen Standesorganisationen so rasch angenommen und in entsprechende Empfehlungen umgesetzt, dass es praktisch über Nacht kaum noch Steißgeburten auf natürlichem Wege gab. Die Gründe für diese einmütige Zustimmung der Geburtshelfer hingen nicht nur mit den Empfehlungen ihrer Gremien zusammen, sondern auch damit, dass viele von ihnen bei einer Steißlage ohnehin lieber einen Kaiserschnitt ausgeführt hatten. Eine vaginale Steißgeburt erfordert mehr Wissen und Können als ein Kaiserschnitt, ein Kaiserschnitt lässt sich planen, und es werden mehr Kunstfehlerprozesse wegen Komplikationen bei einer vaginalen Geburt geführt als wegen Komplikationen beim Kaiserschnitt. Hinzu kommt, dass der Arzt (zumindest in Amerika) für einen Kaiserschnitt besser bezahlt wird als für eine normale Geburt. (Auch wenn die Mütter sich von einem Kaiserschnitt langsamer erholen, dem Operationsrisiko ausgesetzt sind und auch spätere Schwangerschaften riskanter werden.) Die schnelle Akzeptanz der Studienergebnisse könnte daran gelegen haben, dass die Schulmedizin längst auf die wissenschaftliche Bestätigung wartete, um bei Steißlage auf eine natürliche Entbindung zu verzichten.

* * *

Einige Jahre später stellte sich heraus, dass die Untersuchung, die diese Lawine in Gang gesetzt hatte, erhebliche methodische Mängel aufwies. Viele veröffentlichte Kommentare und Studien, darunter eine Neuanalyse der Daten, auf denen die ursprüngliche Untersuchung basierte, kamen zu anderen Schlussfolgerungen.[5] Da war es jedoch zu spät.

Es herrschte bereits eine neue Realität. Nachdem sechs Jahre lang nur noch einige wenige Kliniken und Geburtshelfer auch bei Steißlage eine natürliche Geburt durchführten, konnten sich angehende Geburtshelfer nirgendwo mehr das technische Können und Wissen aneignen, das für eine solche Situation benötigt wurde, und angesichts der ohnehin geringen Bereitschaft der Mediziner, solche Geburten zu unterstützen, gab es keinen Weg zurück. Heute haben die meisten Kliniken im Westen gar nicht mehr das nötige Wissen für eine Steißgeburt auf natürlichem Wege. Deshalb steigt die Anzahl unnötiger Kaiserschnitte und parallel dazu die Komplikationsrate. Wir befinden uns in einer unhaltbaren Position: Für ein Kind in Steißlage bietet eine Kaiserschnittgeburt keinen Vorteil; gleichzeitig erhöht sie signifikant das Risiko für die Mutter, besonders für spätere Geburten. Doch die Ärzte sind größtenteils gar nicht mehr in der Lage (oder nicht ausreichend motiviert), bei Steißlage eine vaginale Entbindung vorzunehmen. Solche Beispiele demonstrieren, dass sich Veränderungen in der Medizin nicht immer auf der Basis solider wissenschaftlicher Erkenntnisse durchsetzen, sondern mitunter sogar entgegen stichhaltiger Belege. Um Veränderungen anzustoßen, müssen wir das richtige Vorgehen sorgfältig überdenken.

Damit die Gendermedizin in Praxen und Kliniken Einzug hält, müssen wir vor allen Dingen ein Bewusstsein schaffen. Mehr Bewusstsein kann politische Vorgaben bewirken. Daruber hinaus brauchen wir neue Konzepte, und dafür müssen wir zu einem Paradigmenwechsel bereit sein und Gelder in Forschung und Lehre anders zuweisen. Die Frage der Gendermedizin ist den meisten Ärzten keineswegs gleichgültig, so wie ihnen auch die Behandlung zur Lungenreifung bei Frühgeburten nicht gleichgültig war. Wenn jemand erst einmal mehr über die Grundzüge der Gendermedizin weiß, sträubt er sich in den seltensten Fällen dagegen. Doch bis wir von einem vagen Bewusstsein zur konkreten Umsetzung kommen, muss noch viel passieren.

Wo stehen wir heute?

Die gender- und geschlechtsmedizinische Medizin gilt heute als unbestrittener und notwendiger Paradigmenwechsel, nicht zuletzt um die Nachwirkungen der FDA-Direktive von 1977 zu beseitigen. Entsprechende Veränderungen wurden bereits vor einer ganzen Weile eingeleitet. 1990 wurde in Amerika ein Amt für Frauengesundheit gegründet, das Office on Women's Health, das dieses Gebiet mit gewaltigen Summen und viel Einsatz bekannter macht. Auch die EU-Kommission sponsert Forschungsprogramme und wissenschaftliche Tagungen, ebenso viele europäische Regierungsinstitutionen. Weltweit finden nationale und internationale wissenschaftliche Tagungen statt. Zum Zeitpunkt, da ich dies schreibe, haben sich acht nationale Gesellschaften für gender- und geschlechtsspezifische Medizin aus Deutschland, Israel, Italien, Japan, Österreich, Schweden und den USA der internationalen Gesellschaft für Gendermedizin angeschlossen, einer Schirmorganisation mit über 720 Mitgliedern *(www.isogem.com).*

Auch viele Wissenschaftsorganisationen erkennen den Wert der genderspezifischen Medizinforschung an. Die

NASA hat bei der Erforschung der physiologischen Unterschiede von Männern und Frauen in Bezug auf Aufenthalte im Weltraum Pionierarbeit geleistet. Immer mehr medizinische Hochschulen integrieren Gender- und geschlechtsspezifische Medizin in ihr Kerncurriculum. Verschiedene Universitäten bieten Forschungsstipendien zu Frauengesundheitsthemen an. Publikationen zu Grundlagenforschung und klinischer Forschung schießen wie Pilze aus dem Boden, und auch die führenden akademischen Institutionen der Welt stellen entsprechende Forschungseinrichtungen bereit. Inzwischen sind auch populärwissenschaftliche Bücher und Lehrbücher zur Gendermedizin verfügbar.[6,7,8,9,10] Es gibt eigene wissenschaftliche Journale, und führende Fachzeitschriften achten darauf, nur noch Arbeiten anzunehmen, bei denen die Daten nach Gender stratifiziert sind oder eine zufriedenstellende Erklärung vorliegt, warum dies nicht geschehen ist.

Gendermedizinische Forschung

Die gendermedizinische Forschung soll das Funktionieren der Körpersysteme von Männern und Frauen und die jeweiligen Unterschiede untersuchen, um die vielen Themen, die wir in diesem Buch abgeklopft haben, besser zu verstehen. Es geht um die Frage, warum bestimmte Krankheiten sich bei den beiden Geschlechtern unterschiedlich äußern, warum bestimmte Krankheiten das eine oder andere Geschlecht bevorzugt befallen, wie spezielle Mechanismen der Körpersysteme bei beiden Geschlechtern funktionieren und wieso dasselbe Medikament die beiden Geschlechter unterschiedlich beeinflusst. Außerdem muss die gendermedizinische Forschung auch bei Tierversuchen und sogar in der Zellforschung auf Geschlechtsunterschiede achten.

In diesem Sinne ist die Gendermedizin die logische Weiterentwicklung der Bestrebungen, die Qualität der evidenzbasierten Medizin zu verbessern. Das Ziel der evidenzbasierten Medizin ist die Beurteilung der Aussagekraft von Forschungsarbeiten anhand von präzisen Analysen. Dazu gehört, dass man die Struktur der Arbeit hinterfragt, die gewählte Methode zur Datengewinnung und die statistischen Auswertungsmethoden. Deshalb kann man Studien, welche die diagnostischen oder therapeutischen Vorzüge einer speziellen Vorgehensweise belegen wollen, ohne die Ergebnisse für beide Geschlechter separat zu analysieren, nicht als evidenzbasiert einstufen. Ich zweifele nicht daran, dass ein besseres Verständnis der biologischen Unterschiede zwischen den Geschlechtern die medizinischen Angebote für Frauen *und* Männer verbessern wird.

Wie können wir die Gendermedizin fördern?

Die Gendermedizin ist eine noch junge Disziplin, mit deren Prinzipien die meisten Ärzte nicht vertraut sind. Deshalb müssen wir an der Basis ansetzen und ihre Prinzipien in die Sprechzimmer tragen. Einerseits kann es Ihrem Arzt oder Ihrer Ärztin unangenehm sein, wenn Sie darum bitten, geschlechtsspezifische Fragen zu berücksichtigen, andererseits ist diese Frage vielleicht der nötige Anstoß, sich mit diesem Thema auseinanderzusetzen. Und je mehr Ärzte von Gendermedizin verstehen, desto mehr können derartige Fragen beantworten.

Ob man die Realität über eine Basisbewegung verändern kann, hängt in hohem Maße von Wissensstand und Bewusstsein der Öffentlichkeit und der Medien zur Gendermedizin ab, doch ich glaube, dass es möglich ist. Patienten müssen ihre Ärzte ansprechen, Institutionen müssen auf Genderthemen achten. Regulierungsinstanzen wie Gesundheitsministerien, Gesetzgeber und Gesundheitsinstitutionen müssen selbst Verantwortung für das Voranbringen der Gendermedizin übernehmen, ihre Entwicklung vorantreiben, Forschung und Lehre unterstützen und dafür die nötigen Mittel bereitstellen. Auch die Pharmahersteller werden in die Medikationsforschung investieren müssen, bis (in hoffentlich nicht allzu ferner Zukunft) in den Apotheken unterschiedliche Darreichungsformen für Männer und Frauen bereitstehen.

International müssen wir mehr wissenschaftliche Organisationen gründen, um Forschung, Lehre und praktische Umsetzung der gender- und geschlechtsspezifischen Medizin voranzubringen. Wird die Gendermedizin irgendwann eine eigene Fachrichtung wie Kinderheilkunde oder Gynäkologie werden? Wahrscheinlich nicht. Vermutlich wird die Gendermedizin eher ein übergreifendes Thema sein, das sich mit interdisziplinären Genderfragen auseinandersetzt, doch sie sollte in allen Fachbereichen der Medizin fest in Forschung und Lehre verankert sein.

Ich gehe davon aus, dass die Gendermedizin die medizinische Versorgung in nicht allzu ferner Zukunft vollständig umkrempeln wird, so dass jeder und jede Einzelne die individuelle, evidenzbasierte Behandlung erhält, die uns zusteht.

Danksagung

Dieses Buch beruht auf einer Vortragsreihe, die ich 2013 und 2014 für die Universität Tel Aviv im israelischen Rundfunk gehalten habe. Ich danke Dr. Boaz Hagay, dem begabten Produzenten und Herausgeber dieser verdienten Institution, der mich gedrängt hat, die Serie zu erweitern, zu aktualisieren und in Buchform zu gießen. Das Buch war recht erfolgreich, und viele Patienten bringen es nach wie vor häufig ihren Ärzten mit. Diesen Patienten danke ich, dass sie ihre Ärzte dadurch anspornen, mehr über diesen spannenden neuen Wissenschaftszweig zu erfahren.

Ich danke Deborah Owen, deren kluger Rat mir ungemein geholfen hat und die mich mit Peter Mayer von *The Overlook Press* zusammengeführt hat. Peter und Tracy Carns haben bei der Redaktion ganze Arbeit geleistet – vielen Dank an beide und auch an das engagierte Team von Overlook und Duckworth. Für die hervorragende Übersetzung ins Deutsche und die redaktionelle Bearbeitung bin ich Imke Brodersen und Antje Steinhäuser sehr dankbar. Dank gebührt auch Monika König, der Verlagsleiterin von Mosaik.

Mein besonderer Dank gebührt meinem teuren Freund, dem israelischen Schriftsteller Amos Oz, der mich mit seinen kritischen Kommentaren begleitet hat, mir gestattete, aus einem seiner Werke zu zitieren, und der die wunderbare Einleitung für dieses Buch geschrieben hat.

Ich danke Dr. Marianne Legato, einer Pionierin auf dem Gebiet der Gendermedizin, deren Bücher mir die Augen geöffnet haben, und Dr. Eyran Halpern, CEO des Rabin Medical Center in Israel, dank dessen kontinuierlicher Hilfe und Unterstützung ich die Gendermedizin in Israel einführen konnte. Dafür und für ihre Weitsicht gilt auch mein Dank dem ehemaligen Dekan der Sackler School of Medicine an der Universität Tel Aviv, Professor Yoseph Mekori, und dem gegenwärtigen Dekan, Professor Ehud Grossmann. Meinen Kollegen am Rabin Medical Center, den Genetikern, Kardiologen, Neurologen und Gastroenterologen danke ich für ihre wertvollen Hinweise zu den jeweiligen Kapiteln ihres Fachgebiets. Danke, Hilit Shefer, für die wunderbaren, klaren Illustrationen. Ganz besonders aber danke ich Zvia, Ehefrau, engste Freundin und Gefährtin, deren grenzenlose Geduld und gründliche Plausibilitätsprüfungen für meine Arbeit unendlich wertvoll waren.

Bevor ich 2012 meinen Chefarztposten an der Frauenklinik am Rabin Medical Center räumte, um in den Ruhestand zu gehen, hatte ich versprochen, nun viel mehr Zeit mit meiner Familie zu verbringen – der dieses Buch gewidmet ist. Ich bin ihnen sehr dankbar, dass sie mir den Aufschub dieses Versprechens verzeihen und meine Arbeit an *Gendermedizin* zugelassen haben. Dieses Buch zu schreiben, war ein unglaubliches Erlebnis. Mein ganzes Berufsleben lang war ich Gynäkologe und Geburtshelfer, doch dieses Buch hat mit meinem Fachgebiet wenig zu tun. Deshalb musste ich mich in vielen medizinischen Fachrichtungen neu einarbeiten und habe dabei viel über neue Entwicklungen und Erkenntnisse lernen dürfen. Meine beste und lohnendste persönliche Erfahrung auf dieser Entdeckungsreise waren das Hoch- und Glücksgefühl, wenn meine Neugier belohnt wurde. Deshalb bin ich meinem Schicksal dankbar, das mir die Tür zur Erforschung der Gendermedizin geöffnet hat.

Quellenangaben

Vorwort

1. Oz, A. (1989). *Mein Michael*. Aus dem Englischen übersetzt von Gisela Podlech-Reisse. Erstausgabe Claassen Verlag, Düsseldorf 1979. Zitierte Taschenbuchausgabe: Suhrkamp Verlag, Frankfurt, Seite 242.

Einleitung

1. Kurzweil, R. (2013). *Menschheit 2.0 Die Singularität naht*. Lola Books, Berlin.
2. Craft, R. M., et al. (2004). Sex differences in pain and analgesia: The role of gonadal hormones. *European Journal of Pain, 8*, 397–411.
3. Shaywitz, B. A., et al. (1995). Sex differences in the functional organization of the brain for language. *Nature, 373*, 607–609.
4. Kent, D. M., et al. (2005). Sex-based differences in response to recombinant tissue plasminogen activator in acute ischemic stroke: A pooled analysis of randomized clinical trials. *Stroke, 36*, 62–65.
5. Bornstein, M. H., et al. (2000). Child language with mother and with stranger at home and in the laboratory: A methodological study. *Journal of Child Language, 27*, 407–442.
6. Murray, A. D., et al. (1990). Fine-tuning of utterance length to preverbal infants: Effects on later language development. *Journal of Child Language, 17*, 511–525.
7. Roulstone, S., et al. (2003). The speech and language of children aged 25 months: Descriptive data from the Avon longitudinal study of parents and children. *Early Child Development & Care, 172*, 259–268.
8. Voskuhl, R. (2011). Sex differences in autoimmune diseases. *Biology of Sex Differences, 2*. doi: 10.1186/2042-6410-2-1
9. Yoshida, R., et al. (2003). Motion and morphology of the thumb metacarpophalangeal joint. *Journal of Hand Surgery, 28*, 753–757.
10. Toth, A. P., et al. (2001). Anterior cruciate ligament injuries in the female athlete. *Journal of Gender Specific Medicine, 4*, 25–34.

11. Montagne, B., et al. (2005) Sex differences in the perception of affective facial expressions: Do men really lack emotional sensitivity? *Cognitive Processing, 6,* 136–141.

1. Biologisches und soziokulturelles Geschlecht und die personalisierte Medizin

1. Courtenay, W. (2000). Constructions of masculinity and their influence on men's well-being: A theory of gender and health. *Social Science & Medicine, 50,* 1385–1401.
2. Warner, D. A., & Shine, R. (2009). The adaptive significance of temperature-dependent sex determination in a reptile. *Nature, 451,* 566–568.
3. Warner, R. R., & Swearer, S. E. (1991). Social control of sex change in the bluehead wrasse, Thalassoma bifasciatum (Pisces: Labridae). *Biological Bulletin, 181,* 199–204.
4. Balance Systems, Inc. (N.d.). *National and international statistics for carpal tunnel syndrome and repetitive strain injuries of the upper extremity.* Eingesehen über http://www.repetitivestrain.com/national.html
5. Van Rijn, R. M., et al. (2009). Associations between work-related factors and the carpal tunnel syndrome – A systematic review. *Scandinavian Journal of Work, Environment & Health, 35,* 19–36.
6. Fan, F. C., et al. (2012). Non-invasive prenatal measurement of the fetal genome. *Nature, 487,* 320–324.
7. Mungall, A. J. (2002). Meeting review: Epigenetics in development and disease. *Comparative & Functional Genomics, 3,* 277–281.
8. Ngalamika, O., et al. (2012). Epigenetics, autoimmunity and hematologic malignancies: A comprehensive review. *Journal of Autoimmunity, 39,* 451–465.
9. Yang, X., et al. (2006). Tissue-specific expression and regulation of sexually dismorphic genes in mice. *Genome Research,* 16, 995–1004.
10. McGowen, M. L. (2014). Integrating genomics into clinical oncology: Ethical and social challenges from proponents of personalized medicine. *Urologic Oncology: Seminars & Original Investigations, 32,* 187–192.
11. Li, C. (2011). Personalized medicine – The promised land: Are we there yet? *Clinical Genetics, 79,* 403–412.

2. Das Leben im Mutterleib, Teil 1

1. Donald, I. (1969). Sonar as a Method of Studying Prenatal Development. *Journal of Pediatrics, 75,* 326–333.
2. Huxley, A. (1932). Brave new world. New York, NY: Doubleday, Doran. 1932. Deutsche Fassungen: *Schöne neue Welt.* Erstübersetzung von Herberth A. Herlitschka (1932, in späteren Jahren mehrfach überarbeitet und neu aufgelegt), spätere Neuübersetzungen von Eva Walch (1978) und Uda Strätling (2013).
3. Lesseur, C., et al. (2015). Sex-specific associations between placental leptin promoter DNA methylation and infant neurobehavior. *Psychoneuroendocrinology, 40,* 1–9.
4. Ebd.
5. Gluckman, P., et al. (2005). *The fetal matrix: Evolution, development and disease.* New York, NY: Cambridge University Press.
6. Hiramatsu, A. (2009). Critical time window of SRY action in gonadal sex determination in mice. *Development, 136,* 129– 138.
7. Goodfellow, P. N., et al. (1993). SRY and sex determination in mammals. *Annual Review of Genetics, 27,* 71–92.
8. Veitia, R. A. (2010). FOXL2 versus SOX9: A Lifelong »Battle of the Sexes.« *Bioessays, 32,* 375–380.
9. Agate, R. J., et al. (2003). Neural, not gonadal, origin of brain sex differences in a gynandromorphic finch. *Proceedings of the National Academy of Sciences, 100,* 4873–4878.
10. Ben-Haroush, A., et al. (2012). Early first-trimester crownrump length measurements in male and female singleton fetuses in IVF pregnancies. *Journal of Maternal-Fetal & Neonatal Medicine, 25,* 2610–2612.
11. Phoenix, C. H., et al. (1959). Organizing action of prenatally administered testosterone proprionate on the tissues mediating mating behavior in the female guinea pig. *Endocrinology, 65,* 369–382.
12. Nordenström, A., et al. (2002) Sex-typed toy play behavior correlates with the degree of prenatal androgen exposure assessed by CYP21 genotype in girls with congenital adrenal hyperplasia. *Journal of Clinical Endocrinology & Metabolism, 87,* 5119–5124.
13. Baron-Cohen, S., et al. (2004). *Prenatal testosterone in mind: Amniotic fluid studies.* Cambridge, MA: MIT Press.
14. Sapienza, P., et al. (2009). Gender differences in financial risk aversion and career choices are affected by testosterone. *Proceedings of the National Academy of Sciences, 106,* 15268–15273.

15. Chapman, E., et al. (2006). Fetal testosterone and empathy: Evidence from the empathy quotient (EQ) and the »Reading the Mind in the Eyes« test. *Social Neuroscience, 1,* 135–148.
16. Desai, M., et al. (2005). Programmed obesity in intrauterine growth-restricted newborns: Modulation by newborn nutrition. *American Journal of Physiology, 288,* 91–96.
17. Lee, T. M., et al. (1988). Vole infant development is influenced perinatally by maternal photoperiodic history. *American Journal of Physiology, 255,* 831–838.
18. Mennella, J. A., et al. (2001). Prenatal and postnatal flavor learning by human infants. *Pediatrics, 107,* 1–6.
19. Trivers, E., & Willard, D. E. (1973). Natural selection of parental ability to vary the sex ratio of offspring. *Science, 179,* 90–92.
20. Obel, C., et al. (2007). Psychological distress during early gestation and offspring sex ratio. *Human Reproduction, 22,* 3009–3012.
21. Cameron, E. Z., et al. (2009). A Trivers-Willard effect in contemporary humans: Male-biased sex ratios among billionaires. *PLOS ONE, 4.* doi: 10.1371/journal.pone.0004195
22. Catalano, R. A., et al. (2006). Secondary sex ratios and male lifespan: Damaged or culled cohorts. Proceedings of the *National Academy of Sciences, 103,* 1639–1643.
23. Devlin, B., et al. (1997). *The heritability of IQ. Nature,* 388, 468–471.
24. Turkheimer, E. (2003). Socioeconomic status modifies heritability of IQ in young children. *Psychological Science, 14,* 623–628.
25. Chura, L. R., et al. (2010). Organizational effects of fetal testosterone on human corpus callosum size and asymmetry. *Psychoneuroendocrinology, 35,* 122–132.
26. Gould, E., et al. (1999). Neurogenesis in the neocortex of adult primates. *Science. 286,* 548–552.
27. Agin, D. (2010). *More than genes.* Oxford, England: Oxford University Press.
28. Clements, M. A., et al. (2006). Sex differences in cerebral laterality of language and visuospatial processing. *Brain and Language 98,* 150-8.
29. Bowers, J. M., et al. (2013). Foxp2 mediates sex differences in ultrasonic vocalization by rat pups and directs order of maternal retrieval. *Journal of Neuroscience, 33,* 3276–3283.
30. Stoet G, O'Conner DB, Laws, D (2013). Are Women better than men at multi-tasking? *BMC Psychology.* 1:18.

31. Ingalhalikar, M., et al. (2014). Sex differences in the structural connectome of the human brain. *Proceedings of the National Academy of Sciences, 111,* 823–828.
32. Glezerman, M. (2016). Yes, there is a female and a male brain: Morphology versus functionality. *Proceedings of the National Academy of Sciences USA.* 2016 Mar 8. Pii:201524418. ((elektronische Vorabveröffentlichung)) PMID: 26957594.
33. Cosgrove KP, Esterlis I, McKee S et al. Sex differences in availability of beta 2-nicotinic acetylcholine receptors in recently abstinent to bacco smokers. *Arch Gen Psychiatry* 2012. 69(4):418-427.
34. Scott N, Prigge M, Yishar O, Kimchi T. A Sexually Dimorphic Hypothalamic Circuit Controls Maternal Care and Oxytocin Secretion. *Nature 2015*:525 (7570):519-22.
35. Hoekzema E, Barba-Mueller, Pozzobon C et al. (2017). Pregnancy leads to long-lasting changes in human brain structure. *Nature Neuroscience* Feb 20(2):287-296.

3. Das Leben im Mutterleib, Teil 2

1. DiRenzo GC, Picchiassi E, Coata G et al. (2015). Is there a Sex of the Placenta. *JPed and Neonatal Individ Med.* 4(2):e040246.
2. Nugent, B. M., et al. (2015). The omniscient placenta: Metabolic and epigenetic regulation of fetal programming. *Frontiers in Neuroendocrinology, 39,* 28–37.
3. Whyatt, R. M., et al. (2002). Residential pesticide use during pregnancy among a cohort of urban minority women. *Environmental Health Perspectives, 110,* 507–514.
4. Anway, M. D., et al. (2006). Epigenetic transgenerational actions of endocrine disruptors. *Endocrinology, 147,* S43–S49.
5. Agin, D. (2010). *More than genes.* Oxford, England: Oxford University Press. Deutsche Fallzahlen vergleichbar, siehe http://www.fetales-alkoholsyndrom.de/definition_einteilung.html (Zugriff 11. Juli 2017)
6. Ebd.
7. U.S. Department of Health and Human Services. (2005, February 21). U.S. surgeon general releases advisory on alcohol use in pregnancy. Zitiert nach: http://come-over.to/FAS/SurGenAdvisory.htm
8. Sittig, L. J., et al. (2011). Strain-specific vulnerability to alcohol exposure in utero via hippocampal parent-of-origin expression of deiodinase–III. *Federation of American Societies for Experimental Biology Journal, 25,* 2313–2324.

9. Xiao, D., et al. (2008). Prenatal gender-related nicotine exposure increases blood pressure response to angiotensin II in adult offspring. *Hypertension, 51,* 1239–1247.
10. Toro, R., et al. (2008). Prenatal exposure to maternal cigarette smoking and the adolescent cerebral cortex. *Neuropsychopharmacology, 33,* 1019–1027.
11. Jacobsen, L. K., et al. (2007). Gender-specific effects of prenatal and adolescent exposure to tobacco smoke on auditory and visual attention. *Neuropsychopharmacology, 32,* 2453–2464.
12. Hines, M., et al. (2004). Androgen and psychosexual development: Core gender identity, sexual orientation and recalled childhood gender role behavior in women and men with congenital adrenal hyperplasia (CAH). *Journal of Sex Research, 41,* 1–7.
13. Hu, M., et al. (2015), Maternal testosterone exposure increases anxiety-like behavior and impacts the limbic system in the offspring. *Proceedings of the National Academy of Sciences, 112,* 14348–14353.
14. Baron-Cohen, S., et al. (1997). Is autism an extreme form of the »male brain«? *Advances in Infancy Research, 11,* 193–217.
15. Devlin B., et al. (1997). The heritability of IQ. *Nature, 388,* 468–471.
16. Rabinowitz, M. (2009). *Obesity in Israel.* Report to the Israel Knesset; deutsche Vergleichszahlen des statistischen Bundesamts zitiert nach https://www.destatis.de/DE/ZahlenFakten/GesellschaftStaat/Gesundheit/GesundheitszustandRelevantesVerhalten/Aktuell.html (Zugriff 12.07.2017).
17. Sahakyan KR, Somers VK, Rodriguez-Escuero JP et al. (2015). Normal-weight central obesity: implications for total and cardiovascular mortality. *Annals of Int. Med.* 163: 827-835.
18. Hallam J, Boswell RG, DeVito EE, Kober H (2016). Gender-related differences in Food Craving and Obesity. *Yale Journal of Biology and Medicine* 89:161-173.
19. World Health Organization & UNICEF. (2016). www.childinfo.org/files/low_birthweight_from_EY.pdf
20. Barker, D. J., et al. (1993). Fetal nutrition and cardiovascular disease in adult life. *Lancet, 341,* 938–941.
21. Sardinha, F. L. C., et al. (2006). Gender difference in the effect of intrauterine malnutrition on the central anorexigenic action of insulin in adult rats. *Nutrition, 22,* 1152–1161.
22. Tamimi, R. M., et al. (2003). Average energy intake among pregnant women carrying a boy compared with a girl. *BMJ, 326,* 1245–1246.

23. Leeson, C. P. M., et al. (2001). Impact of low birth weight and cardiovascular risk factors on endothelial function in early adult life. *Circulation, 103,* 1264–1268.
24. Lussana, F., et al. (2008). Prenatal exposure to the Dutch famine is associated with a preference for fatty foods and a more atherogenic lipid profile. *American Journal of Clinical Nutrition, 88,* 1648–1652.
25. Neel, J. V. (1962). Diabetes mellitus: A »thrifty« genotype rendered detrimental by »progress«? *American Journal of Human Genetics, 14,* 353–362.
26. Hales, C. N., & Barker, D. J. (1992). Type 2 (non-insulin-dependent) diabetes mellitus: The thrifty phenotype hypothesis. *Diabetologia, 35,* 595–601.
27. Stride, A., & Hattersley, A. T. (2002). Different genes, different diabetes: Lessons from mature onset diabetes of the young. *Annals of Medicine, 34,* 207–216.
28. Eriksson, J. G., et al. (2002). The effects of the Prof12Ala polymorphism of the peroxisome proliferator-activated receptor-y2 gene on insulin sensitivity and insulin metabolism interact with size at birth. Diabetes, 51, 2321–2324.
29. Kaseva, N., et al. (2012). Lower conditioning leisure-time physical activity in young adults born preterm at very low birth weight. *PLOS ONE, 7.* doi: 10.1371/journal.pone.0032430
30. Ross, M. G., et al. (2013). Developmental programming of offspring obesity, adipogenesis, and appetite. *Clinical Obstetrics & Gynecology, 56,* 529–536.
31. Portella, A. K., et al. (2012). Effects of in utero conditions on adult feeding preferences. *Journal of Developmental Origins of Health & Disease, 3,* 140–152.
32. Barbieri, M. A., et al. (2009). Severe intrauterine growth restriction is associated with higher spontaneous carbohydrate intake in young women. *Pediatric Research, 65,* 215–220.
33. Hales, C. N., et al. (2003). The dangerous road of catch-up growth. *Journal of Physiology, 547,* 5–10.
34. Nathanielsz, P. (1999). *Life in the womb: The origin of health and disease.* Ithaca, NY: Promethean.

4. Stress in der Schwangerschaft

1. Paul, A. M. (2010). Origins: *How the first nine months before our birth shape the rest of our lives.* New York, NY: Free Press.
2. Monk, C., et al. (2003). Effects of women's stress-elicited physiological activity and chronic anxiety on fetal heart rate. *Journal of Developmental & Behavioral Pediatrics, 24,* 32–38.
3. Ward, I. L. (1972). Prenatal stress feminizes and demasculinizes the behavior of males. *Science, 7,* 82–84.
4. Van den Bergh, B. R., et al. (2004). High antenatal maternal anxiety is related to ADHD symptoms, externalizing problems, and anxiety in 8- and 9-year-olds. *Child Development, 75,* 1085–1097.
5. Bergman, K., et al. (2007). Maternal stress during pregnancy predicts cognitive ability and fearfulness in infancy. *Journal of the American Academy of Child & Adolescent Psychiatry, 46,* 1454–1463.
6. DiPietro, J. A., et al. (2006). Maternal psychological distress during pregnancy in relation to child development at age two. *Child Development, 77,* 573–587.
7. Radtke, K. M., et al. (2011). Transgenerational impact of intimate partner violence on methylation in the promoter of the glucocorticoid receptor. *Translational Psychiatry, e2,* 1–6.
8. Khashan, A. S., et al. (2012). Prenatal stress and risk of asthma hospitalization in the offspring: A Swedish population-based study. *Psychosomatic Medicine, 74,* 635–641.
9. Khashan, A. S., et al. (2008). Higher risk of offspring schizophrenia following antenatal maternal exposure to severe adverse life events. *Archives of General Psychiatry, 65,* 146–152.
10. Hansen D., et al. (2000). Serious life events and congenital malformations: A national study with complete follow-up. *Lancet, 356,* 875–880.
11. Van Os, J., et al. (1988). Prenatal exposure to maternal stress and subsequent schizophrenia: The May 1940 invasion of the Netherlands. *British Journal of Psychiatry, 172,* 324–326.
12. Malaspina, D., et al. (2008). Acute maternal stress in pregnancy and schizophrenia in offspring: A cohort prospective study. *BMC Psychiatry 8.* doi: 10.1186/1471-244X-8-71
13. Schlotz, Phillips, D.I. (2009). Fetal origins of mental health: evidence and mechanisms. *Brain Behav. Immun. 23,* 905-916.
14. King, S., et al. (N.d.). Project Ice Storm. Zitiert nach https://www.mcgill.ca/projetverglas/icestorm

15. Laplante, P., et al. (2008). Project Ice Storm: prenatal maternal stress affects cognitive and linguistic functioning in 5 1/2-year-old children. *Journal of the American Academy of Child & Adolescent Psychiatry, 47,* 1063–1072.
16. Weinstock, M. (2007). Gender differences in the effects of prenatal stress on brain development and behaviour. *Neurochemical Research, 32,* 1730–1740.
17. Austin, M. P., et al. (2005). Prenatal stress, the hypothalamic-pituitary-adrenal axis, and fetal and infant neurobehaviour. *Early Human Development, 81,* 917–926.
18. Kleinhaus, K., et al. (2013). Prenatal stress and affective disorders in a population birth cohort. Bipolar Disorders, 15, 92–99.
19. Benediktsson, R., et al. (1997) Placental 11 beta-hydroxysteroid dehydrogenase: A key regulator of fetal glucocorticoid exposure. *Clinical Endocrinology, 46,* 161–166.
20. Holmes, M. C., et al. (2006). The mother or the fetus? 11-Betahydroxysteroid dehydrogenase type 2 null mice provide evidence for direct fetal programming of behavior by endogenous glucocorticoids. *Journal of Neuroscience, 26,* 3840–3844.
21. McCalla, C. O., et al. (1998). Placental 11((beta))-hydroxysteroid dehydrogenase activity in normotensive and pre-eclamptic pregnancies. *Steroids 63,* 511–515.
22. Ebd.
23. Van den Bergh, B. R. G., et al. (2004). High antenatal maternal anxiety is related to ADHD symptoms, externalizing problems, and anxiety in 8- and 9-year olds. *Child Development, 75,* 1085–1097.
24. Rice, F., et al. (2010). The links between prenatal stress and offspring development and psychopathology: Disentangling environmental and inherited influences. *Psychological Medicine, 40,* 335–345.
25. Hanley, G. E., et al. (2014). The effect of perinatal exposures on the infant: Antidepressants and depression. *Best Practice & Research Clinical Obstetrics & Gynaecology, 28,* 37–48.
26. Bonnin, A., et al. (2011). A transient placental source of serotonin for the fetal forebrain. *Nature, 472,* 347–350.
27. Entringer, S., et al. (2013). Maternal psychosocial stress during pregnancy is associated with newborn leukocyte telomere length. *American Journal of Obstetrics & Gynecology, 208,* 134.e1–134.e7.
28. Armanios, M., al. (2012). The telomere syndromes. *Nature Reviews Genetics, 13,* 693–704.

5. Frauenherzen ticken anders

1. Avraham, R. (2000). *The circulatory system.* Philadelphia, PA: Chelsea House.
2. Lampe, F.C., et al. (2000). The natural history of prevalent ischaemic heart disease in middle-aged men. *European Heart Journal, 21,* 1052–1062.
3. DESTATIS, Statistisches Bundesamt. Die 110 häufigsten Todesursachen. Sterbefälle weiblich nach der ICD-10 im Jahr 2015. Zitiert nach https://www.destatis.de/DE/ZahlenFakten/GesellschaftStaat/Gesundheit/Todesursachen/Tabellen/HaeufigsteTodesursachen.html;jsessionid=94EBDB0E8105004CF5A5CDEC685FB14C.cae3 (Zugriff 14. Juli 2017)
4. Rivera, C. M., et al. (2009). Increased cardiovascular mortality after early bilateral oophorectomy. *Menopause, 16,* 15–23.
5. Parker, W. H., et al. (2009). Ovarian conservation at the time of hysterectomy and long-term health outcomes in the nurses' health study. *Obstetrics & Gynecology, 113,* 1027–1037.
6. Ebd.
7. Manson, J. E., et al. (2003). Estrogen plus progestin and the risk of coronary heart disease. *New England Journal of Medicine, 349,* 523–534
8. Maas, A. H., et al. (2011). Red alert for women's heart: The urgent need for more research and knowledge on cardiovascular disease in women. *European Heart Journal, 32,* 1362–1368. Deutsche Fassung einsehbar auf http://docplayer.org/22113863-Alarmstufe-rot-fuer-frauenherzen-zusammenfassung-fakten-ueber-frauen-und-herz-kreislauf-forschung.html
9. Stramba-Badiale, M. (2010). Women and research on cardiovascular diseases in Europe: A report from the European Heart Health Strategy (EuroHeart) project. *European Heart Journal, 31,* 1677–1681.
10. Bushnell CD. (2008) Stroke and the female brain. *Nature Clinical Practice Neurology 4(1),* 22-33.
11. Grundtvig, M., et al. (2009). Sex-based differences in premature first myocardial infarction caused by smoking: Twice as many years lost by women as by men. *European Journal of Cardiovascular Prevention & Rehabilitation, 16,* 174–179.
12. Huxley, R., et al. (2006). Excess risk of fatal coronary heart disease associated with diabetes in men and women: Meta-analysis of 37 prospective cohort studies. *BMJ, 332,* 73–78.

13. Maas, A.H., et al. (2009). Women's health in menopause with a focus on hypertension. *Netherlands Heart Journal, 17,* 69–73.
14. Farhan S., Baber U., Vogel B. et al. Impact of Diabetes Mellitus on Ischemic Events in Men and in Women after Percutaneous Coronary intervention. *American Journal of Cardiology 217.* doi:10.1016/j.amj-card.2016.12.035
15. Lorell, B. H., et al. (2000). Left ventricular hypertrophy: Pathogenesis, detection, and prognosis. *Circulation, 102,* 470–479.
16. Pope, J. H., et al. (2000). Missed diagnoses of acute cardiac ischemia in the emergency department. *New England Journal of Medicine, 342,* 1163–1170.
17. Dey, S., et al. (2009). Sex-related differences in the presentation, treatment and outcomes among patients with acute coronary syndromes: The Global Registry of Acute Coronary Events. *Heart, 95,* 20–26.
18. Tobin, J. N., et al. (1987). Sex bias in considering coronary bypass surgery. *Annals of Internal Medicine, 107,* 19–25.
19. Crilly, M., et al. (2007). Gender differences in the clinical management of patients with angina pectoris: A cross-sectional survey in primary care. *BMC Health Services Research, 7,* 142.
20. Isorni, M. A., et al. (2015) Impact of gender on use of revascularization in acute coronary syndromes: the national observational study of diagnostic and interventional cardiac catheterization (ONACI). *Catheterization & Cardiovascular Interventions, 86,* E58–E65.
21. McMurray, J. J. V., et al. (2012). ESC guidelines for the diagnosis and treatment of acute and chronic heart failure. *European Heart Journal, 33,* 1787–1847.
22. Klempfner, R., et al. (2014). The Israel Nationwide Heart Failure Survey: Sex differences in early and late mortality for hospitalized heart failure patients. *Journal of Cardiac Failure, 20,* 193–198.
23. Bougouin, W., et al. (2015). Gender and survival after sudden cardiac arrest: A systematic review and meta-analysis. *Resuscitation, 94,* 55–60.
24. Zapater P, Novalbos J, Gallego-Sandin et al. Gender differences in angiotensin-converting enzyme (ACE) activity and inhibition by enaprilat in healthy volunteers. *J Cardiovasc Pharmac 2004.* 43(5):737-44.
25. Regitz-Zagrosek, V. (2006). Therapeutic implications of the gender-specific aspects of cardiovascular disease. *Nature Reviews Drug Discovery, 5,* 425–438.

26. Murakami, T., et al. (2015) Gender differences in patients with takotsubo cardiomyopathy: Multi-center registry from Tokyo CCU Network. *PLOS ONE, 28.* doi: 10.1371/journal.pone.0136655.
27. Retnakaran, R., et al. (2010). Glucose intolerance in pregnancy and postpartum risk of metabolic syndrome in young women. *Journal of Clinical Endocrinolology & Metabolism, 95,* 670–677.
28. Kessous, R., et al. (2013). An association between gestational diabetes mellitus and long-term maternal cardiovascular morbidity. *Heart, 99,* 1118–1121.
29. Kessous, R., et al. (2013). An association between preterm delivery and long-term maternal cardiovascular morbidity. *American Journal of Obstetrics & Gynecology, 368, e1–e8.*
30. Shalom, G., et al. (2013). Is preeclampsia a significant risk factor for long-term hospitalizations and morbidity? *Journal of Maternal-Fetal & Neonatal Medicine, 26,* 13-5.

6. Magen, Darm und Genderfragen

1. Chang, L., et al. (2006). Gender, age, society, culture and the patient's perspective in the functional gastrointestinal disorders. *Gastroenterology, 130,* 1435–1446.
2. Camilleri, M., et al. (1999). Improvement in pain and bowel function in in female irritable bowel patients with alosetron, a 5-HT3 receptor antagonist. *Alimentary Pharmacology & Therapeutics, 13,* 1149–1159.
3. Ebd.
4. Sperber, A. D., et al. (2005). Rates of functional bowel disorders among Israeli bedouins in rural areas compared to those who moved to permanent towns. *Clinical Gastroenterology & Hepatology, 3,* 342–348.
5. Wang, C., et al. (2014). Effect of drinking on all-cause mortality in women compared with men. *Journal of Women's Health. 23,* 373–381.
6. Dickman, R., et al. (2014). Gender aspects suggestive of gastroparesis in patients with diabetes mellitus: A cross-sectional survey. *BMC Gastroenterology, 14.* doi: 10.1186/1471-230X-14-34

7. Der Darm: Mikrobiom und zweites Gehirn

1. Gershon, M. D. (2001). *Der kluge Bauch: die Entdeckung des zweiten Gehirns.* Aus dem amerikanischen Englisch übersetzt von Sebastian Vogel. Goldmann, München.

2. Bayliss, W. M., & Starling, E. H. (1899). The movements and innervation of the small intestine. *Journal of Physiology, 24,* 99–143.
3. Yano, J. M., et al. (2015). Indigenous bacteria from the gut microbiota regulate host serotonin biosynthesis. *Cell, 161,* 264– 276.
4. Shannon, K. M., et al. (2012). Alpha-synuclein in colonic submucosa in early untreated Parkinson's disease. *Movement Disorders, 27,* 709–715.
5. Milo, R., et al. (2015). *Cell biology by the numbers.* New York, NY: Garland Science
6. Pflughoeft, K. J., et al. (2012). Human microbiome in health and di sease. *Annual Review of Pathology, 7,* 99–122.
7. Ardissone, A. N., et al. (2014). Meconium microbiome analysis identifies bacteria correlated with premature birth. *PLOS ONE, 9.* doi: 10.1371/journal.pone.0090784
8. Yassour M, Vatanen T, Siljander H et al. Natural history of the infant gut microbiome and impact of antibiotic treatment on bacterial strain diversity and stability. *Sci Transl Med.* 2016 Jun 15;8(343):343ra81.
9. Zilber-Rosenberg, I., et al. (2008). Role of microorganisms in the evolution of animals and plants: The hologenome theory of evolution. *FEMS Microbiology Reviews, 32,* 723–735.
10. Blaser, M. (2013). The microbiome explored: Recent insights and future challenges. *Nature Reviews Microbiology, 11,* 213–217.
11. Suez, S. I., et al. (2014). Artificial sweeteners induce glucose intolerance by altering the gut microbiota. *Nature, 514,* 181–186.
12. Trompette, A., et al. (2014). The microbiota metabolism of dietary fiber influences allergic airway disease and hematopoiesis. *Nature Medicine, 20,* 159–166.
13. Ebd.
14. Bolnick, D. I. (2014). Individual diet has sex-dependent effects on vertebrate gut microbiota. *Nature Communications, 5,* 1–12.
15. O'Hara P, Connett JE, Lee WW, Nides M, Murray R, et al (1998). Early and late weight gain following smoking cessation in the Lung Health Study. *Am J Epidemiol* 148(9): 821-830.
16. Porovko VA, Carreras A, Khalyfa A et al (2016). Chronic sleep disruption alters gut microbiota, induces systemic and adipose tissue inflammation and insulin resistance in mice. *Sci Rep* 1(6):35405.
17. Belkaid, Z., et al. (2014). Role of the microbiota in immunity and inflammation. *Cell, 157,* 121–141.

18. Holbreich, M., et al. (2012). Amish children living in northern Indiana have a very low prevalence of allergic sensitization. *Journal of Allergy & Clinical Immunology, 129,* 1671–1673.
19. Markle, J. G. M., et al. (2009). Sex differences in the gut microbiome drive hormone-dependent regulation of autoimmunity. *Science, 339,* 1084–1088.
20. Kozyrskyj AL, Kalu L, Koleva PT, Bridgman SL (2016). Fetal progamming of overweight through the microbiome: boys are disproportionately affected. *Journal of Developmental Origins of Health and Disease.* 7(1), 25-34.
21. Edlow AG, Guedi F, Pennings JL et al (2016). Males are from Mars and Females are from Venus: Sex Specific Fetal Brain Gene Expression Signatures in a Mouse Model of Maternal Diet-Induced Obesity. *Am J Obstet Gynecol* 214(5):623.
22. Zhang, F., et al. (2012). Should we standardize the 1,700 year-old fecal microbiota transplantation? *American Journal of Gastroenterology, 107,* 1755.
23. Van Nood, E., et al. (2013). Duodenal infusion of donor feces for recurrent clostridium difficile. *New England Journal of Medicine, 368,* 407–415.
24. Ding, T., et al. (2014). Dynamics and associations of microbial community types across the human body. *Nature, 509,* 357–360.
25. Thaiss, CA, Zeevi D, Levy A et al (2014). Transkingdom control of microbiota diurnal oscillations promotes metabolic homeostasis. *Cell 159:*514-529.
26. Yurkovetskiy, L., et al. (2013). Gender bias in autoimmunity is influenced by microbiota. *Immunity, 39,* 400–412.
27. Koren, O., et al. (2012). Host remodeling of the gut microbiome and metabolic changes during pregnancy. *Cell, 150,* 470–480.
28. Sharon, G., et al. (2010). Commensal bacteria play a role in mating preference of *Drosophila melanogaster. Proceedings of the National Academy of Sciences, 107,* 20051–20056.
29. National Institutes of Health. (2015). Human Biome Project. Zitiert nach http://nihroadmap.nih.gov/hmp

8. Geschlechtsspezifische Aspekte bei der Fortpflanzung

1. Zerjal, T., et al. (2003). The genetic legacy of the Mongols. *American Journal of Human Genetics, 72,* 717–721.
2. Fisher, H. (2006). Romantic love: A mammalian brain system for

mate choice. *Philosophical Transactions of the Royal Society B, 361,* 2173–2186.
3. Pease, A., Pease B. (2000). *Warum Männer nicht zuhören und Frauen schlecht einparken.* Aus dem Englischen übersetzt von Anja Giese. Econ Ullstein List Verlag, München.
4. Wlodarski, R., et al. (2014) What's in a kiss? The effect of romantic kissing on mate desirability. *Evolutionary Psychology, 12,* 178–199.
5. Hughes, S. M., et al. (2007). Sex differences in romantic kissing among college students: An evolutionary perspective. *Evolutionary Psychology, 5,* 612–631.
6. Ortigue, S., et al. (2010). Neuroimaging of love: fMRI meta-analysis evidence toward new perspectives in sexual medicine. *Journal of Sexual Medicine, 7,* 3541–3552.

9. Der unerfüllte Kinderwunsch

1. Zegers-Hochschild, F., et al. (2009). The International Committee for Monitoring Assisted Reproductive Technology (ICMART) and the World Health Organization (WHO) revised glossary on ART terminology. *Human Reproduction, 24,* 2683–2687.
2. Lynch, C. D., et al. (2014). Preconception stress increases the risk of infertility: Results from a couple-based prospective cohort study – The LIFE Study. *Human Reproduction, 29,* 1067–1075.
3. Wichman, C. L., et al. (2010). Comparison of multiple psychological distress measures between men and women preparing for in vitro fertilization. *Fertility & Sterility, 95,* 717–721.
4. Shindel, A. W., et al. (2008). Sexual function and quality of life in the male partner of infertile couples: Prevalence and correlates of dysfunction. *Journal of Urology 179,* 1056–1059.
5. Nelson, C. J., et al. (2008). Prevalence and predictors of sexual problems, relationship stress, and depression in female partners of infertile couples. *Journal of Sexual Medicine, 5,* 1907–1914.
6. Peterson, B. D., et al. (2008) The impact of partner coping in couples experiencing infertility. *Human Reproduction, 23,* 1128–1137.
7. Peterson, B. D., et al. (2006). Gender differences in how men and women referred with in vitro fertilization cope with infertility stress. *Human Reproduction, 21,* 2443–2449.
8. Jordan, C., et al. (1999). Gender differences in coping with infertility: A meta-analysis. *Journal of Behavioral Medicine, 22,* 341–358.
9. Glezerman, M. (1981). Two hundred and seventy cases of artificial

donor insemination: Management and results. *Fertility & Sterility, 35,* 180–187.

10. Genderabhängige Schmerzwahrnehmung und Schmerzbewältigung

1. Visentin, M., et al. (2005). Prevalence and treatment of pain in adults admitted to Italian hospitals. *European Journal of Pain, 9,* 61–67.
2. Zitiert nach: http://schmerzliga.de/was_ist_schmerz.html; Zugriff 23.7.2017.
3. Binkley, C. J., et al. (2009). Genetic variations associated with red hair color and fear of dental pain, anxiety regarding dental care and avoidance of dental care. *Journal of the American Dental Association, 140,* 896–905.
4. Lucey, P., et al. (2011). Automatically detecting pain in video through facial action units. *IEEE Transactions on Systems, Man, & Cybernetics, 41,* 664–674.
5. Wagner, T. D., et al. (2013). fMRI-based neurologic signature of physical pain. *New England Journal of Medicine, 368,* 1388–1397.
6. Craft, R. M., et al. (2004). Sex differences in pain and analgesia: The role of gonadal hormones. *European Journal of Pain, 8,* 397–411.
7. Riley, J. L. I., et al. (1999). A meta-analytic review of pain perception across the menstrual cycle. *Pain, 81,* 225–235.
8. Tolver, M. A., et al. (2013). Female gender is a risk factor for pain, discomfort, and fatigue after laparoscopic groin hernia repair. *Hernia, 17,* 321–327.
9. Cheung, C. W., et al. (2013) A large study assessing gender differences in postoperative patient controlled analgesia in Chinese population. *International Journal of Anesthesiology Research, 1,* 25–35.
10. Hoffmann, D. E., et al. (2001). The girl who cried pain: A bias against women in the treatment of pain. *Journal of Law, Medicine & Ethics, 29,* 13–27.
11. Alabas, O. A., et al. (2012). Gender role affects experimental pain responses: A systematic review with meta-analysis. *European Journal of Pain, 16,* 1211–1223.
12. Chen, E. H., et al. (2008). Gender disparity in analgesic treatment of emergency department patients with acute abdominal pain. *Academic Emergency Medicine, 15,* 414–418.
13. Interagency Pain Research Coordinating Committee. (2015). Nati-

onal pain strategy: A comprehensive population health-level strategy for pain. Zitiert nach http://iprcc.nih.gov/docs/DraftHHSNationalPainStrategy.pdf

14. Wijnhoven, H. A., et al. (2006). Prevalence of musculoskeletal disorders is systematically higher in women than in men. *Clinical Journal of Pain, 22,* 717–724.
15. Ballantyne, J. C., & Sullivan, M. D. (2015) Intensity of chronic pain – The wrong metric? *New England Journal of Medicine, 373,* 2098–2099.
16. Hashmi, J. A., et al. (2013) Shape shifting pain: Chronification of back pain shifts brain representation from nociceptive to emotional circuits. *Brain, 136,* 2751–2768.
17. Ramirez-Maestre, C. (2014). The role of sex/gender in the experience of pain: Resilience, fear, and acceptance as central variables in the adjustment of men and women with chronic pain. *Journal of Pain, 15,* 608–618.
18. El-Shormilisy, N., et al. (2015). Associations among gender, coping patterns and functioning for individuals with chronic pain: A systematic review. *Pain Research & Management, 20,* 48–55.
19. Fillingim, R. B., et al. (2004). Sex differences in opioid analgesia: Clinical and experimental findings. *European Journal of Pain, 8,* 413–425.
20. Cooper CD, Haney M. Sex-dependent Effects of Cannabis-Induced Analgesia. Drug Alcohol Depend 2016 167: 112-20.

11. Zu heiß, zu kalt – genderspezifische Aspekte der Temperaturregulierung

1. Ye, X., et al. (2012). Ambient temperature and morbidity: A review of epidemiological evidence. *Environmental Health Perspectives, 120,* 19–28.
2. Barnett, A. G., et al. 2005. Cold periods and coronary events: An analysis of populations worldwide. *Journal of Epidemiology & Community Health, 59,* 551–557.
3. Tipton, M. J. (2016). Environmental extremes: Origins, consequences and amelioration in humans. *Experimental Physiology, 101,* 1–14.
4. Zhong, C. B., et al. (2008). Cold and lonely: Does social exclusion literally feel cold? *Psychological Science, 19,* 838–842.
5. Byrne, N. M., et al. (2005). Metabolic equivalent: One size does not fit all. *Journal of Applied Physiology, 99,* 1112–1119.

6. Karjalainen, S. (2012). Thermal comfort and gender: A literature review. *Indoor Air, 22,* 96–109.

12. Männer – das schwächere Geschlecht

1. Eine Krankheit namens Mann (2003, September 15). *Der Spiegel, 38, 150–159.*
2. Dinges, M. (2010). Männlichkeit und Gesundheit: Aktuelle Debatte und historische Perspektiven. In D. Bardehle & M. Stiehler (Hrsg.), *Erster Deutscher Männergesundheitsbericht: Ein Pilotbericht* (2–26). Zuckschwerdt Verlag, München.
3. OECD (2014) https://data.oecd.org/healthstat/life-expectancy-at-birth.htm
4. Luy, M. (2004). Causes of male excess mortality: Insights from cloistered populations. *Population & Development Review, 29,* 647–676.
5. Melamed N., et al. (2010). Fetal gender and pregnancy outcome. *Journal of Maternal-Fetal & Neonatal Medicine, 23,* 338–344.
6. Melamed, N et al. (2009). The effect of fetal sex on pregnancy outcome in twin pregnancies. *Obstetrics & Gynecology, 114,* 1085–1092.
7. Neubauer, G., et al. (2010). Jungengesundheit in Deutschland. In D. Bardehle & M. Stiehler (Hrsg.), *Erster Deutscher Männergesundheitsbericht: Ein Pilotbericht* (30–57). Zuckschwerdt Verlag, München.
8. Fabes, R. A., et al. (1994). The regulation of children's emotion regulation to their vicarious emotional responses and comforting behaviors. *Child Development, 65,* 1678–1693.
9. Krugman, S. (1995). Male development and the transformation of shame. In R. F. Levant & W. S. Pollack (Eds.), *A New Psychology of Men* (91–126). New York, NY: Basic Books.
10. Offner, P. J., et al. (1999). Male gender is a risk factor for major infections after surgery. *Archives of Surgery, 134,* 935–940.
11. Morales, A. (2004). Andropause (or symptomatic late-onset hypogonadism): Facts, fiction and controversies. *Aging Male, 7,* 297–303.
12. Giltay EJ, van der Maast RC, Lauwen E et al. (2017). Plasma testosterone and the course of major depressive disorder in older men and women. Am J Geriatr Psychiatry. Pii: S1064-7481(16)30345-1.
13. Bhasin, S., et al. (2011) Testosterone therapy in men with androgen deficiency syndromes: An Endocrine Society clinical practice guideline. *Journal of Clinical Endocrinology & Metabolism, 95,* 2536–2559.

14. Miao, H., et al. Incidence and outcome of male breast cancer: An international population-based study. *Journal of Clinical Oncology, 29,* 4381–4386.
15. Pemmaraju, N., et al. (2012). Retrospective review of male breast cancer patients: Analysis of tamoxifen-related side-effects. *Annals of Oncology, 23,* 1471-1474.
16. Visram, H., et al. (2010). Endocrine therapy for male breast cancer: Rates of toxicity and adherence. *Current Oncology, 17,* 17–21.
17. Kessler, R. C., et al. (2003). The epidemiology of major depressive disorder: Results from the National Comorbidity Survey Replication. *Journal of the American Medical Association, 289,* 3095–3105.
18. Lyons, Z., & Janca, A. (2009). Diagnosis of male depression: Does general practitioner gender play a part? *Australian Family Physician, 38,* 743–746.
19. Addis, M. E. (2008). Gender and depression in men. *Clinical Psychology: Science & Practice, 15,* 153–168.
20. Martin, L. A., et al. (2013). The experience of symptoms of depression in men vs. women: Analysis of the National Comorbidity Survey Replication. *JAMA Psychiatry, 70,* 1100–1106.
21. Latalova, K., et al. (2014). Perspectives on perceived stigma and self-stigma in adult male patients with depression. *Neuropsychiatric Disease & Treatment, 10,* 1399–1405.
22. Lyons, Z., & Janca, A. (2009). Diagnosis of male depression: Does general practitioner gender play a part? *Australian Family Physician, 38,* 743–746.
23. Paulson, J. F., et al. (2010). Prenatal and postpartum depression in fathers and its association with maternal depression: A meta-analysis. *Journal of the American Medical Association, 303,* 1961–1969.
24. Ramchandani, P. G., et al. (2008). The Effects of pre- and postnatal depression in fathers: A natural experiment comparing the effects of exposure to depression on offspring. *Journal of Child Psychology & Psychiatry, 49,* 1069–1078.
25. National Institutes of Health (2000). Osteoporosis prevention, diagnosis, and therapy: NIH Consensus Development Conference statement. Zitiert nach https://consensus.nih.gov/2000/2000osteoporosis111html.htm
26. Cummings, S. R. (2002). Epidemiology and outcomes of osteoporotic fractures. *Lancet, 359.* doi: http://dx.doi.org/10.1016/S0140-6736(02)08657-9.

27. Johnell, O., et al. (2006). An estimate of the worldwide prevalence of disability associated with osteoporotic fractures. *Osteoporosis International, 17,* 1726–1733.
28. Pemmaraju, N., et al. (2012). Retrospective review of male breast cancer patients: Analysis of tamoxifen-related side-effects. *Annals of Oncology, 23,* 1471–1474.
29. Macdonald, H. M., et al. (2011). Related patterns of trabecular and cortical bone loss differ between sexes and skeletal sites: A population-based HR-pQCT study. *Journal of Bone & Mineral Research, 26,* 50–62.
30. WHO Scientific Group on the Assessment of Osteoporosis at the Primary Health Care Level. (2007). *Summary meeting report, Brussels, Belgium, 5–7 May 2007.* Geneva, Switzerland: World Health Organization.
31. Jiang, H. X., et al. (2005). Development and initial validation of a risk score for predicting in-hospital and 1-year mortality in patients with hip fractures. *Journal of Bone & Mineral Research, 20,* 494–500.
32. Calonge, N., et al. (2011). Screening for osteoporosis: U.S. preventive services task force recommendation statement. *Annals of Internal Medicine, 154,* 356–364.
33. Zvetov, G. (2014). Persönliche Kommunikation.
34. White, A. (2011) The State of Men's Health in Europe. Zitiert nach http://ec.europa.eu/health/population_groups/docs/men_health_report_en.pdf

13. Ist der Mann vom Aussterben bedroht?

1. Wichmann, M. W., et al. (1997). Male sex steroids are responsible for depressing macrophage immune function after traumahemorrhage. *American Journal of Physiology, 273,* 1335–1340.
2. Sykes, B. (2006). *Keine Zukunft für Adam: Die revolutionären Folgen der Gen-Forschung.* Aus dem Englischen von Wolfdietrich Müller. Bastei-Lübbe, Bergisch Gladbach.
3. Jones, S. (2003). *Der Mann: ein Irrtum der Natur?* Aus dem Englischen übersetzt von Sebastian Vogel. Rowohlt Taschenbuch-Verlag, Reinbek bei Hamburg.

14. Die Arzt-Patienten-Beziehung aus männlicher und weiblicher Sicht

1. Jameda. (2015). *Studie: Zwischen Wunsch und Wirklichkeit – Digitale Gesundheit in Deutschland.* Zitiert nach http://www.jameda.de/presse/patientenstudien/_uploads/anhaenge/ergebnisprsentation_studie_digitale-gesundheit-6207.pdf
2. Megan, A., et al. (2014) Effect of a health system's medical error disclosure program on gastroenterology-related claims rates and costs. *American Journal of Gastroenterology, 109,* 160–161.
3. Eccles, R. (2002). The powerful placebo in cough studies? *Pulmonary Pharmacology & Therapeutics, 15,* 303–308.
4. Institute of Medicine. (2001). *Crossing the quality chasm: A new health system for the 21st century.* Washington, DC: National Academies Press.
5. International Allegiance of Patients' Organizations. (N.d.). *Patient-centred healthcare.* Zitiert nach https://www.iapo.org.uk/patient-centred-healthcare
6. Epstein, M., et al. (2010). Why the nation needs a policy push on patient-centered health care. *Health Affairs, 29,* 1489–1495.
7. DeNoon, D. (2004, September 21). WebMD survey: The lies we tell our doctors. Zitiert nach http://www.medicinenet.com/script/main/art.asp?articlekey=46985
8. Iezzoni, L. I. (2012). Survey shows that at least some physicians are not always open or honest with patients. *Health Affairs, 31,* 383–391.
9. Marvel, M. K., et al. (1999). Soliciting the patient's agenda: Have we improved? *Journal of the American Medical Association, 281,* 283–287.
10. Tannen, D. (1991). *Du kannst mich einfach nicht verstehen: Warum Männer und Frauen aneinander vorbeireden.* Aus dem Amerikanischen von Maren Klostermann. Büchergilde Gutenberg, Frankfurt am Main; Wien.
11. Montagne, B., et al. (2005) Sex differences in the perception of affective facial expressions: Do men really lack emotional sensitivity? *Cognitive Processing, 6,* 136–141.
12. Kray, L. J., et al. (2014). Not competent enough to know the difference? Gender stereotypes about women's ease of being misled predict negotiator deception. *Organizational Behavior & Human Decision Processes, 15,* 61–72.

13. Ebd.
14. Nelson, A. (2004). *You don't say: Navigating nonverbal communication between the sexes.*New York, NY:Prentice Hall.
15. Friebel G and Seabright P. (2011). Do women have longer conversations? Telefone evidence of gendered community strategies. *J Economic Psychology 32* (3):348-356.
16. Bertakis, K. D. (2009). The Influence of gender on the doctor-patient interaction. *Patient Education & Counseling, 76,* 356–360.
17. Roter, D. L., et al. (2002). Physician Gender effects in medical communication. A meta-analytic review. *Journal of the American Medical Association, 288,* 756–764.
18. Mast, M. S., et al. (2008). Physician gender affects how physician nonverbal behavior is related to patient satisfaction. *Medical Care, 46,* 1212–1218.
19. Derose, R. D., et al. (2001). Does physician gender affect satisfaction of men and women visiting the emergency department? *Journal of General Internal Medicine, 16,* 218–226.
20. Johnson, A. M., et al. (2005). Do women prefer care from female or male obstetrician-gynecologists? *Journal of the American Osteopathic Association, 105,* 369–379.
21. Fang, M. C., et al. (2004). Are patients more likely to see physicians of the same sex? Recent national trends in primary care medicine. *American Journal of Medicine, 117,* 575–581.
22. Bertakis, K. D., et al. (2009) Patient-centered communication in primary care: Physician and patient gender and gender concordance. *Journal of Women's Health, 18,* 539–545.
23. Schmittdiel, J. A., et al. (2009). The association of patient-physician gender concordance with cardiovascular disease risk factor control and treatment in diabetes. *Journal of Women's Health, 18,* 2065–2070.
24. Pickett-Blakely, O., et al. (2011). Patient-physician gender concordance and weight-related counseling of obese patients. *American Journal of Preventive Medicine, 40,* 616–619.
25. Lyons, Z., & Janca, A. (2009). Diagnosis of male depression: Does general practitioner gender play a part? *Australian Family Physician, 38,* 743–746.
26. Gijsbers K, Nicolson F. Experimental Pain Thresholds Influenced by Sex of Experimenter. *Percept Mot Skills 2005.* 101(3): 803-7.
27. Ebd.
28. Bertakis K. D., et al. (2011). Patient-centered care: The influence of

patient and resident physician gender and gender concordance in primary care. *Journal of Women's Health, 21,* 326–323.

29. Ebd.
30. Bertakis K. D., et al. (2011). Patient-centered care is associated with decreased health care utilization. *Journal of the American Board of Family Medicine, 24,* 229–239.
31. https://www.aamc.org/press-releases/article/applicant-enrollment-2016

15. Die Zukunft der Gendermedizin

1. Women's Health Initiative (N.d.). WHI background and overview. Zitiert nach http://www.nhlbi.nih.gov/whi/background.htm
2. Geller, S. E., et al. (2011). Inclusion, analysis, and reporting of sex and race/ethnicity in clinical trials: Have we made progress? *Journal of Women's Health,20,*315–320.
3. Zucker, I., et al. (2010). Males still dominate animal studies. *Nature, 46,* 690.
4. Hannah, M. E., et al. (2000). Planned caesarean section versus planned vaginal birth for breech presentation at term: A randomised multicentre trial. *Lancet, 21,* 1375–1383.
5. Glezerman, M. (2006). Five years to the term breech trial: The rise and fall of a RCT. *American Journal of Obstetrics & Gynecology, 194,* 20–25.
6. Legato, M. J. (Ed.). (2010). *Principles of Gender-Specific Medicine.* London, England: Elsevier.
7. Rieder, A., & Lohff, B. (Eds.). (2008). *Gender Medizin. Geschlechtsspezifische Aspekte für die klinische Praxis.* Springer Verlag, Wien.
8. Schenck-Gustafsson, K., et al. (Eds.). (2012). Handbook of clinical gender medicine. Basel, Switzerland: Karger.
9. Oertelt-Prigione, S., & Regitz-Zagrosek V. (Eds.). (2012). *Sex and gender aspects of clinical medicine.* London, England: Springer Verlag.
10. Oertelt-Prigione, S. (2016). *Paradigmenwechsel in der Medizin – Ansätze zur Implementierung der Gendermedizin.* Medizinische Fakultät Charité, Universitätsmedizin, Berlin.

Register

Telomere – der Schlüssel zu lebenslanger Gesundheit.

Von der Medizin-Nobelpreisträgerin.

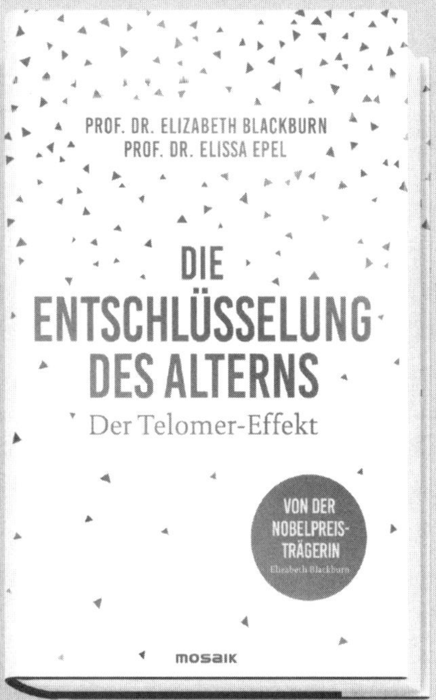

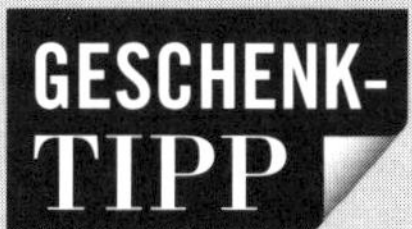

Telomere sind die Schutzkappen unserer Chromosomen und damit direkt mit der Zellalterung sowie dem Entstehen vieler Krankheiten wie Krebs, Diabetes und Herzkreislaufbeschwerden verbunden. Nobelpreisträgerin Dr. Elizabeth Blackburn und ihre Kollegin Dr. Elissa Epel haben in jahrelanger Forschung herausgefunden, woraus unsere Telomere bestehen und wie wir sie erhalten können.

464 Seiten

978-3-442-39288-9

Auch als E-Book erhältlich

mosaik

www.mosaik-verlag.de

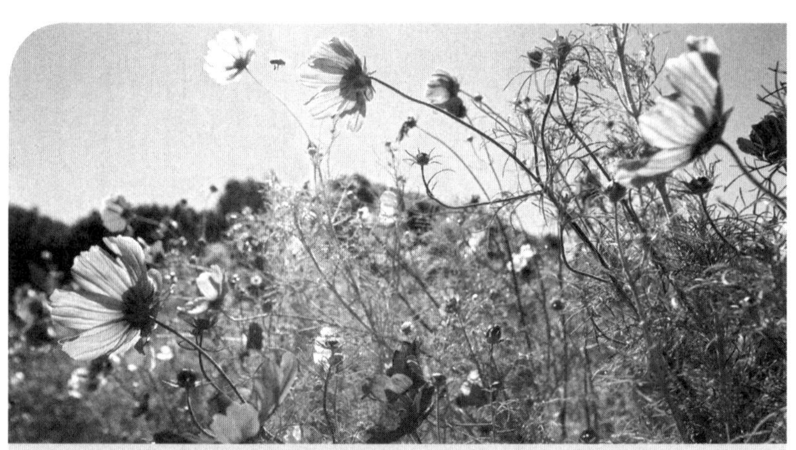

ENTDECKEN SIE DIE SCHÖNSTEN SEITEN DES LEBENS.

Um die ganze Welt des Mosaik Verlags kennenzulernen, besuchen Sie uns doch im Internet unter: ***www.mosaik-verlag.de***

Dort können Sie
nach weiteren interessanten Büchern ***stöbern***, Näheres über unsere ***Autoren*** erfahren, in ***Leseproben*** blättern, alle ***Termine*** zu Lesungen und Events finden und den ***Newsletter*** mit interessanten Neuigkeiten, Gewinnspielen etc. abonnieren.

Ein ***Gesamtverzeichnis*** aller lieferbaren Bücher finden Sie dort ebenfalls.

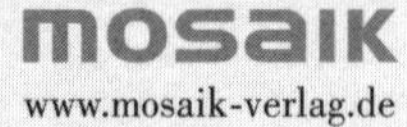

www.mosaik-verlag.de